生物安全的医学防护
病原微生物学视角

主　编　张　磊

副主编　张芳琳　邵中军

编　者　（按姓氏拼音排序）

柏银兰	陈活良	程林峰	董阳超	付　婷
贺　真	吉兆华	雷　霁	雷迎峰	黎志东
刘　昆	刘家云	刘蓉蓉	陆振华	吕　欣
邵昱璋	邵中军	苏海霞	王　波	王　芳
王安辉	王丽梅	严　敏	叶　伟	应旗康
鱼　敏	张　磊	张　野	张芳琳	张洁琼
张维璐	周　磊			

秘　书　吕　欣　刘　昆　严　敏

第四军医大学出版社·西安

图书在版编目（CIP）数据

生物安全的医学防护：病原微生物学视角／张磊主编.
—西安：第四军医大学出版社，2021.2
ISBN 978 - 7 - 5662 - 0960 - 3

Ⅰ. ①生… Ⅱ. ①张… Ⅲ. ①防疫 - 研究②病原微
生物 - 研究 Ⅳ. ①R183②R37

中国版本图书馆 CIP 数据核字（2021）第 017728 号

SHENGWUANQUAN DE YIXUE FANGHU：BINGYUAN WEISHENGWUXUE SHIJIAO

生物安全的医学防护：病原微生物学视角

出版人：朱德强　　　责任编辑：土丽艳　张志成

出版发行：第四军医大学出版社
　　　　　地址：西安市长乐西路 17 号　邮编：710032
　　　　　电话：029 - 84776765　　传真：029 - 84776764
　　　　　网址：https：//www.fmmu.edu.cn/press/

制版：西安聚创图文设计有限责任公司
印刷：西安市建明工贸有限责任公司
版次：2021 年 2 月第 1 版　　2021 年 2 月第 1 次印刷
开本：787×1092　1/16　　印张：20.5　　字数：350 千字
书号：ISBN 978 - 7 - 5662 - 0960 - 3/R·1771
定价：56.00 元

序言 PREFACE

当新型冠状病毒（COVID-19）犹如恶魔般仍在全球疯狂肆虐之时，张磊教授主编的《生物安全的医学防护：病原微生物学视角》赠于面前，使人眼前一亮。我虽是大学校长，侧重于教育与管理工作，但在内心深处，始终保留着一名传染病学工作者的浓厚情结。在传染病一线工作了24个春秋，2003年在三〇二医院和北京小汤山医院与战友们共同奋力抗击"非典"100余天，后来在解放军总部和军委机关负责过生物安全、医学科技等工作。这些经历，让我对生物安全的医学防护能产生与编者共鸣的认知感。

人类社会发展的各阶段，始终饱受着传染病的侵扰。一定程度上，人类的发展史就是一部抗击传染病的斗争史。当今世界对生物安全早已形成共识，很多国家都已将其上升为国家战略。尤其是此次新冠疫情的暴发，以其传播速度快、感染人数多、防控难度大、持续时间长、经济损失重、负面影响广等特点，让各国对生物安全的认识更为深切。生物安全作为新型安全领域之一，其引起的威胁具有多样、频发的特点，引发的次生风险也已逐渐渗入经济、政治、文化、社会、生态等各领域，并对国家安全和核心利益产生重大影响。可以说，生物安全的治理能力已成为我们实现人民幸福、民族复兴、国家富强的必要条件。

生物安全的医学防护历经半个多世纪的发展，从无到有、从浅到深，其理论与实践已大为丰富。利用传染病或毒素攻击敌方的理念可以追溯到古希腊时期。生物武器真正形成则是在第一次世界大战后至第二次世界大战结束期间。2001年完成的人类基因组草图绘制，标志着生物武器进入了基因时代。如今，全世界有十来个国家和地区，可能拥有或正在研发生物武器。

我国一直十分重视生物安全工作。自新中国成立之后，传染病的控制一直都是卫生工作的重点。2003年"非典"疫情之后，传染病控制被提升到生物安全高度，传染病防控综合技术平台有了质的飞跃。2009年，面对甲型H1N1流感全球蔓延，我国成功打了一场阻击战。2014 年，我国主动出击埃博拉疫情，成功打了一场进攻战。党的十八大以来，生物安全作为 12 项国家安全领域之一，已被提升到国家安全战略层面，纳入国家安全体系。我军生物安全防控和治理起步于 1951 年朝鲜战争期间，以应对生物战和生物恐怖袭击为重点。历经 60 多年建设，特别是近 10 年的发展，我军生物安全防控体系日臻完善，治理能力不断提升，先后圆满完成了抗击非典、援非抗埃、抗击新冠等重大任务。同时，我们也要清醒地认识到，从长远发展来看，与欧美等发达国家相比，我国生物安全防控和治理能力建设仍存在不少薄弱环节，与高效维护我国生物安全的现实需求还有一定距离。

我校的流行病学教研室于 21 世纪初开创了生物武器医学防护课程，历经多年的完善和充实，形成了一套全新的教学训练体系，凝聚了流行病学、微生物学、临床医学和军事医学专家们的心血，为"三防医学"人才的培养做出了贡献。近年来，随着医学科技的不断进步，对相关教材的更新和充实就显得更加迫切。学校一批具有开阔视野、丰富经验和开拓精神的预防医学、基础医学、军事医学等多个领域的中青年专家，精诚合作、与时俱进、博采众长、优势互补，在继承老一辈流行病学和传染病学先驱理论与经验的基础上，突出军事医学实践，广泛汲取国内外、军内外最新研究成果，为我们奉献出版了这部交叉整合、军事特色鲜明的图书。在此，期待本书能够得到同道们的肯定，并在今后的课程施教、人才培养，乃至生物安全工作中发挥作用。

生物安全已成为国防战略新的制高点，生物安全的医学防护将在其中发挥重要的作用。让我们携手奋进，努力为提升国家生物安全防控和治理能力做出应有贡献。

空军军医大学原校长　周先志

前言 PREFACE

WHO 官员在访华时指出：生物恐怖对人类的威胁是没有国界的，没有任何国家是安全的。为了应对高科技发展给军事医学带来的冲击，学习掌握防生医学对临床医学、预防医学和军事医学工作者而言无疑具有非常重要的意义。生物安全的医学防护包括研究平、战时人群中生物战剂实施后某疾病的分布及其影响因素，以及防制该疾病的策略与措施。

空军军医大学（原第四军医大学）流行病学教研室于 2006 年开设生物武器医学防护课程。2010 年前后，一批中青年学者在课程讲义的基础上共同编写教材，从酝酿、充实，到最终成稿，历经 10 余年。我们在编写中严承老一辈流行病学和传染病学先驱奠定的理论基础，努力贴近军事医学实际需求，突出生物安全医学防护的方法和原则，努力将军事医学、流行病学和传染病学进行有机结合，以帮助学员全面系统地掌握生物武器袭击的侦、检、消、防、治理论知识和实际操作。本书共分上、下两篇：上篇九章，主要介绍面对生物袭击开展医学防护的基本程序和方法，包括绪论、侦察、污染区和疫区的划定与处置、采样和检验、消毒杀虫灭鼠、防护、生物武器袭击时的人员处置、生物武器袭击时的卫勤保障等；下篇主要介绍具体病原体的病原学特点、临床诊治特点、流行病学特征和防控措施，包括细菌类生物战剂、病毒类生物战剂、立克次体类生物战剂和毒素类生物战剂等。本书既可作为预防医学、军事医学和临床医学本科生的教材，也可供预防医学、军事医学和临床医学工作者阅读参考。

空军军医大学原校长周先志教授对全书进行审阅并欣然作序。作为我国著名的传染病学专家，他对本书给予很高评价并提出殷切希望。在此表示深深的谢意！本书编写成员包括从事流行病学、基础医学、军事学的教研人员和临床专家，对他们卓越的工作亦在此表示深深的谢意！

由于医学科技的飞速发展，主编限于能力，对一些内容，尤其是生物武器发展的趋势有力不能逮之困，因而书中差错和不当之处可能不少，恳请广大读者和有关专家提出宝贵意见和建议。

主编　张　磊

目录 CONTENTS

上 篇

下 篇

上篇

>>>

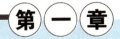

绪 论

从天花、鼠疫、埃博拉出血热等到如今的新冠肺炎，人类在攻克各种重大突发传染病时总是不断付出生命的代价、背负心灵的枷锁，正是由于这些传染病具有人群普遍易感性、疾病传播快速性、病原体致病危险性的特性及其随之带来的社会恐慌性效应，故引发传染病的微生物病原体被人类利用作为战略武器。这种利用微生物病原体制造社会恐怖的行为已被部分人利用以破坏当前和平，也是生物安全中最大的隐患。为了应对高科技发展给军事医学带来的冲击，应时而生的"三防医学救援"已经成为社会维稳、各项重大赛事安全保障的支柱，为社会的安定提供了技术支持与保障。"三防医学救援"包括：核武器防护（防核）、化学武器防护（防化）和生物武器防护（防生）。其中，生物武器不同于其他武器的最主要特点是它具有生命力，可以在不经意间感染人群，甚至在一定条件下使被感染人群成为生物武器的新源头，能够实现杀伤军队和民众等有生力量的目标，从而在未来的现代化战争中获得更多主动权。为了有效应对生物武器的袭击，掌握生物安全的医学防护是非常必要的。生物安全的医学防护包括研究平、战时人群中生物战剂实施后某疾病的分布及其影响因素，以及防制该疾病的策略与措施。2016 年 3 月，军、地 14 个部门联合建立"国家生物安全工作协调机制"，并召开了第一次会议，明确提出将"重大新发突发传染病防控"作为其"十五大"任务之一，将生物安全上升至国家战略高度。2020 年 10 月 17 日，《中华人民共和国生物安全法》在第十三届全国人民代表大会常务委员会第二十二次会议上通过。

第一节 概 述

微生物病原体作为战略性武器的目的不在于杀死多少人，而在于引起社会恐慌、动摇社会政治基础、重创社会经济。当这些微生物病原体被人为利用成为战略性武器时，就形成了生物武器。

一、生物战剂和生物武器

生物战剂来源于微生物病原体,微生物病原体是传染病暴发的根源,生物战剂是生物武器的关键杀伤成分。

(一)生物战剂

生物战剂(biological agent)是指在军事行动或恐怖活动中用来伤害人、畜或毁坏农作物的致病微生物(包括细菌、病毒、立克次体、衣原体等)及其所产生的毒素。在早期发展阶段主要使用细菌作为生物战剂,历史上曾称为细菌战剂;随着病原学研究的发展,生物战剂的范围逐渐扩展到病毒、立克次体等;目前新发传染病病原体和基因重组病原体成为生物战剂研究发展的新方向。

世界卫生组织认为,目前有30余种微生物可作为用于恐怖袭击的生物战剂,其中包括:①经典生物战剂,如炭疽芽孢杆菌、鼠疫耶尔森菌、天花病毒、委内瑞拉马脑炎病毒、出血热病毒、肉毒梭菌毒素、Q热贝氏柯克斯体;②常见病病原体,如霍乱弧菌、痢疾志贺菌、大肠杆菌O157和沙门菌属等;③近年来新发现的病原体。目前公认的危害性强的主要生物战剂有6种:炭疽芽孢杆菌(*Bacillus anthracis*)、鼠疫耶尔森菌、天花病毒、出血热病毒(如埃博拉病毒)、土拉杆菌及肉毒杆菌毒素(botulism toxin)。

(二)生物武器

生物武器(biological weapon)是平、战时用来伤害人、畜或毁坏农作物的一种特殊武器。

1. 狭义的生物武器　是由生物战剂、生物弹药和运载系统三部分组成。生物战剂是其关键成分,具有特殊的杀伤效应。生物弹药是把生物战剂分散成有杀伤作用的气溶胶发生器或昆虫生物撒布器。生物弹药根据作用原理分为爆炸型、喷雾型和喷粉型三种类型,气溶胶生物弹即是利用喷雾的作用原理,是目前使用的主要类型。运载系统是将生物弹药发射到目标区的工具,包括导弹、飞机、舰艇、航弹、集束炸弹等。

2. 广义的生物武器　是指含有生物战剂的中介体,例如含有生物战剂的邮件、饮料、食物等。

生物武器属于大规模杀伤性武器,它和常规武器、化学武器、核武器并称四大武器系统,是国际军控非常关注的问题。联合国要求在世界范围禁止使用生物武器,彻底销毁各国武器库中的生物武器,并禁止发展、生产和储备生物武器。《禁止细菌(生物)及毒素武器的发展、生产及储存以及销毁这类武器的公约》(简称《禁止生物武器公约》)于 1972 年 4 月 10 日分别在华盛顿、伦敦和莫斯科签署,1975 年 3 月 26 日公约生效。各国在自愿的基础上遵守该公约,我国于 1984 年 11 月 15 日加入该公约,截至 2019 年 12 月,已有 183 个缔约国。《禁止生物武器公约》对各国生物裁军起到了一定的推动作用。

二、生物战和生物恐怖

当生物武器实施施放时,按施放主体可分为两种,一种是国家行为,称之为生物战;另一种是个人或组织行为,称之为生物恐怖。

(一)生物战

应用生物武器来完成军事目的的行动称为生物战(biological warfare),一般多见于国家行为。第一次世界大战期间,德国曾使用马鼻疽杆菌战剂成功感染了协约国的骡子;第二次世界大战期间,日本侵略者的生物武器研究机构 731 部队,利用生产的霍乱、伤寒、炭疽、鼠疫等细菌及传播鼠疫的跳蚤,在我国衡县、宁波、金华、常德和南阳等多地施放;朝鲜战争期间,美军在朝鲜北部和我国东北地区多次投掷携带天花病毒、鼠疫耶尔森菌、霍乱弧菌、炭疽芽孢杆菌、伤寒杆菌以及脑炎病毒等生物战剂的昆虫、动物和杂物,人为造成疾病流行和人群死亡。

(二)生物恐怖

生物恐怖(biological terrorism)是指生物战剂被恐怖分子或恐怖组织利用,蓄意对目标人群、动物、植物及农作物进行袭击,造成社会影响,引发人群恐慌,以达到其政治或宗教目的的行为。生物恐怖的动机可以是政治、宗教及意识形态以及个体报复犯罪,行为主体主要是个人和团体组织。生物恐怖袭击具有使用简单、便于实施、手段隐蔽、难以防范、杀伤力大、持续时间长等特点。据统计,从 1960 年到 2000 年全世界发生的有据可查的生物恐怖事件有 120 余起,影响较大的如潜水艇事件、色拉污染事件、日本奥姆真理教事件、甜点事件、炭疽邮件事件、蓖麻毒素事件等。

生物恐怖袭击范围很广泛,主要目标包括:大型公众场所、重要和敏感区域、空调系统、大型水体或水源以及食品加工场所。生物恐怖常用的手段包括邮件邮寄、人工投放、气溶胶布撒和自杀性传染;其他可能的手段包括:大规模飞机气溶胶撒播、小规模局部喷雾撒播、通过中央空调系统撒播、地铁内散播、攻击动物养殖业、攻击农作物等。

第二节　生物武器发展史

一、生物武器的萌芽期

利用传染病或毒素打击敌对方的理念可以追溯到古罗马时期,远早于细菌致病理论产生的 19 世纪以前,古代人们认为疾病与腐败恶臭气味的播散有关。12 世纪意大利人巴巴罗沙曾经用腐败的尸体污染敌方饮水水源,企图导致敌方患病,这一古老的方法直到 19 世纪美国内战时期仍被采用。最典型的案例是在 1346 年鞑靼人围攻 Caffa 城(现今的乌克兰境内的港口城市 Feodossia)时,鞑靼军队将患鼠疫死亡的战士尸体抛入三年来久攻不下的 Caffa 城内,导致城内暴发鼠疫,守军被迫弃城撤离。史学家推测,此后逃亡的患者及患鼠随船逃至地中海其他沿岸港口城市,如威尼斯、热那亚等地,引发鼠疫大流行,导致当时欧洲人口减少三分之一,这就是历史上著名的欧洲"黑死病"。18 世纪大不列颠北美总司令 Jeffrey Amherst 勋爵建议使用天花来"消除"北美印第安人部落的战斗力。1763 年 1 月 24 日,联队长 Ecuyer 率所属部队故意将己方患天花病者使用的毛毯、手绢散发留弃给北美印第安人部落,其在日记里写道:"我希望这能达到预期效果。"不久之后在俄亥俄河谷区域的印第安人部落确实发生天花流行,英军达到不战而胜的目的。在此时期,法国军队也曾采用类似方法对付过印第安人。

生物武器萌芽期的特点是:顺其自然,"以病传病"。

二、生物武器的雏形期

19 世纪随着微生物学的开创、细菌致病理论的建立和致病菌分离培养技术的产生,人们对传染病发生的病因有了正确的认识,也为利用微生物病原体为战争主动权加码提供了契机。生物武器的雏形期始于 20 世纪第一次世界大战期间,德国曾对即将离开美国港口运往欧洲协约国的马和牛使用细菌战剂,成功地感染了几千头准备运往协约国的骡子;1915—1917 年,德国特工曾携带装有炭疽杆菌芽孢的液体瓶子在美国、挪威、法国和英国的饲养和运输场所给马匹和牲畜投放病原体,成功造成大量牲畜死亡,干扰了协约国军队的后勤补给线,获得战争主动权。但在该时期没有任何证据表明当时有国家曾认真考虑过把人类作为生物武器的袭击目标。

生物武器雏形期的特点是：①开始人工繁殖病原体，形成广义生物武器；②以人工投放实施攻击；③仅用于攻击动物。

三、生物武器的形成期

生物武器的形成期主要是在第一次世界大战之后至第二次世界大战结束。在形成期，生物武器参与人类战争，并且造成严重后果，人类为自己的穷兵黩武付出了血的代价。

在亚洲地区，日本细菌学专家、军医 Ishii Shiro 负责在中国东北的范平县建立了臭名远扬的 731 细菌战部队及研究所，大本营研究人员多达 5000 人，并在长春、南京等地有分部。有资料显示在 1932—1945 年，731 部队用中国军人俘虏及平民囚犯做有关炭疽、脑膜炎、伤寒、霍乱和鼠疫等细菌的活体试验，至少杀死 10 000 人。被苏联红军俘虏的该部负责人员交代曾在中国 11 个城市进行过 12 次大范围实地细菌战试验，例如通过直接喷洒霍乱弧菌污染水源、飞机播撒施放携带实验室培养的含鼠疫杆菌的跳蚤，其中每次空袭播撒含菌跳蚤多达 1500 万只。据当年报道资料证实，在 1941 年常德地区的细菌战试验，导致 10 000 以上中国人及日军自己部队人员约 1700 人伤亡。

在欧洲地区，希特勒曾颁布命令禁止研制细菌武器，因此直到纳粹灭亡都未能实施生物武器人群攻击，但在一些高级纳粹官员支持纵容下，德国一些科学家确实进行过细菌武器研制，其目的不是研究在战争中将其作为主要武器使用，而是研究立克次体及其他细菌的致病机制、研制相应疫苗和治疗控制药物。德国先后在本土和波兰建立了两个生物战剂的研制机构，一些纳粹医生分别在奥斯威辛和达豪集中营对犹太人和战俘注射立克次体、甲肝病毒、疟原虫等病菌，然后观察疫苗及试验药物的作用效果。与此同时盟军为防止德军进行生物战进攻也开展生物武器研制：英国秘密启动了生物战计划，在苏格兰 Gruinard 群岛进行炭疽杆菌芽孢细菌弹试验，对试验羊群攻击率达到 100%，并造成了该岛重度污染。英政府后来耗费巨资及人力，1979—1987 年用了 280 余吨的福尔马林液及 2000 多吨海水进行消毒灭菌，才彻底清除该岛土壤的炭疽污染。英国还研究了肉毒毒素战剂，并成功用该战剂杀死了德军驻捷克的总管。

在美洲地区，美国的进攻性生物武器研制开发计划始于 1941 年，是由位于马里兰州的 Camp Detrick T（1956 年重新命名为 Fort Detrick）的非军方机构战争储备署（War Reserve Service）领导进行的，建立了大型野外试验场和生产厂，生产基地在印第安纳州，试验基地在密西西比和犹他州，先后生产过炭疽杆菌、鼠疫杆菌、土拉杆菌、布氏杆菌、类鼻疽杆菌、鸟疫衣原体、洛杉矶斑疹伤寒立克次体、黄热病毒、登革病毒和裂谷热病毒等,但由于生产环节的安全措施存在缺陷,多次发生生物战剂泄漏污染,难以实现大规模生产。尽管当时已装配了约5000枚含炭疽杆菌芽孢的细菌弹,但是美军尚未在二战中使用。二战结束后该生产工厂转为民用药厂,但基础研究和开发仍旧在马里兰州进行。

生物武器形成期的特点是:①形成狭义的生物武器,发展其运载系统;②以国家名义发动生物战;③用于攻击人和动物。

四、生物武器的发展期

生物武器的发展期是第二次世界大战结束后至今,按其发展进程与内容可分为两个时代:隐匿时代和基因时代。

(一)隐匿时代

生物武器发展期的隐匿时代是第二次世界大战结束后至加入《禁止生物武器公约》的缔约国先后销毁各自的生物武器之前。在这个时期,各国的研究时间虽然长短不一,但是生物武器的研究领域与范畴空前扩展和深入。

苏联在20世纪20年代便认识到生物武器的战略价值,于第二次世界大战后建立了现代化的生物武器研究开发工业,由国防部直接控制,以民用生物工程研究机构为掩护进行活动。苏联至少有7个生物武器研究中心在极其秘密的条件下研制生物武器,建立了用常规武器和气溶胶发生器散播生物战剂的进攻系统,同时为了战略储备需要,这些秘密生产基地持续开展战剂的生产,其保密程度甚至超过核武器研制部门。

伊拉克从20世纪70年代末开始研制生物武器,生物武器的研制开发达到了大规模工业化生产的程度,能大量生产的产品包括炭疽杆菌芽孢、气性坏疽梭状杆菌芽孢两种细菌,肉毒杆菌毒素、蓖麻碱毒素等四种生物毒素,以及五种病毒和一种霉菌。在1984年两伊战争中采用黄雨T-毒素这一生物战剂和化学战剂对伊朗进行了攻击,使伊朗士兵病死率达到15%。伊拉克的生物武器研制和储备计划一直运行到1991年4月,被美军的"沙漠风暴行动"摧毁。

在美洲地区,731部队人员如Ishii Shiro等向美军交代有关细菌战技术资料而免于战犯起诉,美军因此获得大量细菌战技术数据资料。在1950—1953年朝鲜战争期间,美国生物战研究在日军提供的资料基础上进一步发展,在阿肯色州Pine Bluff新建了具有良好生物污染保护措施并可以大规模生产、储存及武器装配生产基地,并于1954年正式生产。相应的反生物战计划包括军队的防护生物武器袭击的疫苗、抗血清及抗生素生产也同期展开。用"志愿者"进行人活体试验始于1955年,美国陆军采用无毒或低毒、普遍存在于环境的常见菌种在纽约、旧金山等城市进行过气溶胶播撒试验,研究在大范围条件下其效果及自然环境对气溶胶内菌种活性的影响。在这些地区,一度曾报告有可疑的常见菌种引起的感染率增高,并有死亡病例发生。该事件被媒体曝光后,民众反应强烈,国会召集听证会,导致军方受到严厉指责并中止相关试验。从1943年至1969年,Fort Detrick 共发生456例与进攻性生物武器研制相关的职业病例,3例死亡(2例为炭疽,发生于1951年和1958年;1例病毒性脑炎,发生于1964年),另有48例其他生产基地发生的职业病例,但无人员死亡。20世纪50年代初朝鲜战争时,中国、苏联和朝鲜都曾指控美军曾对中、朝军队使用了细菌武器袭击,并得到有关国际科学委员会(ISC)的调研和支持,但其报告被朝鲜和中国政府严加控制未发表,而美国当时承认有进行生物战的能力,但否认使用过细菌武器。此后的冷战时期,美苏双方进行了一系列的口水战,相互指控对方进行过细菌战。如美国对加拿大因纽特人使用过鼠疫杆菌武器,对古巴、哥伦比亚、玻利维亚及越南等地使用过进攻性细菌武器,苏联在阿富汗也使用过细菌武器,等等,但所有的指控都缺乏令人信服的科学证据或是所谓的证据存在相互矛盾。直到1970年,美国总统尼克松签署了美国中止进攻性生物武器研究开发计划的总统令,研究计划严格地仅局限于防御性范围,如针对生物武器袭击的诊断试剂、疫苗及治疗药物。所持有的生物武器包括储备的制剂及投放设施,在联邦政府农业部、卫生总署、阿肯色州、科罗拉多州和马里兰州政府有关部门的主持监督下予以销毁。

虽然目前已有183个国家签署了《禁止生物武器公约》,但是仍有很多国家或组织在秘密研制生物武器,现阶段生物武器被用于生物恐怖袭击,如暗杀、污染食物导致中毒等。

1984年9月,美国俄勒冈州发生鼠伤寒沙门氏菌引发的食物中毒事件,751人感染发病。1985年经一个恐怖分子证实,为干扰投票影响选举结果,该宗教团体的成员多次成功污染10多家饭店的沙拉。1984年11月30日,美军一潜水艇发生肉毒毒素中毒事件,3天内潜艇上中毒的13人发生10人死亡,邦考基地中毒50人发生40人死亡,该事件病死率高达79.37%,事发24h后某一恐怖组织声称参与该事件,他们采取了肉毒毒素污染罐装橘汁的方式。2001年10月某一恐怖组织在美进行了炭疽邮件袭击,实施了炭疽杆菌芽孢恐怖事件,导致百余人感染,22人发病,病死率22.73%,并成功引起全球范围民众的恐慌。

生物武器发展期隐匿时代的特点是:①侧重发展其攻击性、快速诊断、治疗和免疫;

②以个人或团体组织名义发动生物恐怖袭击;③发生实验室感染或生物安全事件。

(二)基因时代

2001年美国第一个宣布退出《禁止生物武器公约》,同年美国宣布完成了人类基因组的草图绘制,这标志着基因组战争将由传说变为现实;随着分子生物学技术的发展和人类基因组学研究的深入,生物武器逐步进入基因时代。2003年,美国《军事医学》杂志发表文章《基因组计划与基因治疗——通向下一代生物武器的途径》,这标志着美国已经走上了研究新一代生物武器的道路。

事实上,对生物战剂病原体的研究从未停止过,目前已进入基因水平的研究与开发。美国已经研制出一些具有实战价值的基因武器,他们在普通酿酒菌中接入一种可在非洲和中东引起可怕疾病的裂谷热细菌的基因,从而使酿酒菌可以传播裂谷热病。另外,美国已完成了把具有抗四环素作用的大肠杆菌遗传基因与具有抗青霉素作用的金黄色葡萄球菌的基因拼接,再把拼接的基因片段引入大肠杆菌中,培养出具有抗上述两种抗生素的新大肠杆菌。苏联解体后,生物武器研究开发工业的秘密部门依然在俄罗斯当局保护下继续进行生物武器研制开发和生产。研究方向是应用基因工程生物技术增强致病菌的致病毒力、产生毒素的能力、对已知抗生素的抵抗力及在储存和气溶胶状态下的生存力,并配备研制了可由巡航导弹投放的设备,甚至研究制备出天花和埃博拉病毒的杂交毒株。例如研制开发生产出多种具广泛抗药能力的炭疽芽孢、鼠疫杆菌、土拉杆菌、马鼻疽杆菌、天花病毒、森林脑炎病毒等。俄罗斯已利用遗传工程学方法,研究了一种属于炭疽杆菌的新型毒素,该新型毒素可以对任何抗生素产生抗药性,目前无解毒剂。

生物武器发展期基因时代的特点是:①引入新发传染病病原体和基因重组病原体;②施放形式更隐蔽、多样化。

第三节 ▏ 生物战剂

生物武器杀伤因素主要是以致病微生物和各类生物毒素作为生物战剂杀伤有生力量。成为生物战剂应具备以下条件:高度致病性、易传播蔓延、对外界的抵抗力强、能大量生产和防治困难。目前符合以上条件可作为生物战剂的微生物有160多种,可按军事效能、微生物学进行分类。

一、生物战剂的分类

(一)根据军事效能分类

1. **致死性生物战剂与失能性生物战剂** 根据感染生物战剂的人群病死率划分,可分为致死性生物战剂和失能性生物战剂,病死率的划分截断点一般为 10%。致死性与失能性是相对而言的。由于生物武器袭击受到自然因素和社会因素的影响,致死性战剂不一定都能够致死,失能性战剂有时也能致死。一般情况下,致死性生物生物战剂能引起对方较多的人员死亡,迫使对方消耗大量人力、物力和财力,同时直接、间接地影响对方交通、生活和生产的正常进行,在群众中造成的恐怖效应远比常规武器大。

(1)致死性生物战剂 是指病死率较高(≥10%)的战剂,如鼠疫杆菌、霍乱弧菌、炭疽杆菌、野兔热杆菌、伤寒杆菌、天花病毒、黄热病毒、东方马脑炎病毒、西方马脑炎病毒、斑疹伤寒立克次体、肉毒杆菌毒素等。

(2)失能性生物战剂 WHO 曾经称其为"人道主义"的生物武器,是指病死率不高(＜10%),一般病死率低于2%,但临床症状较重,使人暂时失去劳动能力和战斗力的生物战剂,如布氏杆菌、Q 热立克次体、委内瑞拉马脑炎病毒、葡萄球菌肠毒素等。

2. **传染性生物战剂与非传染性生物战剂**

(1)传染性生物战剂 是指某些生物战剂进入人体机体后,不但能大量繁殖引起疾病,而且会使患者或感染者成为"生物战剂小型加工厂",通过临床症状,如打喷嚏、咳嗽、呕吐、腹泻等,不断将病原体排出体外,使周围易感人群感染病原体而造成流行。如天花病毒、流感病毒、鼠疫杆菌和霍乱弧菌等病原体。

(2)非传染性生物战剂 是指某些病原体能使被袭击者发病,使患病个体暂时丧失劳动能力、战斗力或生命,但病原体不能从患者体内排出,故对周围人群不构成威胁。如布氏杆菌、土拉杆菌、Q 热立克次体、黄热病毒、肉毒毒素等。这些战剂可以攻击和己方接近的敌人,实施生物战剂者不存在被感染的威胁。

3. **长潜伏期生物战剂与短潜伏期生物战剂**

(1)长潜伏期生物战剂 是指生物战剂进入机体要经过较长时间潜伏期(一般 1~4 周或以上)才能发病,如 Q 热立克次体潜伏期 2~4 周,布氏杆菌潜伏期 1~3 周。长潜伏期生物战剂多用于攻击战略后方,可以使被袭击者模糊袭击行动与发病的关系,从而达到秘密袭击的目的。

（2）短潜伏期生物战剂　是指生物战剂进入机体后较短时间就能发病（一般潜伏期只有 1~3d），如流感病毒、霍乱弧菌等，有的潜伏期甚至仅几小时，如葡萄球菌肠毒素、肉毒毒素等。主要用于袭击不久即将对之发起攻击的敌人，以尽快降低或瓦解对方的战斗力或抵抗力。

（二）根据微生物学分类

1.细菌类战剂　细菌类战剂是一类不含叶绿素、有细胞壁、核内含有 DNA 和 RNA，以二分裂方式进行繁殖的原核生物，能在人工培养基上生长的单细胞生物，是自然界分布最广、数量最多的有机体。这类微生物易培养，容易大量生产。二战前后使用最多的生物战剂包括：炭疽芽孢杆菌、鼠疫耶尔森菌、布鲁氏菌、土拉弗兰西丝菌、马鼻疽伯克霍尔德菌、霍乱弧菌等。

2.病毒类战剂　病毒类战剂是一类个体微小、无完整细胞结构，仅含少量蛋白和单一核酸（DNA 或 RNA），必须在活细胞内寄生并复制的非细胞型微生物。它是介于生物与非生物的一种原始的生命体，在自然界分布广泛，种类繁多，易发生遗传基因变异，不断有新的致病病毒被发现。病毒类生物战剂占现有生物战剂的半数以上，如天花病毒、东部马脑炎病毒、西部马脑炎病毒、委内瑞拉马脑炎病毒、裂谷热病毒、黄热病毒、拉沙热病毒、埃博拉病毒、登革热病毒等。

3.立克次体类战剂　立克次体类战剂是介于最小细菌和病毒之间一类独特的微生物，其大小、结构和繁殖方式都近似于细菌，但是它和病毒一样只能在活细胞中寄生。它们大部分在吸血节肢动物和哺乳动物之间循环以维持其种族的延续，对外环境抵抗力较强，人对其很敏感，而且容易通过气溶胶方式感染，如贝纳柯克斯体（Q 热立克次体）、普氏立克次体、立氏立克次体等。

4.衣原体类战剂　衣原体类战剂是一种既不同于细菌又不同于病毒的原核生物，其胞内没有形成核膜的细胞核，它的大小、结构、繁殖方式与细菌和立克次体近似，具有 DNA、RNA 两种核酸，一个近似细胞壁的膜，并以二分裂方式进行增殖，但是它具有独特的发育周期，其代谢能量完全依赖于被感染的宿主细胞提供，如鹦鹉热衣原体。

5.真菌类战剂　真菌类战剂是一类单细胞或多细胞的真核微生物，不含叶绿素，其核质四周有核膜与胞浆隔开，绝大多数具有坚韧的多糖细胞壁，繁殖体能形成菌丝，是典型的异养生物。作为生物武器的真菌可侵入人的内脏和皮下组织，引起慢性疾病，如球孢子菌、荚膜组织胞浆菌等。

6.毒素类战剂　毒素类战剂来自微生物、植物或动物在生长代谢过程中产生的有害蛋白质类物质,包括植物毒素、细菌毒素、动物毒素和真菌毒素四类。毒素不能自然繁殖,其蛋白质性能稳定,可长期保存,也可人为通过化学方式生产或改变毒素,如肉毒杆菌毒素、葡萄球菌肠毒素、志贺氏毒素、蓖麻毒素等。近年来有关毒素的研究十分活跃,其军事应用前景广阔。

二、生物战剂的侵入途径

生物战剂一般通过呼吸道、皮肤、消化道三种途径侵入人体,导致人类发病或死亡。

(一)呼吸道

微生物气溶胶是当代生物战或生物恐怖袭击中广泛使用的一种生物战剂施放方法,人和动物吸入微生物气溶胶后感染发病。施放的具体过程是先将生物战剂分散成微生物气溶胶,造成大面积空气污染,气溶胶被人、畜吸入后先在呼吸道沉积,然后进一步随血液分布到全身,最后在某一靶器官或体内生长繁殖,致宿主发病。大规模人群杀伤武器的施放只能通过气溶胶的方式进行。

(二)皮肤

生物战剂侵袭皮肤有两种方法。一种是直接接触传播,即沾染有战剂的小弹丸、细针、弹片及各种特殊的注射器直接穿透皮肤进入人和动物体内而导致感染。另一种是虫媒传播,即通过被战剂感染的媒介昆虫叮咬吸血引起人和动物感染发病。直接接触传播与虫媒传播均只能造成人群局部效应。

(三)消化道

消化道途径是人或动物通过食(饮)用被战剂污染的食品(或水),或接触被生物战剂污染的物体后通过手污染食品而导致感染。这种途径只造成人群局部的点状或线状伤害区。

潜在生物战剂的特征、施放方式和侵入途径见表1-1。

表1-1 潜在生物战剂的特征、施放方式和侵入途径

类别	战剂名称	潜伏期	病死率(%)	传染性	军事效能	施放方式		侵入途径		
						气溶胶	节肢动物	呼吸道	消化道	皮肤黏膜
病毒	东方马脑炎病毒	短	50~70	+	致死	+	+	+	+	+
	西方马脑炎病毒	短	2~15	+	致死	+	+	+	-	+
	森林脑炎病毒	短	0~30	+	致死	+	+	+	-	+
	乙型脑炎病毒	短	0~20	+	致死	+	+	+	+	+
	黄热病病毒	短	4~100	+	致死	+	-	+	-	+
	天花病毒	短	0~30	+	致死	+	+	+	+	+
	马尔堡病毒	短	30~90	+	致死	+	+	+	+	+
	埃博拉病毒	短	25~90	+	致死	+	+	+	+	+
	拉沙热病毒	短	30~90	+	致死	+	+	+	+	+
	委内瑞拉马脑炎病毒	短	<2	+	失能	+	-	+	+	+
	登革热病毒	短	0~1	+	失能	+	+	+	+	+
	裂谷热病毒	短	平均1	+	失能	+	+	+	-	+
	西尼罗病毒	短	3~15	+	致死	+	+	+	-	+
细菌	鼠疫杆菌	短	30~100	+	致死	+	+	+	+	+
	霍乱弧菌	短	10~80	+	致死	污染水源	+	-	+	-
	炭疽芽孢杆菌	短	95~100	+	致死	+	+	+	+	+
	马鼻疽杆菌	长	95~100	+	致死	+	-	+	+	+
	类鼻疽杆菌	长	95~100	+	致死	+	+	+	+	+
	伤寒杆菌	短	4~20	+	致死	-	-	-	+	+
	土拉杆菌	短	0~60	-	致死或失能	+	+	+	+	+
	布氏杆菌	长	2~4	-	失能	+	+	+	+	+
	嗜肺军团杆菌	短	5~40	+	致死	+	-	+	-	-
立克次体	斑疹伤寒立克次体	短	10~40	+	致死	+	+	+	-	-
	落矶山斑疹热立克次体	短	10~30	+	致死	+	+	+	+	+
	Q热立克次体	长	1~4	+	失能	+	+	+	+	+
衣原体	鹦鹉热衣原体	长	2~40	+	致死	+	-	+	+	+
真菌	球孢子菌	长	0~50	-	失能或致死	+	-	+	-	+
	荚膜组织胞浆菌	短	0~50	+	失能或致死	+	-	+	-	-
毒素	肉毒杆菌毒素	短	50~90	-	致死	+	-	+	+	-
	葡萄球菌肠毒素	短	0~5	-	失能	+	-	+	+	-

三、生物战剂的特点

(一)生物战剂的特点

联合国环境署最新发布的一份报告称,地球上共有870万种生物,其中包括650万种陆地生物和220万种海洋生物。自然界能够引起人、畜和植物致病的微生物种类很多,但是仅少数可作为生物战剂,它们需具备以下五大特点。

1. 致病能力强　高效能的生物战剂具备很强的致病力,并具有毒性强、感染剂量低、发病率高和潜伏期短的特点,在人群中具有高度传染性,能通过多种途径感染人体或生物,如呼吸道途径、消化道途径、皮肤接触途径或多种生物媒介传播途径等。这是生物武器的基本特点。

2. 耐气溶胶化　生物战剂可以通过呼吸道、消化道、皮肤等多种途径感染,其中呼吸道途径的效率最高、危害最大、应用最广泛,因此生物武器必须可以耐受气溶胶化。生物战剂气溶胶粒子具备以下条件:①生物战剂气溶胶颗粒在空中悬浮时能保持一定时间的生物活性,能延长污染时间,增加人群感染机会;②生物战剂气溶胶颗粒可以随风飘移较长的距离,可扩大污染范围,增加人群感染区域;③生物战剂气溶胶颗粒直径在0.5~3μm,该直径粒子易被吸入至肺深部,增加感染概率。

3. 生产规模化　当某种病原体具备致病力强、耐受气溶胶化的特点时,要将其列入生物战剂,通常要求其生产设备简单、成本低,能够在短时间内大规模生产。目前,细菌类生物战剂可以用现代发酵技术大量生产;病毒类生物战剂可以用现代病毒培养技术大量生产;毒素类生物战剂提取工艺成熟,可以大量生产。

4. 实现武器化　生物战剂的生产规模化是其实现武器化的前提,生物战剂必须经过包装、施放才能达到武器化标准,因此要求在生物战剂生产、储存、运输和施放过程中能较稳定地保持其生物活性和毒性。在整套生物战剂武器化的过程中,生物战剂在环境中稳定性比较高,尤其施放时对生物战剂本身影响要小,在外环境或目标区域中生物活性稳定性要高,能实现最大限度污染范围和程度。此外,生物战剂武器化后施放简易,可使用现有的设备进行空气布撒。

5. 防护可控化　理想的生物战剂是对被攻击方敏感有效,对施放方能够保障有效防护,才能在生物武器实施后对施放方军民无影响的前提下最大限度杀伤和威慑敌方。因为生物战剂实施后受自然因素和社会因素的影响,无法像常规武器、核武器和化学武器可实施定点、定范围的战略部署,同时生物战剂是有生命的武器,无法保障生物战剂或感染生物战剂的人不进入施放方控制区,从而污染施放方区域、感染施放方军队或民众,所以,施放方实施生物武器时应采用施放方有免疫力或具有保护施放方人群的有效防护手段的生物战剂。

(二)生物战剂的危害性

1. 面积效应大 武器的面积效应(area effect)是指单位重量的武器所造成的有效杀伤范围。从理论上说,在各种武器中生物武器的面积效应最大。生物武器利用气溶胶攻击方式,只需极少量致病病原体进入人的机体,即能在体内繁殖而引发疾病。同时,微生物气溶胶不仅污染外环境,而且该区域的昆虫、动物等各类媒介生物也会被感染,用比较少量的生物战剂即能造成大面积的污染,明显大于核武器和化学武器的面积效应。例如:一架飞机运载化学武器(15吨神经性毒剂),污染面积为60 km²;运载核武器(100万吨级),污染面积为300 km²;而运载生物武器(10吨生物战剂),污染面积为100 000 km²。鼠疫杆菌、霍乱弧菌等一些传染性较强的生物战剂,一定条件下可在人与人之间相互传播造成流行,危害范围更大。

2. 危害时间长 生物战剂气溶胶的危害性受气象、地形、地物、植被、战剂种类等因素影响,一般生物战剂气溶胶危害时间可达数小时至数天。不同种类的生物战剂气溶胶对人、畜的危害时间差异较大,通常情况下白天危害时间为2h左右,夜晚和阴天危害时间为8h左右。在特定条件下某些病原体可长期存活,如霍乱弧菌在一定条件的土壤或水中能存活一个月左右;炭疽杆菌芽孢和真菌孢子在外界可存活数年至数十年。有些生物战剂可在媒介动物体内长期存活,如不少啮齿类动物能长期携带鼠疫杆菌和土拉杆菌。因此,如果生物战剂污染区内存在易感动物和相应的媒介生物,且相关条件都具备时,可能形成新的、该病原体的自然疫源地而长期危害当地人群健康。

3. 传播途径多 生物战剂可通过多种途径使人感染发病,具有通过空气、水、食物、昆虫等多种途径传播的特点,如从口食入、经呼吸道吸入、昆虫叮咬、污染伤口、接触皮肤、黏膜感染等。

4. 致病能力强 生物战剂均具有强致病能力,同时多数生物战剂所致疾病还具有较强的传染性。具有传染性的生物战剂不但能在人和动物体内大量繁殖、排出,而且可以通过不断污染周围环境,使更多的接触者发病,如控制措施不当,会造成传染病的蔓延和流行。虽然不是所有的生物战剂都有传染性,但是它们均具有强致病能力。

5. **生物专一性**　生物战剂只能使人、畜和农作物等生物致病,对于没有生命的其他生活、生产资料,建筑物以及武器装备等没有破坏作用。这一特点在军事上具有重大意义,符合施放方掠夺财富和完整占领城市的目的。因为袭击成功后,施放方可以立即使用占领区内的一切物资和生产资料。

6. **难以防护性**　生物战剂气溶胶具有无孔不入的能力,即可随着空气流动进入一切不密闭的、没有空气滤过设备的工事、车辆、舰艇和建筑物的内部,从而造成所在区域人员的感染。生物战剂气溶胶无色、无臭、看不见、摸不着,人的感觉器官难以辨别,即人们在充满生物战剂气溶胶的环境中活动通常无法察觉,且随着空气运动气溶胶弥散快。目前尚无准确、灵敏、快速鉴别有害病原体气溶胶的侦察仪器设备,即便采用其他施放方式,如污染食物、水源或投放带病原体的媒介昆虫动物等,也较难及时发现,因此生物武器在四大武器系统中实施最为隐蔽、最利于进行突然袭击。假使每升空气只含有 10 个生物战剂颗粒,只要在其中呼吸几分钟即有被感染的可能。

7. **生产低廉性**　生物战剂的生产容易,原料来源广泛,价格相对便宜。尤其是随着近代基因工程、细胞技术、蛋白质工程和免疫学方法的快速发展,使生产技术简单化,降低了批量生产的成本。据联合国化学、生物武器专家组测算,每杀伤 1 km² 居民人口的费用,常规武器、核武器、化学武器分别为 2000 美元、800 美元、600 美元,而生物武器仅需 1 美元。

8. **诊治特殊性**　作为生物战剂的病原体大部分是烈性传染病病原体或者新发现的强致病病原体,缺乏有效的诊断、治疗和预防手段,尤其随着遗传工程的发展,很多病原体经基因重组改装,其致病性、免疫原性、耐药性等都或多或少发生改变,因此,更难实现快速有效的诊断、治疗与免疫预防措施。

(三) 生物战剂的局限性

1. **杀伤作用迟滞性**　生物战剂侵入人体后,通常经过一定时间的潜伏期才能表现为发病或中毒。生物战剂潜伏期的长短不一,一方面与战剂种类和进入机体的数量有关,另一方面又与感染个体机体免疫功能的强弱有关。生物战剂所致疾病的潜伏期最短的为数小时,长的可达数周之久。从生物战剂投放到感染人畜,有一定的时间间隔;从个体感染发病到大规模的疫情暴发,又有一定的周期;加之各种生物战剂的时滞周期不同。生物战剂的这一特点为其医学防护提供了可应对的缓冲时间,如果能早期发现、早期诊断受到生物武器袭击的病原体,就可充分利用疾病潜伏期采取相应的防控措施,可造成生物武器攻击失败或无效。

2. 效应结果不定性　生物战剂的攻击效应结果难以预测,主要受三方面因素的影响:自然因素、生物自身因素和社会因素。①自然因素是指生物战剂攻击效应结果受气象、地形、植被等自然因素的影响很大,对气象条件的依赖性尤为明显;②生物自身因素是指生物战剂攻击效应结果受生物战剂种类、加工、储存、运载等战剂自身因素的影响;③社会因素是指生物战剂攻击效应结果受到被袭击的目标地域及当地人群防护状况、医疗卫生条件等社会因素的制约。同时,目前的生物战剂施放时可控性差,对人体的杀伤缺乏选择性,若施放生物战剂方自身未做好防护,可能会存在反噬作用。

一般而言,要使生物战剂气溶胶在目标区形成大面积覆盖,而且在一定时间内保持有效浓度,必须满足以下气象条件:①近地面层大气比较稳定,即在离地面 0.5 m 高处的气温低于或等于离地面 4 m 处的气温;②必须有一定的风速(理想的风速是 3~6 m/s),但是不能超过 8 m/s,风速过大会稀释微生物气溶胶浓度而影响效果;③风向比较稳定,生物战剂气溶胶才能向攻击目标飘移;④没有强烈的日光,日光中的紫外线对活的微生物有强烈的杀灭作用;⑤没有降水、降雪,在有降水、降雪的情况下生物战剂气溶胶会发生快速沉降而难以发挥作用;⑥气温不能过高,气温在 29℃ 以上时大多数气溶胶颗粒中的微生物死亡。

3. 储存时间有限性　生物战剂不能长期储存,其绝大多数是活的微生物,在储存、运输和施放过程中都会不断发生死亡。一些活的生物战剂的半衰期为 3~4 年,短的只不过 3~6 个月,作为武器其储存时间是相当有限的。

4. 反向作用可能性　目前的生物战剂来源于自然界高危病原体,对人体的杀伤作用缺乏针对性和选择性,且均存在救治困难的特点,同时受自然和社会因素密切影响,导致生物武器效应不能准确预测和控制,同时很多生物战剂没有有效的免疫防护方法、特效治疗药物,若生物武器使用操作不当,可能会极大威胁施放方军民的生存健康,即生物武器实施在威胁敌方的同时,对施放方也存在反向作用的可能。因此,在施放方做好特定防护前,尤其是入侵性攻击或作战前线区域,应尽量避免使用相关生物战剂。

第四节　基因武器——生物武器发展趋势

2002 年 2 月,人类基因组图谱绘制完成标志着生命科学研究的又一次重大突破,随着微生物基因组计划研究的深入、人类基因组计划的完成以及分子生物学技术的快速发展,相关研究者将生物武器与现代高新技术进行了有机结合,新型生物武器的出现可能给人类造成比大规模杀伤性武器更大的威胁。霍金教授认为:"人类面临的最大威胁不是来自物理方面,而是来自生物方面。"

一、新的生物战剂种类

(一)新的强致病病原体

近几十年来新发生的疾病不断增加,绝大部分是病毒类传染病,同时具有没有有效治疗和预防方法的特点,符合生物战剂的入选条件,例如病毒性出血热、SARS、人禽流感、手足口病等。

(二)生物活性肽

人工合成蛋白质技术使多种生物活性肽有可能成为生物战剂新成员,这些生物活性肽也能使人致病或者改变人体的正常功能,如生殖、代谢、生长、体温、心率、饮食、呼吸、行为和记忆等,这种生物活性肽引发的身体功能异常更加难以防治,如脑啡肽、内啡肽等。

(三)基因武器

基因武器是利用基因工程技术研制的新类型生物战剂,又称作第三代生物战剂,在生物武器基因时代占主导地位,是现代新概念武器的又一发展方向。尤其是新生物,它能改变非致病微生物的遗传物质,增加其致病毒力,或者使其产生显著抗药性或耐药性,呈现出临床表现复杂性、异常性或者对治疗的无效性;改变或利用人种的差异,使这种致病菌只对具有特定遗传特征的人们产生致病作用,从而有选择地消灭敌方有生力量。

二、基因武器

在四大武器系统中,除了生物武器外,其他系统武器的生产均需要庞大的设备和高昂的经费,生物武器的制造只需一间小小实验室就可完成,而基因武器是利用生物技术制造的某种可能彻底毁灭人类的新型生物武器。

(一)基因武器的概述

基因武器(genetic weapon)是指采用遗传工程技术和仿照工程设计的方法,对生物战剂、食品和药品等进行修饰或改造,制造出自然界没有的新生物、食物或药品,并将其武器化。通过生物技术改变目前生物战剂的生物学特性,通过基因重组修饰、增加或消除了具有某些特性的基因,从而新增或增强了所需要的某种性能,如抗原性的改变、抗药性的增强、侵袭力和抵抗力的增加、生产工艺的提高改进等等,从而提高了基因武器的杀伤效率。

我们必须清醒地认识到基因武器作为一种新型的生物武器,其危害的严重性及防护的重要性。和传统生物武器类似,基因武器的使用主要通过施放基因战剂气溶胶、施放带有基因战剂的媒介物和利用敌特工人员投放三种方式。可行的预防措施包括:保护本民族的易感基因和特异基因;有针对性地研制基因战剂的快速预警和检测方法;研制有效的基因疫苗和抗生物制剂;开发新型的防护装备,以保护本国军民的安全。

(二)基因武器的种类

基因武器基本可以分为以下几种:微生物类基因武器、毒素类基因武器、种族基因武器、转基因食物、转基因动物、转基因昆虫等。

1.微生物类基因武器　利用微生物基因修饰生产新的生物战剂、改造构建已知生物战剂、利用基因重组方法制备新的病毒战剂;把自然界中致病力强的基因克隆至其他病原体,研制出致病力更强的新生物战剂;或把多重耐药性基因整合入经典生物战剂中,制造出超级耐药新生物战剂。

美国马里兰州的军事医学研究所已采用基因工程技术将天花病毒与埃博拉病毒进行整合,构建了一种新病原体——“天花－埃博拉病毒复合体”。这种基因武器不仅具有天花的高度传染性,而且具有埃博拉出血热的严重内出血临床症状,目前无特殊或有效治疗和免疫预防措施,杀伤威力惊人;该中心还成功地将炭疽毒素基因转移至大肠杆菌中,导致基因重组后的大肠杆菌致病力极大增强。澳大利亚科学家在制备基因工程疫苗的过程中,将 IL－4 基因与痘苗病毒重组,研制出致病力比原病毒强很多的重组病毒。

基因工程技术除了可以改变生物战剂的致病力和毒力,还可以改变其耐药性。抗生素能有效治疗大部分细菌类生物战剂所致疾病,而且随着药物合成技术的提高,新的高效抗生素不断出现,使细菌类生物战剂丧失了军事威胁的威力。目前医学研究者已经分离出很多耐药基因,同时证实了多数抗生素耐药基因在微生物的质粒上,通过质粒的转移和结合在微生物间的传播,可使很多抗生素一使用就产生耐药性,这些给广谱抗药性生物战剂的研制奠定了理论基础。一旦研制出一种带有多种耐药基因的生物战剂,就会导致传统治疗方案失效,从而增强生物战剂的杀伤威力。

目前大量微生物及其毒素基因的克隆和序列研究正不断进行中(表 1－2),这为微生物类基因武器的研制提供了基础信息库平台。

表1-2 利用基因工程技术研究过的潜在的生物战剂的基因

类型	生物战剂	研究过的基因	结果
病毒类	东马脑炎病毒	结构蛋白	已测序,克隆和表达
	登革病毒2型和4型	结构蛋白	已测序,克隆并在载体中表达
	登革病毒4型	E、NS1 等抗原	在载体中表达
	乙型脑炎病毒	结构蛋白、非结构蛋白、毒力	已测序,在载体中表达
	蜱传脑炎病毒	抗原和结构蛋白	在载体中表达,蛋白质已测序
	黄热病病毒	基因组	已测序,克隆和表达
	拉沙病毒	S 片段和糖蛋白基因 GPC	已测序,克隆并在载体中表达
	淋巴细胞性脉络丛脑膜炎病毒	毒力和 S、L 片段,蜱传 LCMV 的全基因组	毒力基因图,已测序、克隆和表达
	汉坦病毒	基因组(L、M 和 S 3 个片段)	已测序,M 和 S 基因已表达
	裂谷热病毒	M 片段和糖蛋白基因 GP2、S 片段	已测序,克隆并在载体中表达
	痘苗病毒	基因组	用作表达载体
	天花病毒	基因组	已克隆
	杆状病毒	基因组	用作表达载体
立克次体	Q 热立克次体	毒力和 62kD 抗原	已克隆并表达
	立氏立克次体	17 kD 抗原	已测序
	恙虫病立克次体	Mr 22 000,47 000、56 000、58 000 和 110 000 多个蛋白抗原	已克隆并表达
细菌类	鼠疫菌	毒力质粒	已克隆
	鼠疫菌和假结核耶尔森菌	毒力	已改变和转化
	土拉杆菌	热修饰蛋白	已克隆
	炭疽芽孢杆菌	基因组	引起转座子突变
毒素类或产毒菌	破伤风杆菌	毒素、C 片段	已克隆和表达
	金黄色葡萄球菌	A、B、C、D、E 等多种肠毒素	已克隆、测序并表达
	痢疾志贺菌	志贺毒素、志贺毒素 A 和 B、侵袭性质粒抗原H	已克隆和表达
	白喉杆菌	毒素	克隆和表达,与其他基因融合
	铜绿假单胞菌	毒素	与其他基因融合
	霍乱弧菌	毒素	已克隆和表达
	肉毒杆菌	毒素 A、B、D	已测序
	眼镜蛇毒素	神经毒素	已克隆
	蓖麻毒素	A 链毒素	已克隆和表达
	沙海葵毒素	毒素	已克隆和表达
	石房蛤毒素	毒素	已克隆和表达
	河豚毒素	毒素	已克隆和表达

2. **毒素基因武器**　天然毒素是自然生物产生的,往往是由某种基因编码合成,但是通过生物技术可对基因进行修饰,从而增强毒素的毒性,还能制成自然界所没有的、毒性更强的毒素。毒素的致病剂量极微,生产工艺简单,设备要求低,据估算,几周内生产的炭疽毒素或者肉毒毒素即可以毁灭几十座大城市。

美国已经有能力将肉毒毒素基因整合入大肠杆菌中,形成一种毒性极大的新型生物战剂;苏联也曾成功将眼镜蛇毒素基因和流感病毒基因整合,研制出新型毒素类基因武器,人感染后不但出现流感症状,而且同时出现蛇毒中毒症状,导致瘫痪和死亡。

3. **种族基因武器**　也称"人种炸弹"或"种族武器",是针对某一特定民族或种族群体的基因武器,是当前基因武器库中最具诱惑力的新成员,也是最具威力的一种。种族基因武器只对某特定人种的特定基因、特定部位有效,只对特定遗传特征的人们产生致病作用,故对其他人种、物种完全无害。如今尚无成功案例报道,但其现实威胁已迫在眉睫。

4. **转基因食物**　利用基因技术对食物进行相应处理,制成强化或弱化基因的食品,诱发特定或多种疾病,从而降低对方的战斗力。由于采用转基因可以将植物的抗病能力、营养成分等人为改变,其研究受到广泛关注,同时也可将致病基因或耐药等基因整合入植物或动物中,制成食品供应给敌方,从而成为间接的秘密基因武器。

转基因食物还包括转基因药物的研制,特别是通过药物诱导或其他控制手段作用于人类神经系统的一些生物调节剂,可以改变和控制个人的行为和能力,既可削弱对方的战斗力,达到不战而胜的目的;也可增强己方人员的作战能力和攻击欲望,培育未来的"超级士兵"。

5. **转基因动物和转基因昆虫**　转基因动物和转基因昆虫也可能作为基因武器之一,其可将破译的攻击性动物或昆虫的攻击基因转移至其他非攻击性动物或昆虫上,使这类新生生物具有强大攻击性。

有资料显示美国动物科考人员曾在亚马孙河流域的热带雨林中被一种"血蛙"和"巨蛙"袭击,"血蛙"尾部能喷射出黑色毒液,若入眼会使眼睛失明,若沾染皮肤会引起皮肤溃烂;"巨蛙"则能食人。据研究证实它们均为原有青蛙的变异物种,其在环境选择和长期进化过程中基因发生突变导致颜色和大小的变异,同时攻击性增强,腺体分泌物有毒。此外,南美洲的杀人蜂、食人蚁也异常凶残,如果破译出其攻击性基因,将可以采用基因重组技术和克隆技术,生产繁殖大量极具攻击性和杀伤力的"杀人蜂""食人蚁""血蛙""巨蛙"类新物种,未来战场上出现转基因动物和转基因昆虫追杀人类的残酷场面将非天方夜谭。

(三)基因武器的特点

1. 预防治疗未知性　因为基因武器的研制采用最新技术,且均为保密信息,所以通常没有有效的预防制剂或特异性治疗方法。基因武器往往具备很强的致病力和多重耐药性,临床表现多样、复杂、严重,常规抗生素对其没有作用,所以即便知道病原体也无能为力,没有特效药物治疗。新的病原体一般没有有效的疫苗可用,因此基因武器的防治非常困难。

2. 检测鉴定隐蔽性　基因武器是通过基因重组手段研制而成的新型战剂,其遗传密码只有制造者掌握,被攻击的一方很难在短时间内对其进行病原体检测和鉴定。同时,其施放时无色无味,鉴于目前监测手段有限,随时快速预警采样存在一定难度。

3. 感染毒力高效性　基因武器具有感染剂量小、毒力高、定位精准的特点。基因武器的战剂经过遗传工程改造后一般毒力高,致死性强,且普通人群基本没有免疫力,一旦暴露很容易感染发病,有的短时间内即致人死亡,杀伤力大。同时,基因武器中的种族基因武器可针对某特定人种的特定基因、特定部位有效打击,定位攻击更加精确。

4. 生产储存便利性　基因武器一般容易生产、储存,而且较常规生物武器性能更加稳定。基因武器研制的原材料资源丰富,已有的传染病病原体基因和毒素基因都可利用,加之基因突变、基因重组和基因克隆技术已非常成熟,小规模的实验室都可进行相应操作。有国外专家计算,花0.5亿美元建立一个基因武器库,其杀伤能力远远大于一座用50亿美元建立的核武器库。

5. 心理威慑恐慌性　基因武器能造成社会、军队恐怖或心理威慑效应。由于基因武器缺乏有效的预防和治疗手段,受染人员的致死率高,很容易在受攻击方的官兵和群众中产生极大的心理恐慌,必将影响战局的走向。基因武器若被恐怖分子利用发动恐怖袭击,将会使整个城市乃至整个国家人心惶惶,甚至社会动荡,威胁国家安全和社会稳定。

6. 杀伤作用迟滞性　基因武器的本质还是病原微生物,其没有立即杀伤作用,同常规生物武器一样,基因武器袭击后,同样要在生物机体内经过一定时间的潜伏期才能表现为发病或中毒。

7. 杀伤效应不定性　同常规生物武器一样,基因武器的攻击效应也受到自然条件、社会条件和投放手段等因素影响,其杀伤效应的大小难以预测。

上述七个特点中,前两个是基因武器最突出的特点,强调基因武器的难以预测性;最后两个属于基因武器的弱点,即使通过基因遗传工程获得了新的特性,也不可能完全改变其作为生物战剂所共有的基本弱点。因此,对于基因武器,既不能掉以轻心,也无须过分惊恐。

三、基因武器的施放方式

(一)施放基因战剂气溶胶

与传统生物战剂气溶胶施放方式一致,只是内容物由基因生物战剂替换了传统生物战剂,是基因生物战剂与现有军事技术的结合。即将经生物遗传工程技术改造的基因生物战剂装载在气溶胶施放装置上,对目标区域以投弹或布撒方式施放气溶胶。此施放方式操作简单、污染面积大,是空中打击最常见的方式,但由于实施动作幅度大,易被敌对方侦察预警。

(二)施放带有基因战剂的媒介物

1. 施放带有基因战剂的媒介昆虫、媒介动物　采用飞机、汽车等工具或者特工人员施放或投放带有基因战剂的媒介昆虫或媒介动物,如带有基因战剂的蚊子、苍蝇、蜱虫、啮齿类动物等。

2. 施放带有基因战剂的其他媒介物　通过特工人员或恐怖分子在敌后方或者目标区域的民众聚集场所,利用基因战剂污染水源、食品、公共场所的通风系统等处,实现污染外环境、感染人群的目的。第一次世界大战开始就有此类型施放方式,尤其近年来恐怖活动频发,采用此类施放方式的概率最高。

这类施放方式非常隐秘、简单,随机性强,早期发现很难,往往在施放后,甚至有病例出现后才会被发现;同时基因战剂防治困难,凸显它的危害更大。

(三)投放具有有害目的的转基因食品

投放具有有害目的的转基因食品是在貌似和平态势下的未来世界生物战的新模式,以"温水煮青蛙"的模式摧毁或毁灭一个民族、一个国家的新手段。最新的科学研究成果提示转基因技术存在巨大的不可控性,会产生不可预见的基因突变和危害,造成未知疾病;而且会产生抗生素耐药性及新的毒素,增加人体的过敏反应,并减少食品的营养价值或重要成分,特别是对儿童的生长发育造成严重损害。转基因食品可以被利用于生物战中,成为生物武器的新产品,也为基因武器提供了新的载体形式。这为新型生物战剂基因武器研发提供了新的思路。

基于目前转基因食物的研究结果提出其对人体的危害包括以下四个方面:

1. 毒性致癌性问题　许多食品生物本身就能产生一定量的毒性物质和营养因子,如蛋白质抑制剂、溶血栓、神经毒素等,以抵抗病原菌和害虫的入侵。现有食品中毒素含量不一定会引起中毒效应,但是转基因食物可能会产生各种毒性物质。一系列食品安全事件提示某些转基因食品具有致癌作用,造成肾脏问题和影响生育等。

2.过敏反应问题　过敏原一旦进入食物,将成为人类健康的又一大危害或隐患,转基因生物(genetically modified organism,GMO)过敏原对儿童和婴儿危害很大,成年人中食品过敏发病率为1%～2%,而儿童则上升为6%～9%;1996年发现美国国际先锋公司转巴西坚果基因的大豆能引起人过敏,在转花生基因的作物中也有过敏的现象。转基因种子和食品可能含有未知的毒素,也可能会引起人们过敏。

3.抗药性问题　氨基丁卡那霉素被认为是人类医药中的"保留"或"急救"抗生素,是国际医药界储备的应急"救危"药物,现在GMO捷足先登,在转基因过程中滥用于多种GMO作为标记基因,若转基因作物中用卡那霉素抗性基因作为标记基因发生单一突变就可产生氨基丁卡那霉素抗性,这将为人类健康保障带来极大的风险,意味着很可能今后一旦患病将面临无药可用的境界。

4.免疫力问题　1998年英国科学家发现老鼠食用转基因马铃薯后,其免疫系统遭到破坏。有研究表明含Bt毒蛋白的转基因水稻等食物,会对人体的免疫系统造成巨大破坏,会导致人体发生严重过敏反应,对呼吸道和皮肤存在毒性,导致哮喘的发病率提高。

四、基因武器对未来战争的影响

人是战争的主体,生物战主要作用对象是人,但是由于其杀伤效应的广泛性,无法分辨敌友、军民,而基因武器的出现会弥补这一缺陷,使杀伤对象目标性更加具有直接性和有针对性,同时作战形式也更加隐匿。一旦基因武器投入未来战争,将使未来战争发生巨大变化,具体体现在以下四个方面。

(一)战争概念的变化

战争概念从传统的大规模"硬杀伤"武器模式扩展到现代的"软硬兼施"武器模式。敌对双方不再仅通过流血拼杀来摧毁一支军队、一座城市、一个民族或一个国家,而是可能在战前使用基因武器,使对方人员生命及生活环境遭到破坏,导致一个民族、一个国家丧失战斗力,在其他生活、生产资料、建筑物以及武器装备等没有破坏的前提下被征服。

(二)战争模式的变化

1.在战略上,基因武器使作战方式发生明显变化　施放者可依据拟投放的经过基因工程培养的病原体致病所需的平均潜伏期设定临战前攻击时间,利用飞机、导弹或特工投放等手段,将带有致病基因的微生物投入城市、交通枢纽、军事重地或部队集结地等目的地,让基因武器自然扩散,使敌方人、畜在短时间内患一种或多种无法免疫预防和有效治疗的疾病,从而摧毁其心理和身体防线,丧失战斗能力。此外,基因武器可根据特定目的的需要进行任意基因重组,如可在一些生物中移入损伤人类智力的基因,当某一特定族群的人们沾染上这种带有损伤智力基因的病原体时,就会逐渐丧失正常智力。这种战争模式可能导致未来战争更加重视战前攻击和生物防御。

2. 在战术上,基因武器不易被发现,难以防护 只有制造者才知道特定基因改造的病毒和细菌的遗传"密码",其他人很难实现快速破译和控制。同时,基因武器对目标人群的杀伤作用是在秘密、渐进过程之中进行的,人们一般不能提前发现和采取有效的防护措施,一旦表现出伤害体征和症状,往往为时已晚,而且还会源源不断地出现新发病例,非战争减员不断增加,战斗力必然大减,严重影响战斗力。

综上所述,基因武器将使战略武器与战术武器融为一体,未来战场无法明确、战场情况难以预测、战争损伤难以预判、战争进程难以掌握和控制,这些战争模式的变化为未来军事防御和军事医学研究带来了新的挑战。

(三)军队结构的变化

未来战争格局的变化将引导军队的编制体制结构发生变化,出现新型的军队组织结构形式。未来战争的前线阵地无法明确,传统战争中的前线和后方将在未来战争中丧失明显的界限,因此,前线与后方的人员比例将由"前重后轻"转化为"前轻后重",战斗部队可能将大为减少,人工智能武器和基因武器使用概率将增加。无论是否拥有基因武器的小部队,都将需要配置更多的后勤保障和救护部队,因此,卫生勤务保障部队规模将扩增。

(四)心理威慑力的变化

由于基因武器"杀人于无形"之中,人群、战场不明确,可导致敌方草木皆兵的状态,心理战作用会更加突出。基因武器具有比核武器和化学武器更强大的威慑力,甚至可以"不战而屈人之兵"。因此,无论是否使用基因武器或基因武器是否产生效果,采用信息战也会使对手出于对基因武器的恐惧而胆战心惊,从而浪费对方物资准备、严重影响作战士气。

1. 生物战剂是指在军事行动或恐怖活动中用来伤害人、畜或毁坏农作物的致病微生物（包括细菌、病毒、立克次体、衣原体等）及其所产生的毒素。

2. 生物武器是平、战时用来伤害人、畜或毁坏农作物的一种特殊武器。狭义的生物武器是由生物战剂、生物弹药和运载系统三部分组成。广义的生物武器就是指含有生物战剂的中介体。

3. 生物战（biological warfare）是应用生物武器来完成军事目的的行动。

4. 生物恐怖是指生物战剂被恐怖分子或恐怖组织利用，蓄意对目标人群、动物、植物及农作物进行袭击，造成社会影响，引发人群恐慌，以达到其政治或宗教目的的行为。

5. 生物武器发展史：萌芽期、雏形期、形成期、发展期。

6. 生物武器根据军事效能的分类：致死性战剂与失能性战剂、传染性战剂与非传染性战剂、长潜伏期战剂与短潜伏期战剂。

7. 生物武器根据微生物学的分类：细菌类战剂、病毒类战剂、立克次体类战剂、衣原体类战剂、真菌类战剂、毒素类战剂。

8. 生物武器侵入途径：呼吸道、皮肤、消化道。

9. 列装生物战剂的特点：致病能力强、耐气溶胶化、生产规模化、实现武器化、防护可控化。

10. 生物武器的危害性：面积效应大、危害时间长、传播途径多、致病能力强、生物专一性、难以防护性、生产低廉性、诊治特殊性。

11. 生物武器的局限性：杀伤作用迟滞性、效应结果不定性、储存时间有限性、反向作用可能性。

12. 新的生物战剂：新的强致病病原体、生物活性肽、基因武器。

13. 基因武器的特点：预防治疗未知性、检测鉴定隐蔽性、感染毒力高效性、生产储存便利性、心理威慑恐慌性、杀伤作用迟滞性、杀伤效应不定性。

（张　磊）

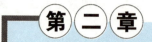

侦 察

生物武器袭击会在人、动物等中引起相应疾病的暴发和流行,引发疾病减员和人员心理恐慌,造成社会混乱和影响部队战斗力,因此展开侦察工作,及早发现生物武器袭击,快速采取相应的防疫措施是减少其影响的主要措施。生物武器袭击的流行病学侦察是判断已方是否遭受攻击方生物武器攻击的重要手段,包括仪器设备侦察和现场流行病学侦察两部分内容。由于现代战争中生物武器袭击多以气溶胶形式实施,因此可以通过采用仪器侦察设备监测大气中气溶胶粒子浓度的异常变化,从而做出早期预警。现场流行病学侦察是通过相关专业人员在平战时现场调查追踪、采样查证,综合各种数据信息分析,判断是否为生物武器攻击、可能的生物战剂是什么、危害区域及危害程度有多大,以便尽快展开针对性的应对措施用于控制生物战剂传播和所致疾病的蔓延扩散。生物武器袭击的侦察涉及流行病学侦察的组织和实施、生物袭击监测、现场流行病学侦察、污染区和疫区的判定(详见第三章)、现场采样(详见第四章)、病原微生物检测(详见第四章)等内容。本章节重点介绍流行病学侦察的组织实施、生物武器袭击监测和现场流行病学侦察。

第一节 生物武器袭击流行病学侦察的组织和实施

生物武器袭击的效果受到生物战剂病原体、施放方式、自然因素和社会因素的多重因素影响,而且袭击同时会对部队与地方人员产生作用,因此,其侦察内容涉及领域广泛。生物武器袭击的侦察应按照专业人员与群众工作相结合的原则,参与侦察的人员组成应包括临床、检验、防疫、流行病学、卫生学、医学昆虫学、医学动物学及医学微生物学等相关专业人员,甚至包括军事、后勤等人员。因此,生物武器袭击的侦察是一个多学科人员共同参与、立足现场的工作,必须遵循现场流行病学调查的基本原则。

一、生物武器袭击现场流行病学侦察的组织

现场调查的组织管理是为了有组织、有领导、有计划地实现调查目的和任务,对调查活动所采取的一系列协调和指导工作。加强行政领导、组建高效的作业队伍、提供完善的后勤服务和经费支持,以及协调各相关部门的关系等都是现场调查组织管理的重要内容。

(一)明确侦察任务

根据任务特点、部署和已掌握的任务地区的政治、军事、地理、交通、卫生等情况,明确侦察的目的、范围和内容,如侦察范围较大,可将侦察范围划分为多个区域,并确定重点调查区,每个区域安排一支侦察小组,每个侦察小组明确各自侦察区域的相关任务。

(二)组织侦察小组

侦察小组的人员来源于平时组建的专业队伍,建立针对不同病原体、不同地形地貌等的侦察预案,并积极开展演练。生物袭击的侦察演练是生物袭击应急救援演习的重要环节,生物袭击的侦察演练步骤和内容可参考图 2-1。

侦察任务下达后,应在首长和卫勤机构的组织和指导下进行。根据侦察任务确定侦察小组的人数,人员应包括流行病学、卫生学、医学昆虫与医学动物学、临床和检验等专业人员及军事、后勤人员参加。

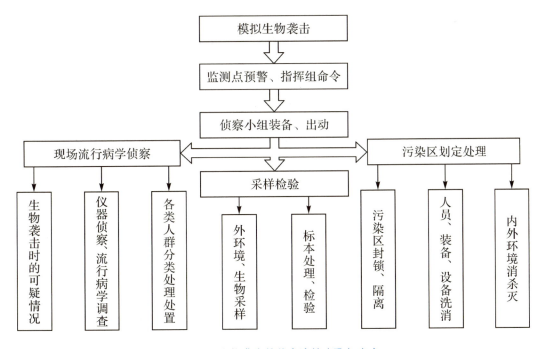

图 2-1　生物袭击的侦察演练步骤与内容

（三）制定侦察计划

根据上级部署和任务，侦察人员在侦察前应制定侦察计划，包括侦察的目的、人员组成及分工、路线、内容、方法、时间进度、资料整理与分析方法等。

（四）技术与物资准备

实施侦察前必须尽快准备侦察小组所配备的器材和物资，如侦察仪器、采样箱、生物战剂快检箱、急救器材、消毒杀虫灭鼠器械和药物、个人防护用品、调查表格、取证设备（摄像机、录音笔、照相机等）、必要的通讯及交通工具等。

二、生物袭击现场流行病学侦察的实施

侦察人员应根据侦察目的和计划，先做好自身防护，再深入侦察目标区域，根据侦察内容和人员分工实施侦察。现场侦察主要采取口头询问、收集查阅资料、现场查看、采集标本、必要的化验和检查等方法。根据侦察目的和要求，采集外环境标本，如空气、水源等；采集生物学标本，如媒介节肢动物、患者的排泄物或分泌物等；所有标本采集时应详细记录，标明标本来源、名称、采样地点和时间、采样人姓名和单位等。野外条件下可使用便携式的微生物采样箱、空气微生物采样箱和媒介生物采样箱等装备。标本采集后按要求进行保藏与包装，及时送往实验室进行检验（详见第四章）。

生物袭击现场流行病学侦察的组织和实施见图2-2。

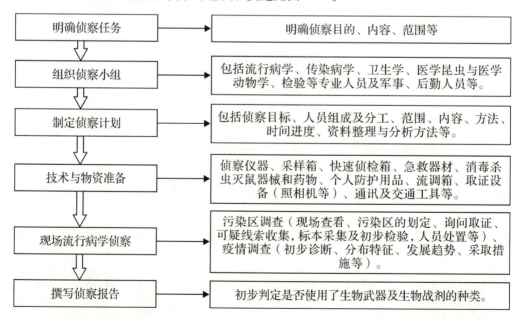

图2-2　生物战现场流行病学侦察的组织与实施

第二节　生物武器袭击的仪器侦察

仪器设备侦察是通过电子监测、侦察系统,在相当远的距离和较大范围内,实时或近乎实时地察觉生物战剂气溶胶发生情况并同时报警,为防护和紧急应对赢得时间。通过定点或在一定范围内放置的仪器设备,连续、自动监测大气成分获取本地资料,一旦发现生物气溶胶浓度异常即发出警报信号,具有监测、评估和预警的功能,是侦察生物战剂气溶胶的重要手段之一。国内外常见的仪器设备主要有以下几类。

一、生物气溶胶侦察报警设备

(一)XM19/XM2 生物战剂气溶胶侦检报警系统

XM19/XM2 生物战剂气溶胶侦检报警系统是由美军研制的一种生物战剂侦察仪。该系统由 XM19 生物战剂侦察报警器和 XM2 生物战剂气溶胶自动采样器两部分组成。

1. XM19 报警器　由空气处理单元、采样液处理单元和电子学单元三部分组成。空气处理单元以 1050L/min 流量采集周围的空气,将 $2 \sim 10\mu m$ 的粒子浓缩到 15L 空气中。经过一个裂隙喷嘴,将其撞击采集于一个连续移动的黏性带子上,供采样液处理单元处理和反应。标本经无菌水冲洗,洗下的溶液用注射泵转移到反应池,10s 后再将预先混合好的试剂注射到反应池中。反应池中的光辐射由电子单元中的光电倍增管转换成电讯号后,经计算、分析,确定是否报警。XM19 报警器能自动进行各种检测,可在无人状态下连续工作 24h。

2. XM2 采样器　由空气处理单元、采样单元和电子控制单元三个功能单元组成。空气处理单元的结构和功能与 XM19 的大体相同。XM2 采样器一旦被启动,就使采样单元自动穿刺一个采样罐的密封口,并采样 45min。采样罐置于一个能控制环境条件的小室中,它在所有使用环境下,均能维持在 5℃ ~10℃ 范围内。采样罐便于从 XM2 采样器中取出,并用一塞盖密封,以便运输。电子单元控制 XM2 采样器的工作性能,在采样期间,监视空气压力和环境温度,以保证仪器正常工作,面板上有功能异常指示器,以提示使用人员仪器出了问题。XM19 报警器报警时,可通过相互连接的电线启动 XM2 采样器开始采集空气样品(也可以通过 XM2 采样器面板上的开关,手动启动),供进一步检验分析。

(二)ENVI BioScout 生物气溶胶探测器

ENVI BioScout 三合一功能生物探测器是芬兰依维 BioScout 开发的一套稳固而灵敏的

生物气溶胶探测解决方案,能够对存在于空气中的有害生物粒子进行连续监测报警,并在生物报警时收集空气样品进行进一步的生物战剂分析。该探测器在单一的设备里组合了三种功能:它不断监测环境空气,触发检测到空气中潜在的生物威胁,包括细菌、病毒、立克次体和毒素的早期预警,并在发出生物报警时启动自动采集空气样本。ENVI BioScout采用实时生物检测技术,$0.5 \sim 10\mu m$ 荧光和弹性散射信号的大气颗粒物用 405nm 连续波激光器和光电倍增管测量,响应时间小于 30s。

(三) VeroTect 生物战剂报警器

VeroTect 生物战剂报警器是由德国 Biral 公司研制生产的一款生物气溶胶粒径、形状、浓度实时监测设备,该设备集气溶胶粒径、形状分析技术与气溶胶荧光检测技术于一体,采用特制的氙灯为激发光源,激发波长 280nm,荧光检测波长分别为 $330 \sim 420nm$ 和 $420 \sim 650nm$。

(四) C - FLAPS 生物气溶胶探测系统

C - FLAPS 生物气溶胶探测系统由加拿大 Dy - cor Technologies 公司和美国 TSIIncorporated 公司共同研发。C - FLAPS 系统基于荧光激光空气动力学粒径技术,其核心 FLAP-SIII(3317)荧光气溶胶粒子传感器已在多个国家国防研究机构进行过多次比较性测试和评估实验,可安装于军事检测车、舰艇平台、野外站点等位置。

二、综合性生物战剂监测报警设备

(一)综合性空气微生物检测系统(Biological integrated detection system,BIDS)

BIDS 是美军装备的一种机动生物战剂侦察、检测和鉴定系统,包括车辆、掩体、辅助设备、动力和生物检测设备五个部分。BIDS 系统采用模块化设计,使用悍马车底盘,集成了紫外荧光生物粒子计数器、大流量空气微生物采样器、阈值工作站、流式细胞仪、生化质谱仪和生物侦检器等多项技术,其 P31 - BIDS 型可在 30min 内同时侦检 8 种生物战剂。

(二)联合生物战剂定点检测系统(JBPDS)

JBPDS 由美国陆军部研制开发,是新一代核化生侦察车和 P31 - BIDS 的关键技术平台。该系统可遥控操作,具有收集、侦测、鉴定、警报 4 项功能。JBPDS 有两种配置:一种用于车载,重量为 142.9kg;另一种是轻便型的,重量为 96.6kg,可拆分成两部分携带。JBPDS系统具备在 20min 内同时侦检 10 种生物战剂的能力,可在战场上进行定点生物探测,并可独立作业或加入警报网。

(三)近距离生物战剂定点检测系统(short range biological stand off detection system,SR – BSDS)和舰载生物战剂检测仪(IBAD)

SR – BSDSI 和 IBAD 能够在 15min 内检测出空气中粒子的浓度变化和粒子大小,继而在 30min 内完成 9 种生物战剂的检测。

(四)MAB 型生物侦检仪

MAB 型生物侦检仪由法军研制,使用火焰燃烧分光光度法检测空气中生物战剂。如果空气中特定粒子的浓度快速增加或浓度达到一定程度,MAB 将发出警报,并分析粒子的浓度、辨别种类(孢子、细菌、毒素),同时可触发提取器开始取样。MAB 型生物侦检仪主要由探测器和警报显示盒两部分组成,可固定在野外、室内或移动使用,常与 XH – BSA 生物采样器和 KIM 型战地生化分析仪配套使用,也可以单独使用。MAB 现已装备法国、加拿大、美国、英国、日本、西班牙、意大利等多个国家的部队。

三、生物战剂特异性快速检测设备

(一)野战微生物检验箱组

野战微生物检验箱组由野战检验箱、细菌学检验、野战便携式自动快速荧光检测系统等专项检验技术箱组组成。便携式自动快速荧光检测系统准确可靠、小巧、轻便,适合现场使用。检验灵敏度可达到细菌 10^3CFU/ml、蛋白 1ng/ml。每项检验仅需 5 ~ 10min,且功能还可扩展,可连接自动空气采样装置。

(二)XH – BIM 型移动生物侦检仪

XH – BIM 型移动生物侦检仪是美国研发的移动生物侦检仪,可检测炭疽、鼠疫、蓖麻毒素、天花、兔热病菌、肉毒杆菌毒素、葡萄球菌肠毒素 B、布鲁氏菌等,只需 15min;既可屏幕显示,也可储存于系统记忆及 RFID 芯片中,方便快捷。

(三)生物检测器(BCD)

BCD 由美国研发,利用免疫生物传感系统,将抗体膜固定在传感器探头上,利用抗体捕获相应的抗原,将生物反应信号转换成可检测电信号,达到侦检的目的,能检测和鉴别毒素和生物战剂,检测时间约为 15min。

(四)Bio – Seeq 手持式 PCR 生物战剂检测仪

Bio – Seeq 手持式 PCR 生物战剂检测仪将 PCR 仪微型化,便于携带和手持操作,应用多重 PCR 技术,可以定性、定量分析样品,在小于 30min 的时间内快速、精确检测细菌和病毒的病原体。Bio – Seeq 手持式 PCR 生物战剂检测仪设计有超大按键的隔膜键盘,确保工作人员在佩带厚重防护手套的情况下仍能方便操作。

(五)BTA 生化战剂检测条

BTA 生化战剂检测条由美国 ALEXETER 公司生产,在生物战剂免疫分析技术中有着广泛的应用。当样品中的目标物质的浓度水平超过一定浓度值的时候,在 BTA 测试条上相应部位就会形成一条红色色带。如果有两条颜色线出现,说明检测的结果为阳性,如果只在校准窗口出现一条色带,说明检测的结果为阴性。该检测条的检测准确率较高,可用于炭疽杆菌和蓖麻毒素等生物战剂的检测。

(六)生物战剂快速侦检箱

生物战剂快速侦检箱是我军研制的生物战剂快速侦检装备,其检验方法基于免疫胶体金技术。该箱内装 16 种检测试剂,可检测 8 种生物战剂病原体(炭疽杆菌、鼠疫杆菌、土拉热菌、布鲁氏菌、鼻疽菌、类鼻疽菌、A 型肉毒毒素、B 型肠毒素)和 8 种生物战剂的特异性抗体(炭疽杆菌抗体快速检测试剂、鼠疫杆菌抗体快速检测试剂、土拉热杆菌抗体快速检测试剂、布鲁氏菌抗体快速检测试剂、鼻疽菌抗体快速检测试剂、类鼻疽菌抗体快速检测试剂、鹦鹉热抗体快速检测试剂、立克次体病抗体快速检测试剂),检测时间短,15 ~ 20min 即呈现肉眼可见的检验结果,试剂在冷藏条件下可储存一年时间。

四、其他生物战剂侦察设备

(一)激光雷达

激光雷达(即激光定向测距)原用于气象及大气污染等的遥测,近年各国纷纷开发研究应用于大气中生物战剂气溶胶的遥测。采用激光雷达进行侦察,无需采集空气样品,直接以激光光束扫射大气,利用气溶胶被照射后所产生的特征光学效应,如荧光、磷光、拉曼散射或多波长鉴别吸收等,反射回雷达接收器,转变成特征电信号,经过分析以判定是否存在生物战剂气溶胶,具有反应速度快、灵敏度高、监测范围大等优点。20 世纪 90 年代,美国率先在该领域取得进展,研制出多种生物气溶胶紫外 – 荧光激光雷达系统,并应用于生物气溶胶的探测、跟踪与识别。欧洲、加拿大、中国等也相继开展了此类的研究与试验。

(二)M93A1"狐"式核化生侦察车

M93A1"狐"式核化生侦察车由美国在原西德的"狐"式装甲侦察车的基础上经过多次改进而成。它具有完全集成的核化生传感器组,传感器组通过 MCIAD 两用中央处理系统与通信和导航子系统数字化连接。MCIAD 处理器使核化生报实现警和工作情况汇报实现完全自动化,为指挥官提供核化生传感器、导航和通信系统的全部信息。

(三)NBC 侦察车

NBC 侦察车多数是轮式和履带式装甲车,也有轻型厢式侦察车(韩国)。NBC 侦察车的基本功能相似,都具有定位仪、气象因素测定系统、激光雷达、生物传感器和激光雷达测定气溶胶监测(有或无生物粒子判定能力),具有样本采集和保存功能,有的还配有检测装置、计算机管理系统,其中 FOXM93 系列的 NBC 侦察车已经装备多个国家的军队,如美、英、法、德、俄、匈牙利、日本、克罗地亚和韩国等军队。

我国生物侦检装备力量有限,主要是一些采样箱组和侦检箱组,如生物战剂快速侦检箱等,当前仍然缺乏远程监测报警装备与系统。我国在生物侦察装备上与西方发达国家相比仍有一定的差距。为应对严峻的生物威胁形势,应集中优势力量致力于生物侦检装备的研制,尤其是朝着操作自动化、速度实时化、体积小型化、功能集成化和空间网络化的方向发展。

第三节 生物武器袭击的现场流行病学侦察

现场流行病学侦察是平战时专业人员对目标区域的调查追踪采样查证,综合各种信息数据分析判断事件的性质、可能的生物战剂、危害区域及危害程度,以采取针对性措施控制生物战剂污染传播和疾病的扩散。平时应掌握收集两方面资料:一是攻击方研究生物战剂的趋势、武器装备和储存等方面的情报;二是要掌握国内医学地理、疫情历史和现况的本底资料,便于增强流行病学侦察的目的性和对比性。

一、本底资料的调查

流行病学侦察专业人员平时应注意收集战略地区的疾病发生情况,尤其是该地区传染病的种类、分布与流行病学的资料,以及当地相关的自然气候、地理及社会情况资料,做好本底调查并将资料存档。一旦发生生物武器袭击,可根据这些本底资料与当下侦察资料比对,判断出现的疾病是否为生物战剂所引起。本底资料的调查包括以下内容:

(一)基本情况

本底的基本情况包括当地的行政区划分情况(地理位置、毗邻地区、行政区划、党政机关及军队所在地以及重要城镇等);居民情况(人口数、人口密度、年龄分布、性别分布、民族结构、居住环境、经济状况、生活条件、人口流动情况等);生产情况(工业、农业、林业、牧业等生产概况);交通运输(交通运输分布状况、运输能力,重要车站、港口、码头、机场位置)。

(二)自然环境

自然环境内容涉及地形特点、气象因素、土壤、水文特征、植被种类分布等。例如应了解和掌握当地地形类型以及各种地形对传染病发生、流行和媒介生物的影响,气候、气象条件对媒介生物的影响及媒介生物的季节分布情况;土壤类型及土壤中病原生物的污染情况;水源有无污染,污染程度和分布情况。

(三)环境卫生

环境卫生涵盖了废水、废气、废渣污染情况(当地工业、农业及生活废弃物的排放状况,废气、废水和废渣类型、主要有害物质、年均排放量、高峰排放时间,治理措施情况,对居民生活、生产及身体健康的影响);空气质量(不同季节以及不同时间的主要污染物,空气质量指数等);水质量(水质等级、污染程度及其分布、污染来源,治理情况等);粪污处理(厕所的类型、粪污处理状况、处理办法和土壤的卫生状况等)。

(四)饮水卫生

饮水卫生包括当地饮用水水源的名称、种类、位置、水量,水质级别、有无污染、污染程度、防护设施。当地水媒传染病分布流行情况和水源卫生地形学情况等。

(五)营养与食品卫生

营养与食品卫生涉及当地居民的营养状况、主要主副食品种类、卫生状况、饮食行业卫生状况及饮食服务人员的身体健康情况、食品保存的条件和方法等。

(六)传染病流行情况

传染病流行情况包括当地自然疫源性疾病、虫媒传染病、呼吸道传染病和肠道传染病的种类、发病和死亡情况、分布特点、流行特征及趋势、影响疾病流行的自然、社会因素与防治措施等信息。

(七)医学昆虫与节肢动物

医学昆虫与节肢动物包括蚊、蝇、蚤、虱、蜱、螨、蠓、啮齿动物、小型兽类、鸟类和其他重要宿主动物。主要查明传播媒介或保菌动物的种类、地区分布、孳生和栖息场所、密度、季节消长规律、生活习性、病原携带率、自然感染率以及医学重要性;当地动物传染病的种类、地区分布,以及居民受染、发病情况;当地各种医学昆虫动物的抗药性、防治办法和经验。

(八)卫生资源

卫生资源涵盖了医疗卫生机构(各级各类综合医院、专科医院、疗养院和门诊部的分布、数量、床位、主要医疗设备、科室设置、专科特长;各级疾病预防控制机构、检疫站、卫生监督机构、专业防治机构、兽医防治机构的分布、数量、主要仪器设备、技术能力);药品生产与供应(当地药厂和卫生药械厂的分布、数量、生产品种及生产能力;当地药材公司和药品供应站的分布、数量、药材供应来源、筹备和贮藏能力;血站献血员的人数、分布及身体健康状况,可供血液及血制品的数量和质量);卫生人力资源(各类卫生人员的人数、职称、专业特长和水平等)。

(九)军队部署情况

军队部署包括当地军队部署分布情况,军兵种情况,军队驻地及附近的地形、地貌与环境,军队的水源、饮食供给情况,附近民居及驻地内建筑物设计、设施情况,驻军人员数量以及免疫接种情况,驻地军队流行病及传染病发病情况,军队卫勤保障力量(军地防疫组织体系、防疫预案、指挥系统、卫勤机构及力量、防疫人员编制及配备、防疫药材的种类及数量储备、卫生防疫装备配备、防疫人员的培训状况及业务能力等)。

二、生物战时可疑情况的侦察

(一)空情

1.攻击方直接喷洒生物战剂气溶胶的飞机一般低空、低速飞行,其尾部有异样烟雾带。施放的航弹、集束航弹炸药量少,爆炸声低沉,闪光小。

2.处于该地区的人员或动物,在数分钟至几小时内如果没有发生化学毒剂中毒症状,就应初步怀疑是生物战剂。

3.对于夜间或拂晓飞行的飞机应重点侦察,同时了解敌机的机型、入侵的时间以及飞行的高度和路线。

(二)地情

1.生物武器攻击时,地面也可出现一些异常情况。如浅小的弹坑(弹坑附近可能遗留下粉末或液滴等),特殊的弹片(不一定是金属的,如陶瓷弹片;如果是金属弹片则较大而薄)或气溶胶发生器等特殊容器。

2.有时还会有羽毛、可疑物品、食品、传单等异常的物品。

(三)虫情

1. 生物武器投掷携带生物战剂的媒介生物时,可在地面发现许多昆虫、小动物,其出现的季节、场所、种类、密度、体态、虫龄等方面与当地平时的情况不同,如不在某种(些)节肢动物的生长季节或生活区域异常出现。

2. 发现区域内突然出现大量某种(些)特定传染病病媒节肢动物时,应视为反常现象。

(四)疫情

攻击方进行生物战是人为地制造传染病流行,因此其疫情特点不同于平时传染病的分布和流行特点,当出现下列特征时应高度怀疑遭受生物袭击的可能性。

1. 病种异常　突然出现来源不明或当地从未发生过的传染病,如我国北方地区发生黄热病、委内瑞拉马脑炎等。

2. 病原体异常　在同一地区,发生多种病原体混合感染的传染病,或同时出现多种传染病。

3. 传播途径异常　攻击方施放生物战剂气溶胶时,大多经空气传播,当发现大批传播途径异常的传染病时,要提高警惕。如肉毒杆菌毒素中毒,平时是经胃肠道感染的,如怀疑患者是非经口感染时,要引起注意。

4. 季节分布异常　在传染病的非流行季节发生该传染病的暴发或流行。呼吸道传染病多发于冬春季节,胃肠道传染病高峰多在夏秋季。如在冬春季发生霍乱患者,说明季节分布异常,应引起重视。

5. 分布异常　暴发疾病的流行特征出现人群分布异常。例如炭疽常见于接触家畜或畜产品的人员,若在不接触畜产品或家畜的人员中发现大批炭疽患者时,说明职业分布异常,应引起注意。

6. 地区分布异常　在非传染病流行区,短期内突然发生来源不明的传染病暴发或流行,或者出现当地从未发生过的传染病;媒介昆虫或野生动物在一个地区明显增多;短期内有大批家畜或野生动物不明原因死亡。

7. 患者临床症状表现异常　短期一定区域内患者疾病的临床表现为突然异常严重且临床症状相似,或者出现耐药菌株。

三、生物战时的现场调查

在获得攻击方使用生物武器可疑迹象的报告后,一方面上报有关部门,一方面立即进行现场调查,进行现场调查前采集人员应仔细检查自身防护准备工作及采集所需的各项器材,并携带必要的消毒剂和杀虫剂等物品。

(一)污染区调查

1.仔细查看并记录现场的相关情况,鉴定可疑敌投物,如遗留的容器、装置或现场遗洒的粉末、液滴等及其迹象,并拍照留取证据。

2.判断生物武器的施放情况是单点源、多点源或是线源施放,初步判定污染区的范围及其污染程度。

3.仔细询问目击者及附近军民,了解攻击方使用生物武器的经过,收集当地的医学昆虫、动物分布和卫生、气候、气象等资料。

4.整理分析因遭受袭击而受到感染人员的数量、分布、去向、活动范围、目前的身体状况以及污染区的人口分布和人口密度等。

5.采集标本,标本一式四份进行分装,分别用于现场初步检测、生物检验车检测、生物/病原实验室和复核检测。

(二)疫情调查

1.对患者迅速作出临床初步诊断,分析疫情特点,重点了解疫情在病种、传播途径、发病季节、职业等方面有无异常现象。

2.结合流行病学本底资料,分析患者的发病情况与调查的空情、地情、虫情有无关联。

3.评估疫情发展趋势,寻找疫情可能进一步蔓延的影响因素。如传染源是否已控制,外环境是否还在受污染等,制定并实施控制疫情的有效措施。

(三)初步判断

结合流行病学本底资料,对现场调查资料认真加以整理分析,逐项核实收集到的空情、地情、虫情、疫情等资料,寻找各种迹象之间的互相联系。结合实验室检验结果,做出综合分析并撰写侦察报告,初步判定敌人是否使用了生物武器及生物战剂的种类。

四、标本采集和运送

流行病学侦察提示目标区域可能遭受生物袭击后,应当立即开展现场采样和检验环节,现场采集标本的种类、时机、方法以及保存和运送是否及时妥当,直接影响检验的结果,应高度重视。标本采集的对象包括两大部分,一是外环境标本,包括空气标本、水样标本、污染物表面标本和土壤标本等;二是生物标本,包括昆虫和动物标本、患者临床标本、尸体标本等。(详见第四章)

小 结

1. **生物武器袭击现场流行病学侦察的组织:** 明确侦察任务、组织侦察小组、制定侦察计划、技术与物资准备。

2. **生物战时可疑情况的侦察:** 空情、地情、虫情、疫情。

3. **异常疫情包括:** 病种异常、病原体异常、传播途径异常、季节分布异常、人群分布异常、地区分布异常和患者临床症状表现异常。

4. **生物战时的现场调查包括:** 污染区调查、疫情调查、初步判断、标本采集和运送。

（刘　昆　张　磊　吉兆华）

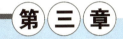

污染区和疫区的划定与处置

当突然发生生物袭击可疑迹象或出现了不明原因疾病流行,在经流行病学侦察或采样检验明确该地区发生了生物战剂攻击时,必须采取一系列有效的措施消除该区域的生物战剂,以最大限度保护被攻击区域广大人民群众和生物不受生物战剂污染,防止污染范围进一步扩大,预防所致疾病流行。在进行侦察、采样、检验、洗消和人员处理之前,首先必须明确该区域的范围,并根据其实际情况采取相应的措施。

第一节　污染区和疫区的划定

攻击方使用生物武器,被攻击方可出现两种情况:一是被攻击方较早侦察发现被实施了生物武器袭击,发现弹着点(点源)或喷洒线(线源),因此形成了生物战剂的污染区;一是未发现攻击方的攻击(这种情况可能是比较常见),但人群中却发生了传染病异常流行现象,从而出现生物战剂所致疾病的疫区。多数情况下,污染区和疫区或多或少有重叠,采取的处理措施也不尽相同。因此,划定生物战剂污染区和疫区的范围是开展人员防护和洗消等一系列措施的重要前提和基础。

一、污染区和疫区的相关概念

1. 污染区(contaminated zone)　生物战剂污染区是指攻击方进行生物战或生物恐怖袭击时,生物战剂气溶胶、生物战剂污染生物或杂物散布所污染波及的地区。

2. 疫源地(epidemic focus)　当污染区内有人或动物因感染生物战剂而发病,其体内繁殖、排出的病原体所能波及的范围称为疫源地。疫源地包括疫点和疫区。

3. 疫点(epidemic spot)　疫点是指单个传染源所构成的疫源地。当疫源地范围较小,如单个的病房、屋舍、阵地、哨所等均可称为疫点。

4. 疫区（affected areas） 疫区是指若干个疫源地连成片或较大范围的疫源地。当疫源地范围较大，如社区、营区、基地、战场等均可称为疫区。

二、污染区的划定

生物战剂袭击事件发生后，对生物战剂污染区的范围应尽快判断，以便组织人力、物力迅速、有效地对污染区内的人员、装备和场所等进行洗消等处理，确保相关人员能继续安全执行任务和维持正常的公共秩序。污染区的判断应注意全面观察，因为污染区范围的大小与攻击方使用生物袭击的方法、生物战剂的种类和剂量、施放时该区域气象条件与地形、施放时间等都有密切关系，尤其是攻击方施放生物战剂的方法对污染区的判定至关重要。污染区根据生物战剂袭击方式的不同可分为三类：微生物气溶胶污染区、媒介生物污染区、人为施放污染区。

（一）微生物气溶胶污染区的划定

微生物气溶胶污染区是指攻击方进行生物战或生物恐怖袭击时，喷出的生物战剂气溶胶在地面通过空气运动扩散，并因此造成对人或动物有害的地区范围。根据国外报道，在风速约为2m/s的环境下，从距离海岸3km的船上向陆地方向喷洒一条长3km的实验微生物气溶胶带，位于下风向35km处的人体每分钟仍可以吸入数百个气溶胶颗粒，完全满足大多数生物战剂的最低感染剂量。以气溶胶形式扩散的污染面积可实现最大化效果，因此现代生物战剂大多数以气溶胶形式施放。由于生物战剂存在各自的生物学特性，如种类、浓度、感染剂量、危害时间等；以及环境条件，如风速、风向、气温、湿度和日照等，各种因素均能够影响微生物气溶胶的分布；同时因攻击方施放生物战剂的具体方法各异，导致被攻击方无法精确划分生物战剂气溶胶污染区的范围。在现实情况中，一般均以理想化的条件初步划定一个大致的范围，再根据具体情况进行一定的调整。攻击方通过施放生物战剂气溶胶进行攻击时，污染区的范围较广，微生物气溶胶污染区的划定方法有两种，一是地面点源施放时污染区的划定，二是空中线源施放时污染区的划定。

1.地面点源施放生物战剂气溶胶污染区的划定 地面点源施放是指攻击方将生物炸弹或气溶胶发生器投放于一个目标地点，在该地点经爆炸或喷雾而导致生物战剂气溶胶产生，并使其通过空气运动分布在一定区域内。此类施放生物战剂气溶胶的污染区范围划定有一定的规律可循，如施放时处于无风或微风环境，从地图上观察生物战剂气溶胶的扩散范围会呈现类似椭圆的形状分布（图3-1），并且其区域内的微生物气溶胶浓度不一致，呈现类似地图等高线样的分布。有研究提示，炮弹、炸弹类攻击产生的生物战剂污染范围一般在爆炸点周围 150~200m,下风向 700~3000m;火箭弹类袭击产生的生物战剂污染范围一般在爆炸点周围 500m 左右;导弹类袭击产生的生物战剂污染范围则更广,一般以爆炸点为圆心,周围 1000m,再加上下风向纵深危害范围。越到下风向,微生物气溶胶的杀伤力越弱,其下风向气流的 30% 的杀伤危害区范围大致估算见图 3-2 所示。污染区实际范围应根据施放时风向、风速的变化而适当调整,如果风向不稳,污染范围则较难预测。

如果攻击方采用生物炸弹或气溶胶发生器在某个区域内多处施放生物战剂气溶胶,可能会导致该区域较大面积的污染,这种施放方式称为多点源施放。目标区域中各个单点源污染区相互之间存在交叉和补充,也可能存在杀伤剂量的空白区(图 3-3),该区域中的生物战剂气溶胶浓度一般采用平均剂量来表示。

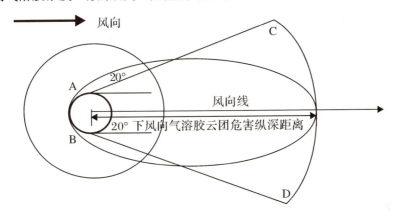

图 3-1 地面点源施放气溶胶污染范围发生示意图

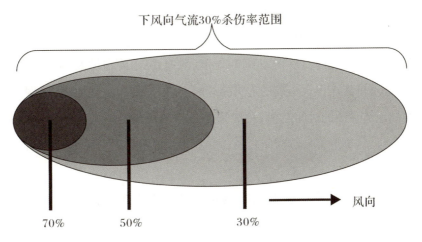

图 3-2 地面点源施放气溶胶污染区杀伤率示意图

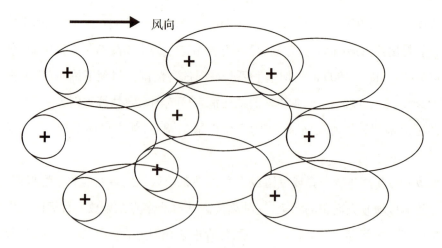

图 3 - 3　地面多点源施放气溶胶污染区发生示意图

点源施放气溶胶污染区的预测范围划定可采用下列方法:

(1)在地图上锁定被攻击目标区域,透明纸上标记装有生物战剂的生物弹或气溶胶发生器投掷的概略中心点。

(2)从生物战剂施放的概略中心点,按实际风向或预报风向画一条水平直线,称风向线。

(3)以概略中心点为中心,按地图缩微比例进行倍数缩小,做一个半径为 5km(实际距离)的圆。在圆的两侧分别画两条与风向线平行且同向的切线,在切线 A、B 两点处向外展 20°夹角各引一条径向斜线。

(4)评估生物战剂气溶胶云团危害持续时间。生物战剂气溶胶云团危害持续时间主要受日光紫外线照射的影响,以日出后 1h 到日落前 1h 判定白昼为标准,一般认为白昼、晴天为 2h,夜晚为 8h,清晨、黄昏和白昼阴天略少于夜晚,这仅为一个粗略的时间。由于生物战剂气溶胶影响因素十分复杂,例如温度、湿度、风速、降雨降雪情况都会影响微生物气溶胶的活性,因此不可能获得很精确的危害持续时间,但也有一定规律可循,例如温度越高,许多微生物病原体存活的时间越短;一般来说是细菌芽孢类生物战剂较病毒类生物战剂受外环境影响小,污染危害持续时间较长,同一类生物战剂不同病原体由于各自特性也存在一定差异。

(5)按实际测量或预报风速为参考,预测估算生物战剂气溶胶云团下风向危害纵深距离:

下风向气溶胶云团危害纵深距离(km) = 风速(m/s) × 气溶胶危害持续时间(h) × 3.6(校正系数,即风速由 m/s 转化为 km/h 的系数)

（6）以生物袭击的概略中心点为中心，以下风向危害纵深为半径，按地图缩放比例进行倍数缩小，在透明纸上做一与上述两条径向斜线相交的弧。

（7）将地图生物袭击的概略中心点与透明纸圆心吻合叠加，选择四个能包括危害范围的坐标（A、B、C、D）（图3-1），以确定下风向生物战剂气溶胶危害区域；并可以初步估算其杀伤效应。

（8）如风向、风速有变，可根据实际侦察结果进行适当的修正。

2. 空中线源生物战剂气溶胶施放污染区的划定　空中线源施放生物战剂气溶胶是攻击方为了提高生物战剂的杀伤面积，而利用飞机等高空飞行器在目标区上风向喷洒生物战剂气溶胶，靠风力吹向并覆盖目标区。飞机的飞行方向一般与风向垂直，可达到最大杀伤效应面积，其形成的污染区平面形态如图3-4所示。这种施放方式一般在风向稳定、需要大面积覆盖时使用。

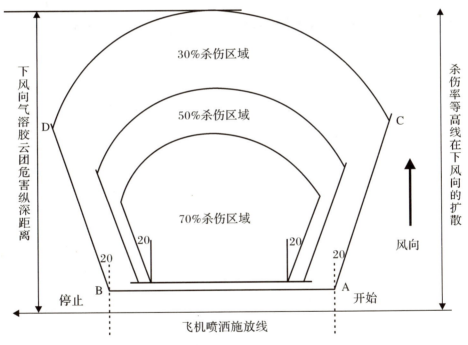

图3-4　空中线源施放气溶胶污染区发生示意图

（1）空中线源生物战剂气溶胶最大污染面积的估算　通常微生物气溶胶污染区发生后，其生物战剂种类、浓度、感染剂量等往往不能快速明确，因此主要根据生物战剂气溶胶的危害时间、风速等条件来酌情初步划定。最大污染面积的初步计算公式为：

最大污染面积（km²）= 风速（km/h）× 危害时间（h）× 风速换算因数 × 喷洒带长度（km）

气溶胶危害时间一般白天为2h,夜晚为8h;风速换算因数随飞机飞行的高度而异,如飞行高度为100m,换算因数为2,此高度为飞行安全系数和微生物气溶胶衰亡率最佳截断交叉点;通常侦察未明的情况下,100km为默认有效飞机布洒航距。

(2)空中线源生物战剂气溶胶施放污染区的作图法预测估算　①在地图或透明纸上,按涉事飞机的航线定向,按地图缩微比例进行倍数缩小,做一条长100km(实际距离)的布洒线;有时也可从有关部门获取侦察发现的布洒线始、末两点坐标(A、B两点),即实际微生物气溶胶布洒线长度。②根据对空中生物战剂布洒袭击观察的报告,用实测、预报的地面风速、云团持续时间及公式,估算下风向微生物气溶胶危害纵深距离。③从布洒线中央开始,按地图缩微比例做一条与实际风向一致、与下风向危害纵深相等的直线。④在布洒线的两端,各做一条与短线呈20°角的外线,并按比例延伸到下风向危害纵深处,在两条延伸线上标出下风向危害纵深端点(C、D两点),并用直线两相连接,与飞行线平行。⑤将地图生物战剂袭击的布洒线与透明纸布洒线吻合叠加,选择A、B、C、D四个点形成的类似梯形的范围(图3-4),即作为空中线源施放的预测生物战剂气溶胶污染区;并可以初步估算杀伤效应。如风向、风速有变,可根据实际侦察结果进行适当的修正。

以上生物战剂气溶胶污染区的划定方法比较粗略,适合在侦察设备缺失、获得信息不多的情况下快速划定时使用,尤其适合部队基层和前线应急使用。

现在各国出现各种气溶胶侦察仪,如光点粒子计数器、粒子颜色警报器、生物战剂气溶胶侦察报警器、生物战剂气溶胶自动采样器联合系统、生物气溶胶激光雷达报警器、红外光生物气溶胶侦察仪、Lolf捕获器和Gulliver检测器等,有些侦察仪小型便携或安装在装甲车上,机动性好。可以以该气溶胶战剂的最低感染剂量和浓度为界,根据气溶胶侦察仪的检测结果来修订污染区范围,但气溶胶侦察也存在不足,由于很难区分生物战剂气溶胶颗粒和非生物战剂气溶胶颗粒,其侦察结果的特异性不高,且受环境影响大,不适用于雾天和空气污染大的时候使用。

(二)媒介生物污染区的划定

媒介生物污染区是指当攻击方用飞机和容器散布带有致病微生物的媒介昆虫、动物等进行攻击时,这些媒介昆虫和动物分布及其可能对人有害的地区范围。投撒昆虫和动物的污染区往往范围不大,一般多划在攻击方投掷容器或撒布昆虫杂物的弹着点周围不远的地方,同时,该污染区还应包括动物、昆虫可能活动到的地区。

媒介生物污染区的范围大小主要由所投放的媒介昆虫、动物的种类及其活动范围、投放后的持续时间、投放数量、攻击地域的自然环境和地理条件散布的范围等决定。实际工作中要综合考虑、全面分析确定污染区范围,一般都划定在攻击方投掷容器和撒布昆虫、生物和杂物的弹着点周围,其污染范围的判定方法参考如下:

(1)蚊蝇类:以落弹点为中心,周围1km左右。如埃及伊蚊日飞行距离约100m,库蚊约1km,平均周飞行距离2~3km。

(2)蚤类:以落弹点为中心,周围数十米。

(3)鼠类:以弹点为中心,周围约500m,投放后它们会寻找适合的场所隐蔽和生活,且随着投放时间的延长,会不断扩大其污染范围,同时可能会形成该疾病的自然疫源地。

利用生物实施生物战剂袭击,其特点为:活动距离有限,污染范围一般比较小,受条件限制,难以进行大规模袭击,但是在城市攻击模式下其危险性却不容忽视,例如在城市地铁和公共场所施放生物跳蚤炸弹和利用容器投放感染有生物战剂的蚊蝇等,由于人群密集,可导致感染者众多,且随人群的活动四处扩散,导致污染区、疫区范围大大增加,后果严重。

(三)人为施放污染区的划定

攻击方可采用多种伪装手段携带生物战剂潜入目标地区伺机进行投放,以造成被攻击方的人员、牲畜伤亡。例如:将含有生物战剂的血制品或粉末投入饮用水水源、城市供水系统、粮油仓库、大型食品和餐饮生产企业等;将生物战剂粉末通过公共建筑的中央空调管道进行施放;通过邮件和包裹针对特定人物目标施放生物战剂粉末等等。由于此类生物袭击多针对民用目标,难以防范,生物战剂一旦被施放,很容易造成人员、牲畜感染。如发生此类生物袭击,需根据现场实际情况划定污染区。

(1)自然水源被污染:将水源地(水库、池塘和河流取水口周围)及其有效供水范围作为污染区;

(2)自来水网系统被污染:从污染点开始,将其有效供水范围划定为污染区;

(3)食物被污染:根据该食品供应范围划定污染区,注意在同一地点生产的其他食品也可能受污染;

(4)建筑物空调系统被污染:整栋建筑都被划定为污染区;

(5)邮件装有生物战剂粉末:除了邮件拆封点外,还需追踪包括邮件处理中心和邮递员在内的邮件传递每个环节。

三、疫区的划定

疫区是指生物战剂所引起疾病的患者在发病前、后居住和活动的场所,包括家庭、院落、工作场所,以及部队或学校的班、排宿舍和伙食单位等。疫区主要包括患者排出病原体所污染的范围,以及可能与患者密切接触者涉及的范围。生物战剂种类不同,疫区范围也有所不同。烈性传染病的疫区相应划定大些,如天花疫区应包括患者发病前和发病时住的建筑物和院落,霍乱疫区应包括患者所用的水井、池塘等,鼠疫疫区应包括患者住宅所在的整个街道居委会或自然村;如果生物战剂引起的疾病在人与人之间的传染性不大,如类鼻疽杆菌等,疫区只包括患者住过的房间和工作的车间;如果生物战剂是毒素,因为不存在人传人的危险,所以不存在疫区。总之,疫区不应划得过大,否则不便彻底处理,易出漏洞,更会严重影响社会生产和居民的生活;疫区也不宜划得太小,否则会使疾病扩散,引起更大的流行。疫区划定的原则是保证生物战剂引起的疾病和已有的传染病不发生外传,控制疫情扩大;同时又要考虑后续处理的可操控性。

第二节 生物战剂污染区与疫区的处置

生物战剂污染区与疫区划定后应立刻开展相应处置措施,同时其处置应按一定流程进行。首先,立即对生物战剂污染区与疫区进行封锁;其次,对生物战剂污染区进行侦察、采样和对疫区患者进行隔离治疗,并对生物战剂污染区与疫区人员进行检疫;再者,对生物战剂污染区与疫区的采样标本进行检测,寻找治疗和预防最佳方案;最后,对生物战剂污染区与疫区采样完毕后应进行洗消。在实施这一系列措施时,其处理应遵循下列原则。

一、处理原则

(一)依法处理,科学应对

污染区存在的生物战剂和疫区存在的传染源,均对区域外人员的健康和生命具有严重威胁,必须采取果断的强制性措施加以控制,这必然会影响许多人的生活和工作等,涉及个人的切身利益,因此,有关机构在执行如监测、报告、封锁、隔离和检疫等措施时,要依据国家和军队的相关法律、规定、实施方法和预案进行,明确各自的责任和义务。大多数生物战剂的传染性强、危害大,在处理污染区与疫区时,必须以科学为依据,尊重相关专业人员的意见和建议,所采取的具体措施和操作要严格按照现有的各种技术规范和方案进行,不得随意更改和简化。相关法规包括《传染病防治法》《突发公共卫生事件应急条例》《国境卫生检疫法》《国内交通卫生检疫条例》和《中华人民共和国生物安全法》等。

(二)全面迅速,就地处理

污染区和疫区内的外环境、人员、生物和物品均需全面覆盖、有序管理,其中人员、生物和物品在没有把握的情况下应就地进行隔离、观察和治理,防止病原体被带出而扩大污染范围。若必须转移时,则全程封闭运输,例如采用负压隔离担架和救护车等,确保不会造成污染区和疫区外的二次污染。同时,展开处置措施动作要迅速及时,尽可能将生物战剂对人群的伤害降低到最低点,做到疾病预防的"五早"。因疾病发生存在潜伏期,发现处置越早,控制效果越好。

(三)统一指挥,分工协作

生物战剂污染区和疫区通常处于重要城市、港口、交通枢纽、战略要地等,牵涉的地区、部门和对象众多,控制和管理的难度大,必须设立合法和权威的应急处理统一指挥机构,协调各个有关部门,如军队、武警、交通、疾病控制中心和医疗部门等,统筹管理、分工协作、各司其职,才能保证各项处置处理措施顺利有序地开展实施。

(四)重点突出,进出有别

对区域集中、范围较小的污染区和疫区进行处置时,一般比较容易实施统一管理;对范围较大的污染区和疫区进行处置时,要进行分类管理、重点突出,即要针对危险性大的重点区域强化管理,如污染区内的生物战剂投放点及疫区的传染病房做好封锁、隔离和检疫措施,集中分类管理人群和无免疫人群等;对人员的流动原则上宽进严出,即尽可能杜绝污染区、疫区内的人员外出;若要进入污染区、疫区执行任务,必须做好防护措施,出来时严格检疫。

(五)讲求实际,灵活处理

由于生物袭击现场的实际情况复杂多变,影响污染区和疫区划定的因素众多,同时生物袭击存在突发性和结果的不稳定性、不确定性,不可能事先制定一个万全之策以应对复杂的现场实际,因此,必须在掌握原则的前提下,根据现场实际情况,结合现场侦察、采样和检测的结果,灵活运用专业知识进行处理。

二、污染区和疫区的封锁

当发现可疑生物战剂施放迹象或有疫情发生时,应当保护现场,立即进行侦察,并采集现场标本送检,尽快判断是否受到生物战剂的攻击;对接触人员或可疑受害者需进行医学观察或留验。采取的措施中,首先是对污染区和疫区进行封锁,生物战剂污染区和疫区原则上需要严格封锁,禁止人员出入,针对不同情况进行相应处理,目的在于使暴露于生物战剂的人员不发病或少发病,并控制所引起的疾病发生外传。

(一)污染区的封锁

对污染区的封锁需经上级机关批准,一般包括两种情况:

1. 次要污染区封锁 次要污染区是指污染区域处于野外、郊区、农村等人口数相对较少、战略地位较低的地方,可以考虑进行全面封锁、划定范围后严禁人员和牲畜进出;污染区可设立警示标志、安排执勤岗哨,封锁通往污染区的所有道路。污染区的封锁时间根据战剂的种类及对污染区的处理情况而定。①气溶胶污染:一般封锁时间为白天2h 和夜晚8h;②媒介生物和其他污染:封锁时间更长,采取消毒、杀虫、灭鼠等处理后即可解除封锁;③若污染区地处偏远、人迹罕见、没有战略价值的区域,且处理起来比较困难时,可以考虑长期封锁,待生物战剂彻底自净。如系一般战剂,经过一定时间后,微生物检验阴性后即可解除;但若系天花、霍乱、鼠疫等战剂,则应经过该生物战剂所致疾病的最长潜伏期,无患者发生后方能解除封锁。

2. 重要污染区封锁 重要污染区是指污染区正好处于人口密集、交通枢纽、战略要地等地区,必须采取有限的封锁措施,如在进出通道的控制点建立检疫站,对进出的人员、车辆、物品进行洗消,对人员和牲畜进行免疫接种等措施。在已知生物战剂种类时,对此类区域的封锁原则上尽可能减少不必要的人员流动;对重污染区出来的人员检疫相对更严格;封锁的时间依据该生物战剂所致疾病的最长潜伏期而定,若经历一个完整的最长潜伏期无感染者出现,可解除封锁。如果发现患者立即转为疫区处理。

(二)疫区的封锁

当出现患者时,患者所住地区即成为疫区。疫区一旦划定,立即对患者进行隔离治疗,必须同时对疫区进行警戒,禁止人员随意进入和通行,对密切接触者进行留验或医学观察,还要根据疾病种类决定是否封锁。疫区封锁时,除医务人员外,一般人不得进入。封锁期限为从最后一例患者隔离日起,直到经过该病的一个最长潜伏期再无新病例发生时终止。

三、污染区和疫区的人员处置

污染区和疫区的人员处置根据其对生物战剂的接触情况和发病情况,可以将人员分为伤病人员、暴露人员和普通人群三种,需要根据自身的特点采取不同的处置流程进行分类处理(详见第七章)。总体而言,检疫和隔离是对污染区和疫区人员处置的关键措施。

(一)检疫

检疫(quarantine)是针对生物战剂病原体的暴露者或传染源的接触者采取的必要限定措施,前者为污染区检疫,后者为疫区检疫,二者目的都是为了预防直接或间接暴露于生物战剂的人在潜伏期内传播该病原体给其他人。建议措施包括医学观察、留验、集体检疫和必要的卫生处理,检疫期限为该疾病的最长潜伏期,若在一个最长潜伏期内有人发病,则对患者进行隔离治疗,其余人继续从患者被隔离时开始重新经一个最长潜伏期检疫,直至一个完整的最长潜伏期内无人发病为止。在污染区内检疫是对于暴露于生物战剂的人限制其活动的措施;在疫区内检疫是对传染病患者的接触者限制其活动的措施。如污染区、疫区属于交通要道、指挥部门所在地或人群聚居之处,要在通向外面的所有路口设立检疫站。凡要通过污染区、疫区的人员应有特殊的通行证,进入人员要穿防护服、戴面具或口罩,未接种疫苗者应在检疫站补种,外出人员经洗消后才能放行。

1.按检疫严格程度,分为完全(绝对)检疫和不完全检疫

(1)完全(绝对)检疫　对于上述暴露于战剂或暴露于战剂所引起疾病的人,限制其活动。时间等于该生物战剂所致疾病的最长潜伏期。目的是防止未暴露者受到已暴露者的传染,同时对已暴露者要进行留检。

(2)不完全检疫　对接触生物战剂或患者的人的活动仅进行部分限制,并对他们个人采取医学观察与监督,以便及时发现患者。还可采取"分开"措施,即将易感者与有免疫力的人分开或者将未受感染者与受感染者分开。检疫时间是该病的最长潜伏期。

2.按检疫方式,分为医学观察、留验、集体检疫

(1)医学观察(medical observation)　即对接触者每日进行视诊、问诊或测量体温,对有发病征象者进一步做临床检查或实验室检查。适用于乙类、丙类传染病接触者。

(2)留验(modified)　又称隔离观察,适用于甲类传染病接触者。不仅要医学观察,同时还须限制其行动自由,并在指定地点进行留验。

(3)集体检疫(mass quarantine)　也称集体留验,即针对发生甲类传染病的单位或乙类传染病有大的流行趋势时,发病单位的集体留验。用于被检疫的人较多时,如部队的班、排、连队、学校的集体宿舍或同一班级的学生等学习、工作、生活接触比较密切的人群。在集体检疫中,可以将其按照易感者和有免疫力者区分开来进行检疫。

（二）隔离

隔离是指将传染病患者与病原携带者送到指定的传染病医院（或隔离病房）进行正规的治疗和护理,与健康人或非传染患者隔开,暂时避免接触,以防止病原体向外扩散。隔离的目的在于控制传染源、防止交叉感染和传染病扩散,并对传染病患者排出的病原体和污染物集中消毒处理,以切断传播途径。隔离的期限为该病的最长传染期。污染区内的疑似患者应立即送隔离所或传染病医院,可先住观察病床进行初步隔离,尽早确诊和治疗。如肯定是生物战剂引起的传染病应就地隔离、就地观察、就地治疗,并定期进行病原体检测,若连续三次检测结果均为阴性,方可解除隔离。在隔离治疗期间,还需做好随时消毒措施,例如患者的分泌物、排泄物以及相关医疗污染耗材,要进行无害化专业处理后才能排放,不能随意丢弃。同时,在最后一例患者死亡、转院或痊愈出院后,须对疫源地进行终末消毒,才能解除隔离。

在处理隔离患者时必须小心谨慎,在未明确生物战剂病原体、无确切把握的情况下,医护人员接触患者时应严格进行个人防护,时刻保持警惕,严格按照相关技术标准和操作规范进行医疗和护理,尤其是接触患者的体液、分泌物和污染物时,必须戴手套,事后严格消毒。不同人群、不同病原体隔离措施不同(详见第七章),目前临床上采用隔离防护类型包括三类:空气隔离、飞沫隔离和接触隔离;也可以联合为有多重途径传播的感染性疾病进行隔离防护。

四、污染区和疫区的侦察、采样

在污染区和疫区发生后,除了第一时间进行封锁和人员的处置外,同时必须尽快查明原因、明确病原体,因此,首先做好个人防护(详见第六章)的前提下,要快速开展污染区和疫区的侦察(详见第二章)、采样和检验(详见第四章),以便尽快明确生物袭击的性质、程度和病原体类型,为制定相应防控方案提供科学依据。

五、污染区和疫区的外环境处置

生物袭击特别是生物战剂气溶胶袭击,可造成空气、环境、物品装备和人体等广泛污染。为了使污染区和疫区中的生物战剂达到无害化的程度,在采样留证结束后,采用物理或化学方法杀灭或清除污染区和疫区一切污染对象的生物战剂,通过适当的科学处理以防止疾病的发生与传播。一般采用消毒、杀虫、灭鼠(详见第五章)这三种手段对不同目标进行处置。实施消杀灭任务的人员要做好个人防护后开展工作。

(一) 消毒

一般情况下,无论污染区还是疫区,生物战剂病原体污染均具有涉及污染对象多、范围广的特点,同时消毒需要在短时间内完成,因此,要根据场所、对象、要求和现有条件选择合适的消毒剂和消毒方法。消毒坚持以人为本,首先对人员进行洗消,其次才是物品装备等。消毒任务包括:人员的卫生处理、牲畜的卫生处理、服装装具的消毒、食物和餐饮具的消毒、饮用水消毒、房屋的消毒、室外地面消毒、武器与技术装备的洗消、生物弹与弹坑的消毒等(详见第五章)。

(二) 杀虫

杀虫是生物战剂污染媒介昆虫处理的重要措施,多种媒介昆虫,如蚊子、苍蝇、蟑螂、臭虫、跳蚤、虱子、蜱虫等都和疾病的传播密切相关。攻击方可能将污染有生物战剂的媒介昆虫投放到目标区域,从而造成人群中疾病的传播,因此杀虫是污染区和疫区处置中的重要措施。杀虫的方法有物理防治法、化学防治法、生物防治法、遗传防治法和环境防治法,其中最常用的是化学防治法(详见第五章)。

(三) 灭鼠

对人畜共患病而言,有经济价值的动物还需进行动物检疫,若动物患病时可以由兽医部门进行隔离治疗。对绝大多数已患传染病的野生动物且无经济价值时,采取杀灭措施,如鼠类。鼠类可以传播很多疾病,老鼠还可以用于生物武器的攻击。因此,消灭生物战剂污染的同时,要做好灭鼠工作。常用的灭鼠方法,包括物理灭鼠法和化学灭鼠法(详见第五章)。死于生物战剂污染的动物尸体应焚烧深埋,死于炭疽的动物尸体不得解剖,必须就地焚化。

小　结

1. **污染区根据生物战剂投放方式的不同可分为三类:**微生物气溶胶污染区、媒介生物污染区、人为施放污染区。

2. **污染区和疫区的人员处置:**检疫、隔离。

3. **按检疫严格程度分为:**完全(绝对)检疫和不完全检疫。

4. **按检疫方式分为:**医学观察、留验、集体检疫。

5. 检疫的期限为该病的最长潜伏期;隔离的期限为该病的最长传染期。

6.临床上采用隔离防护类型有三类:空气隔离、飞沫隔离和接触隔离。

7.污染区和疫区的外环境处置:消毒、杀虫、灭鼠。

8.点源性下风向气溶胶云团危害纵深距离(km)=风速(m/s)×气溶胶危害持续时间(h)×3.6(校正系数)

9.线源性下风向气溶胶云团危害纵深(km)=风速(m/s)×云团持续时间(h)×3.6(校正系数)×4(将地面风速换算成高线源战剂云团传播风速的系数)

10.线源性生物战剂气溶胶云团最大污染面积(km^2)=风速(km/h)×危害时间(h)×风速换算因数×喷洒带长度(km)

11.污染区和疫区的处置措施包括:封锁,人员处置(检疫、隔离),侦察与采样,外环境处置(消毒、杀虫、灭鼠)。

（张 磊 严 敏）

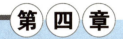

采样和检验

生物武器具有杀伤作用迟滞性,这是由于生物战剂进入人体后,必须经过一定时间的潜伏期才能表现为发病或中毒。这一局限性为其医学防护提供了可应对的时间,即早发现、早诊断,就可充分利用潜伏期采取针对性的防控措施。因此,在发生疫情或生物战剂污染后,应立即展开流行病学侦察检测,首先在疫区和污染区进行采样,并尽快对采样标本进行微生物或毒素的检出、验证,一般按照初步检验、分离病原体和菌种与病毒鉴定等程序进行。随着生物技术的发展,生物学检测技术越来越快速、简便,检验的手段也不断在创新。

第一节　生物战剂的采样

现场采集标本的种类、时机、方法以及保存和运送是否及时、妥当,会直接影响检验结果的准确性,对能否检出生物战剂至关重要,采样标本的实验室检验结果是确定敌方使用生物战剂袭击的最重要铁证。

一、采集标本的方法

(一)空气标本

生物战剂气溶胶施放是最常见的攻击方式,任何一种生物战剂病原体均能通过呼吸道感染人体。因此,空气采样是生物武器袭击后采样的重点部分。空气标本采样应按照"采静不采动"的原则,即采集不流动的空气,采样质量最佳。在室外一般采集低洼地带、灌木丛中的空气,在室内一般采集死角部位的空气,可获得的病原体浓度相对较高。

1.空气微生物采样箱或空气采样器的采样　在生物战剂气溶胶云团经过或滞留的地区,通过空气微生物采样箱或空气采样器进行采样,这是采集空气标本最常用的方式。采样的装备有 Porton 液体撞击式气溶胶采样器、JWL-1 型空气微生物采样器、六级撞击式空气微生物采样器等。

2. 没有采样器而有细菌培养条件的采样　可将培养皿置于污染区空气相对静止区域,其培养基表面迎风暴露 5~10min 之后盖好,封口膜密封并做好标记,然后后送实验室进行培养和细菌学检验。

3. 无采样设施的空气采样　当攻击方施放生物战剂气溶胶后,剪取一部分污染区人员所戴的口罩进行微生物学检验。

4. 动物采样　在云团经过或滞留的地区,放置敏感的小动物(如小白鼠、豚鼠等)1~2h 后饲养、观察。当动物发病或经过一定时间后,取其血液和内脏做微生物学检验,尤其是肺、肝、脾、脑等重点脏器。

(二)污染物表面标本

1. 物品采样　携带生物战剂的航弹碎片可用镊子、筷子或树枝夹取数片,放在适当的密闭容器或密封袋内,做好标记并送检。

2. 植物采样　树叶、草叶用剪刀从叶柄处剪断,根据叶片大小采集数片到 10 余片,密封袋保存,做好标记并送检。

3. 物体表面采样　用普通营养肉汤培养基或生理盐水浸湿采样拭子,挤出多余水分后,在物体迎风的光洁面涂擦 15~20 次,而后将拭子装入细胞冻存管并置于冰桶中保存,做好标记并送检。

(三)水样标本

采集的水样包括污染区内暴露的自然水域、井水、供水系统的末梢水。应按"有小不采大,有静不采动"的原则,采取不流动的、较小的水体表面水。对于流动的水源,应在生物战剂投掷点的下游岸边或死水湾处采集。水面大时,应分几个点采集,每点至少采集100ml。发生水源性传染病暴发时,应采集可疑水源标本送检。采集水样标本量以 500~1000ml 为宜。

(四)土壤标本

非特殊情况下一般不采集土壤标本。如土壤被严重污染时,可用洁净钢铲及刷子采集可疑污染区无植物覆盖的弹坑中心或附近的表层土壤至少 50g,装入塑料采样袋中,密闭保存,做好标记并送检。

(五)昆虫、动物标本

1. 蚊蝇标本　蚊、蝇等可用捕虫网和吸蚊灯捕捉,蚊、蝇应收集 50 只以上,放入采集管中做好标记并送检。

2. **蚤蜱标本**　蚤类、蜱类可用布旗或毛巾在草丛、灌木、地面上拖动一段距离,使它们攀附在布旗或毛巾上。蜱类用镊子夹入试管内,蜱不少于 20 只,放入采集管中做好标记并送检;蚤类用棉签或毛笔蘸上水粘住迅速放入试管内,蚤应收集 50 只以上,放入采集管中做好标记并送检。

3. **动物标本**　死鼠可装入塑料袋内,做好标记并送检。采集其他动物标本,如体积较大时,可取其血液或者肺、肝、脾、脑等重点脏器浸泡在 10% 甲醛溶液中,放入无菌采集管中做好标记并送检。

(六)患者标本

根据初步临床诊断,采取患者血液、脑脊液、分泌物、排泄物等标本。从采集标本到预处理的时间尽可能缩短,如可以 1h 内抵达实验室,则可室温条件下直接运送,若超出 1h,则采用冰袋冷藏运送。

1. **血**　采集量一般为血液 3ml、脑脊液 3ml。血液应在用药前早期采取,分装于 5ml 盛有 0.5ml 0.2% 肝素溶液的无菌试管中,尽快用磷酸缓冲盐水作 10 倍稀释,以消除血中抗体对病原体分离的影响,抗体检查要采集患者发病 5d 内和恢复期双份血清。全血在分离血清前不要冷冻。

2. **排泄物**　包括患者呕吐物、稀便、粪便和痰等,采集量一般呕吐物或稀便为 10ml、粪便为 3～5g、尿液为 30～50ml,痰适量。粪便用火柴棒或竹签挑取脓血、黏液或稀软的部分,置于 2ml 灭菌冻存管中冷藏保存;尿液采集时,一般先用清水清洗尿道口及其局部,排尿 20～30ml 后,接中间部分 30～50ml,做好标记并送检;痰采集时,漱口后将痰咳出并置于痰杯中,做好标记并送检。

3. **分泌物**　包括咽喉分泌物、溃疡创面的脓汁或渗出液等,用灭菌棉棒或采样拭子涂擦局部采集,视容量不同选择适当容积的保存管,做好标记并送检。

(七)尸体标本

尸体标本最好在患者死亡 10h 内进行采集,包括死亡患者及发病动物的组织、器官和体液。供微生物检验用的标本,采样时必须严格无菌操作。主要采集心、血、肝、肺、脾、淋巴结、脑、骨髓等,放入灭菌容器送检。供病理检验的标本,必须采集有病变的脏器,如无明显病变时则采集心、肝、肺、脾、脑等主要器官,浸泡在 10% 甲醛溶液中,组织块的厚度不超过 0.4cm,做好标记并送检。

二、采集标本的注意事项

1. 严密防护　加强采样人员的物理防护,禁止用手直接接触标本。

2. 外环境标本　采集外界的树叶、草叶、污染物表面、昆虫、动物等标本,要在喷洒消毒药之前采集,容器要洁净,不能有残余的抗生素和消毒药物。

3. 患者标本　患者标本要在给药之前采集。血液、脑脊液和尸体脏器的采集应注意无菌操作,标本应装入消毒过的容器内送检。

4. 采样信息　填写标本送检单位信息,注明采集地点、时间、品名、数量、采集人姓名和单位等。患者标本应附简要病历,尸解标本附解剖记录。

5. 运送标本　沿途注意安全,不能转托他人。必要时,应根据具体情况,对护送标本的人员进行局部或全面卫生处理,对相应车辆进行洗消。

三、标本的保藏和后送

标本采集后应尽早进行检验。如现场条件允许最好在现场检验,但同时必须取部分标本尽快送往距离现场最近的负责防生的检验单位。后送的标本应做到:

1. 严密包装　直接盛装标本的容器必须密封,在后送前应再加外包装,应做到坚固、密封。外包装最好是用有螺旋盖的金属筒或塑料筒,亦可就地取材,如用竹筒之类。标本容器与外包装之间可用棉花、木屑等物品塞紧。

2. 妥善保存　有些标本可加保存液,如疑似霍乱患者的吐泻物,可用碱性蛋白胨水保存;拟作病毒或立克次体检查的动物脏器和人类的组织块,可保存于50%中性甘油缓冲盐水中。供微生物检验用的标本,应在4℃~8℃的条件下冷藏保存。装有标本的容器可放于有冰块和适量食盐的广口保温瓶内。在运送时注意防止冰水渗入容器中。保存样本的保温容器应该是密封的且放置于耐撞击金属容器中,以免破损时外泄。

3. 专人护送　标本应由专人、专车护送至检验单位。送标本的人员必须具有防护及消毒的基础知识。沿途注意安全,不能转托他人。必要时,应根据具体情况,对护送标本的人员进行局部或全面卫生处理,对车辆进行洗消。

4. 信息完整　标本采集时要注意收集相关信息,表述准确无误地填写标本登记表。项目内容包括:收到标本的信息(包括患者信息)、标本状态、种类、数量、保存、收到标本日期时间、运送标本人姓名、接收标本人姓名等。

四、标本采集装备

1. 空气采样箱　空气采样箱属于野外采集标本的专业装备,也适用于平时疫情发生时空气生物粒子标本的采集。

2. 微生物采样箱　微生物采样箱采集除空气气溶胶以外的水、食物、物体表面、昆虫、动物及尸体、树叶和土壤等各种临床标本。采集量包括患者标本 10~20 份;水样、土样等环境标本 20 份。

第二节　生物战剂的传统检验方法

为了进行正确的隔离治疗、消杀灭措施、追溯生物战剂来源、评估流行病学危害和预防措施,必须基于生物战剂的检验结果。检验的速度影响着生物袭击应对处置的速度,检验的准确性影响着生物袭击应对措施的有效性,这两方面都是影响生物武器杀伤效果的重要参数。

一、生物战剂的检验原则

1. 选择重点标本　要特别注意检查患者标本和可疑为生物战剂的投放物和媒介物,这类标本最容易得到阳性结果,有助于获得肯定的判断。

2. 应用敏感动物　敏感动物可排除非致病菌的干扰,又有选择增菌的作用,还可应用郭霍法则证明病原菌,不致漏检人工变异的生物战剂。

3. 选择抑菌剂　加青霉素、链霉素处理标本分离病毒,利用加有选择抑菌剂或分离培养基,可提高目标菌的检出阳性率。

4. 制定全面的检验程序　依此检验可以防止漏检和错报结果。

5. 使用成套的和有质量控制的试剂

二、生物战剂检验的基本程序

生物战剂检验的基本程序见图 4-1。

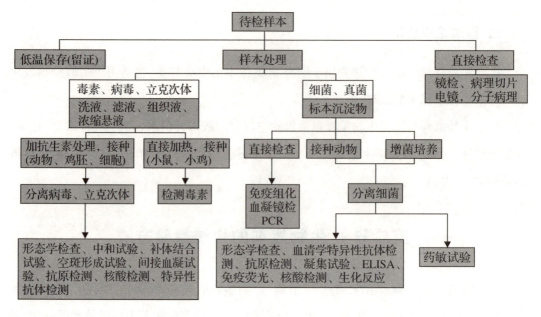

图 4 - 1　生物战剂传统检验的基本程序

三、采样标本的预处理

(一)污染物品类标本的处理

1. 洗脱过滤　采样的滤膜、植物叶片、物体表面采样的棉拭等都需将上面沾附的战剂洗脱。洗脱液可用无菌蒸馏水、生理盐水或普通肉汤培养基。对待检病毒标本的洗脱必须用病毒保存液。

2. 离心　提取对土壤、食品和可溶性滤纸等固体标本加洗脱液浸泡或研磨后,离心沉淀后取上清液。

3. 浓缩纯化　标本浓缩纯化处理是为除去标本中的杂质,浓缩病原体,提高标本病原体的检出率。水或其他标本的洗脱液中含菌量少时,可用滤膜滤阻、离心沉淀或絮凝等方法浓缩,其过滤液和离心后的上清液可供检出病毒和毒素。浓缩纯化最可靠、最常用的方法就是离心沉淀法或絮凝沉淀法。

(1)离心沉淀法　一般采用差速离心法,首先800r/min 离心 5min,去除粗大颗粒后以3000～4000r/min 离心 30min,沉淀物用于细菌检查。上清液用超速离心处理,20000～40000r/min 离心 60min,沉淀物用于分离病毒或立克次体。

(2)絮凝沉淀法　多用于水中的毒素、细菌等检验。取样品 500ml 水,用普通滤纸过滤之后加 5% 明矾水溶液 2.5ml,按一个方向轻轻搅动 5min,静置至絮状物出现,用薄层脱脂棉过滤,再用 10～15ml 缓冲液冲洗脱脂棉上的絮状物,1000r/min 离心 1～2min,去上清液,沉淀物与 2.5～5.0ml 缓冲液混匀,接种动物或细菌培养。

(3)滤膜过滤法　一般采用 0.5、0.25、0.05μm 等不同孔径的无菌硝酸纤维素膜对采样洗脱液进行过滤,过滤之后的膜进行洗脱,洗脱液接种动物、培养基中增菌培养、病原检测或直接将滤膜置于培养基上培养分离病原体。

(4)浸泡法　土壤、食品及空气采样中的可溶性滤膜用 4℃浸泡过夜法,离心去沉淀,上清液再处理后培养病原体。

(二)节肢动物标本的处理

1.蚤　检菌之前保存于含 1/20 万龙胆紫的 2%盐水内,并于 3d 内进行检查。显微镜检查时,可在载玻片上挤压出蚤的前胃作涂片染色。分离培养时,用保存液将蚤洗涤 2～3 次,再加少量生理盐水,用乳钵研碎检查。

2.蜱　用荧光抗体染色法从蜱体内检出立克次体时,先用生理盐水洗掉体表的沾染物,在剪断蜱腿作血淋巴涂片。分离细菌时,可将洗净的蜱用 70%乙醇浸泡 30min 以杀灭体表杂菌,用生理盐水洗两次,再加少量生理盐水或专用溶液研磨后检查。

3.蚊　若分离病毒,可用含青霉素、链霉素的冷却生理盐水洗体表 3 次,以每 20～40 只为一组,按每只蚊虫加肉汤培养基或其他专用溶液 0.05ml,研磨成悬液。将悬液加抗生素,放入冰箱作用 2h,低速离心 10min,吸出上清液接种动物、鸡胚或作细胞培养,同时接种血琼脂和普通琼脂斜面作无菌试验。

4.蝇　家蝇用选择增菌培养液洗涤体表后培养。对体内带菌吸血蝇,可用生理盐水反复洗净体表,为分离土拉杆菌可加少量含 100U/ml 青霉素的生理盐水,研磨后接种动物或选择分离培养基。

(三)标本的抑菌处理

在标本处理过程中,根据待检的病原体种类加入适量抗生素抑制杂菌。

1.拟查细菌的标本　不可加成抗生素,采用分离培养方法进行细菌分离培养。

2.拟查病毒的标本　在标本中可加入青霉素、链霉素各 1000U/ml 或加卡那霉素 500U/ml、制霉菌素 20U/ml 等,加入抗生素后,4℃放置 1～2h 或过夜,也可置于室温 30min 后,采用分离培养方法进行病毒分离培养。

3.拟查立克次体的标本　在标本中可加入青霉素、链霉素各 100～500U/ml,加入抗生素后,4℃放置 1～2h 或过夜,也可置于室温 30min 后,采用分离培养方法进行立克次体分离培养。

4. 拟查衣原体的标本　在标本中可加入少量链霉素约 200U/ml,加入抗生素后,4℃放置 1～2h 或过夜,也可置于室温 30min 后,采用分离培养方法进行衣原体分离培养。

(四) 标本对细胞毒性的处理

当细胞培养液加入待检标本时,传代细胞会因培养液固有的营养成分发生变化而无法适应,或者病毒、立克次体等病原体在细胞内增殖而引起特有的细胞病变,其本身对细胞具有细胞病变效应,这些均会导致标本对细胞产生毒性。为了减缓标本对细胞毒性的作用,保障分离病毒和立克次体工作的进行,采取以下措施加以处理。

1. 标本稀释法　当某些标本中病毒或立克次体的含量比较高时,最直接简便的处理方法就是将标本稀释后再接种,一般稀释 2～10 倍,可明显减少细胞毒性。

2. 标本洗除法　标本接种细胞后吸附不超过 1h,吸弃标本液,然后再用细胞培养液洗涤细胞表面 2 次,之后加细胞培养液维持生长。

3. 带毒细胞传代法　用于分离、扩增病原体的细胞会因标本毒性在 24h 脱落,此时将细胞消化分散,然后接种入少量正常细胞内进行传代培养,促使脱落细胞在正常细胞辅助下生长,不再或减缓出现标本的细胞毒性。

三、病原体分离培养技术

病原体分离培养技术包括动物接种技术、鸡胚接种技术和细胞分离培养技术。

(一) 传统的动物接种技术

1. 原理　各种微生物都有各自敏感的动物模型,这种可用于微生物接种培养的动物,称为实验动物。动物接种在微生物检验中是基本实验技术,动物接种可用于分离病原体、抗原与免疫血清的制备,以及病原体致病性、免疫性、发病机制、药物治疗效果的研究等。常用的实验动物有小鼠、大鼠、豚鼠、地鼠、兔、猫和羊等。总体而言,小鼠来源方便、易管理,对很多微生物敏感,是分离病原体最常用的动物。

2. 接种方法　最常用的小鼠接种方法包括脑内接种法和腹腔接种法。

(二) 胚胎接种技术

1. 鸡胚接种技术原理　鸡胚组织分化程度低,许多病毒、立克次体和衣原体都能在鸡胚上生长繁殖。感染后病毒和立克次体可在胚体、尿囊膜及卵黄囊等部位大量繁殖。鸡胚来源方便,通常呈无菌状态,操作简单方便,但鸡胚感染病毒后通常缺乏特异性感染指征,常需要采用其他方法检验确认病毒、立克次体的存在。

2.鸡胚接种技术接种途径

(1)卵黄囊接种　适用于立克次体、鹦鹉热衣原体、委内瑞拉马脑脊髓炎病毒、黄热病毒及乙型脑炎病毒的分离培养。

(2)尿囊腔接种　适用于东部马脑炎和西部马脑炎病毒、流感病毒、流行性腮腺炎病毒的分离培养。同时,接种后尿囊腔中含大量病毒,可用于制备疫苗或病毒抗原。

(3)绒毛尿囊膜接种　适用于天花、牛痘、水痘、单纯疱疹等病毒的分离培养,这些病原体可引起痘疱及鸡胚死亡,可以通过疱斑大小及中和试验等进行病毒鉴定。

(4)其他途径接种　包括羊膜腔接种、胚体接种、胚体脑内接种和静脉接种等。

3.鸭胚接种　由于鸭胚孵化期为 28 日,比鸡胚孵化时间长,适用于繁殖慢的病原体接种培养。有研究提出鸭胚培养病毒浓度更高,但因鸡胚获得最容易,因此最为常用。

(三)细胞分离培养技术

1.原代细胞培养　原代细胞培养是从供体获取组织或器官后的首次培养。组织和细胞刚刚离体,其生物性状尚未发生大的改变,仍具有二倍体遗传性,可用于病毒的分离与鉴定。

2.传代细胞培养　传代细胞培养是人或动物的组织,特别是肿瘤组织在体外经过多次传代而建立的稳定细胞系。有些传代细胞对病毒敏感范围较广,其生物性状与体内状态可能存在一定的改变,适用于病毒的分离与鉴定。

3.组织细胞培养　组织细胞培养分离病原体主要用于病毒、立克次体的分离。常用原代人胚肾细胞、鸡胚成纤维细胞、人胚肺二倍体细胞及各种传代细胞。病原体感染细胞后,由于其细胞毒性,多数能引起细胞病变,不经染色即可镜检观察,例如细胞变圆、聚集、坏死、脱落、形成细胞融合或形成包涵体。有些虽不产生病变,但能改变培养液的 pH 值;有的出现红细胞吸附及血凝现象(如流感病毒、副流感病毒)。另外还可用免疫荧光或酶免技术检测病原体。

四、传统检验方法

(一)初步鉴定生物战剂分离物的微生物学分类

生物战剂根据微生物学的分类主要包括:细菌类、病毒类、立克次体类、衣原体类、真菌类和毒素类。可以根据其特性采用 4 种试验加以区分(表 4－1),包括:①传代试验;②除菌滤器通过试验;③在无活细胞培养基内增殖试验;④抗生素耐受性试验。

表4-1   初步鉴定生物战剂分离物的微生物学分类

病原体	传代试验	除菌滤器通过试验	无活细胞的增殖试验	对抗生素耐受性试验
病毒	能	能通过	不能	能耐受
衣原体	能	能通过	不能	不能耐受
支原体	能	能通过	能增殖	不能耐受
立克次体	能	不能	不能	不能耐受
细菌	能	不能	能增殖	不能耐受
微生物毒素	不能	能通过	不能	能耐受

(二)将新分离的病毒初步鉴定到"科"的水平

病毒作为生物战剂的主体,包含的类型很多,按其病毒核酸型可分为:DNA病毒和RNA病毒,可以根据其对脂溶剂的敏感性以及病毒颗粒形态大小初步鉴定到病毒的"科"属水平。DNA病毒的主要病毒战剂为无包膜的痘病毒科,RNA病毒的主要病毒战剂则为有包膜的披膜病毒科、黄病毒科、布尼亚病毒科、沙粒病毒科、冠状病毒和丝状病毒科等。(表4-2)

表4-2   主要病毒战剂"科"的鉴定

病毒核酸型	对脂溶剂的敏感性	病毒颗粒形态与大小(nm)	主要病毒战剂科	主要病毒战剂成员
DNA	不敏感(无包膜)	方砖形(300~450)×(170~260)	痘病毒科	天花病毒
	敏感(有包膜)	其他	非主要病毒战剂	
RNA	敏感(有包膜)	球形60~65、35~39	披膜病毒科	委马病毒
	敏感(有包膜)	球形40~50、20~30	黄病毒科	黄热、蜱媒脑炎病毒
	敏感(有包膜)	球形80~110	布尼亚病毒科	裂谷热病毒
	敏感(有包膜)	球形、多形态、病毒体含沙粒	沙粒病毒科	拉沙病毒
	敏感(有包膜)	球形或椭圆形50~200	冠状病毒科	冠状病毒
	敏感	丝状或扭曲奇形2600长	丝状病毒科	埃博拉、马尔堡病毒
	不敏感(无包膜)	其他	非主要病毒战剂	

(三)其他特异性初步检测

普通显微镜检查,用沉淀物或过滤阻留物涂片染色镜检,如芽孢染色、荚膜染色对炭疽杆菌,亚甲蓝染色对鼠疫杆菌,复红染色对霍乱弧菌都有助于初步判断;噬菌体试验可对炭疽杆菌和鼠疫杆菌作初步判断;玻片凝集试验可用于土拉杆菌、布氏杆菌、类鼻疽杆菌、霍乱弧菌、沙门菌和志贺菌作辅助鉴别;串珠试验有助于炭疽杆菌鉴别,炭疽杆菌在适当浓度青霉素作用下,胞壁形成受阻,细胞膜受细胞质的压力膨隆呈球形,相连似串珠,这种反应为炭疽杆菌所特有,可作为检出和菌种鉴定的根据;动力和制动试验可用于鉴别霍乱弧菌,水样粪便或增菌培养液中霍乱弧菌有活泼的动力,以其培养物制成悬滴标本置于显微镜下,采用油浸镜观察,可见其穿梭样快速运动。

第三节 现代生物战剂的就地快速检验

随着生物技术的发展,应运而生一系列新的生物战剂快速检测方法,主要包括就地快速检验和后送检验。生物战剂的就地快速检验包括:抗原检测、抗体检测、核酸检测、生物传感器技术等。

一、抗原检测

检测微生物抗原的免疫分析法仍是目前诊断和治疗感染性疾病的重要技术手段。在早期沉淀、凝集实验等抗原检测的基础上,引入了高敏感性、特异性、规范化和自动化改进,使免疫分析方法有了巨大进步。抗原检测试验以抗原(蛋白、糖蛋白或多聚糖)与抗体的特异性结合为基础,通常比培养和分子技术更经济。与培养法扩增病原体、聚合酶链反应扩增核酸不同,该类方法不扩增靶标,因此比那些扩增方法的灵敏度低。关于检测临床标本中微生物和病毒方面的技术,目前主要包括以下五种:凝集试验、免疫荧光、酶免疫分析法、化学发光法、侧向免疫层析分析和荧光免疫分析。

(一)细菌快速抗原检测

细菌快速抗原检测是诊断 A 群链球菌性咽炎的常规方法。尽管该方法灵敏度不是100%,但广泛适用于床旁即时检测(POCT),可在单次就诊中直接诊断该感染,抗原阴性患者则需要进行细菌培养排除。检测尿液中抗原是诊断军团菌感染的重要手段。尽管目前所用的方法仅能检测80%~90%与人类疾病相关的血清型。诊断难辨梭菌芽孢杆菌致小肠结肠炎基于抗原检测的最佳策略是谷氨酸脱氢酶(GDH)抗原筛查,该方法比毒素分析更灵敏,还能检测不产毒素株,最后再通过检测毒素抗原确认,同时可以毒素 PCR 检测配合。粪便中幽门螺杆菌抗原检测可以作为除尿素呼气试验、血清学检测和内镜之外的一个诊断选择。粪便中的抗原检测也可用于疗效观察,但尚不清楚治疗多长时间后需复检。对于快速脑膜炎细菌抗原检测,经验性抗生素应用往往会掩盖了可能被抗原实验检测到的病原体。志贺毒素抗原检测用于产志贺毒素大肠埃希菌(STEC)的检测,无论培养或检测到STEC,粪便标本均应送至公共卫生实验室进行分析、确认和菌株分型以调查暴发流行状态。

(二)真菌检测

真菌半乳甘露聚糖ELISA,抗原GM检测是诊断侵袭性曲霉菌感染的重要方法之一,通常用于监控高危患者,对治疗有一定价值。抗原检测是隐球菌感染的主要技术手段,其诊断隐球菌脑膜炎的灵敏度与培养法接近,但方法更便捷。免疫荧光染色检测呼吸道标本耶氏肺孢子菌是诊断肺孢子菌肺炎的检测技术之一,比PCR灵敏度低。

(三)寄生虫检测

寄生虫的酶免疫方法可以用于痢疾阿米巴检测,形态学上难以区分痢疾阿米巴和非致病性的迪斯帕阿米巴,但有几种抗原检测对致病性阿米巴相对特异,可有效区分两种阿米巴。以侧向免疫层析法为主的抗原快速检测是诊断疟疾颇为有效的方法,喹啉耐药菌株增加和新抗疟疾药物的应用是这些诊断方法在疟疾疫区显得更加经济实用。也可用于判别班氏丝虫感染,比直接显微镜检查灵敏度高,有研究认为其灵敏度接近甚至超过了浓缩技术。

(四)病毒检测

快速抗原检测可以用于病毒的诊断、监控感染和判断疗效,可以检测种类广泛的病毒,包括呼吸道合胞病毒、单纯疱疹病毒、水痘带状疱疹病毒、巨细胞病毒、人类获得性免疫缺陷病毒等等。

二、抗体检测

抗体免疫检测已在临床和公共卫生实验室广泛应用,目前进一步发展用于更快速、准确的诊断常见或新发感染性疾病病原体。

酶免疫分析或ELISA仍然是流行爆发时大规模调查或者流行病学监测研究选用的方法。由于相对简单,灵敏度高,ELISA适用于大规模小量样品筛查,对研究流行病学和诊断感染性疾病产生了巨大影响,尤其是对于难检测的细菌和病毒,如西尼罗河病毒、HIV和肝炎病毒。

自动化、高通量的酶免疫分析、化学发光免疫分析和多重流式免疫分析用于梅毒螺旋体检测。为了减少筛查的时间和人力,有些实验室采用反向筛查法,即在标本非梅毒螺旋体抗体试验阳性后采用酶免疫分析或化学发光免疫分析检测梅毒螺旋体抗体。随之出现的新问题是当梅毒特异性筛查阳性而非梅毒测试为阴性时需要更多的检测和时间来确认。

三、核酸检测

聚合酶链反应,简称 PCR,是一种核酸体外复制和扩增技术,它可以在数小时甚至更短时间内将某一特定的 DNA 片段扩增数十亿倍。PCR 具有极高的灵敏度,是微生物感染诊断的一个标准方法。

PCR 技术的演变,主要包括以下技术:等位基因特异性 PCR、热启动 PCR、简并 PCR、巢氏和半巢氏 PCR、多重 PCR、反转录 PCR、定量 PCR、实时 PCR、基于 PCR 的菌株分型技术、任意引物 PCR 和随机扩增多态性 DNA、扩增片段长度多态性(AFLP)、ERIC – PCR、Rep – PCR、BOX – PCR、IS – PCR 和 VNTR – PCR。

另外,非 PCR 扩增技术在感染性疾病的检测方面,比 PCR 拥有更多的优势,其对资源和设备要求灵活、易操作、循环反应时间迅速,因此较大程度满足了小规模实验室的需求。可以预见的是,随着越来越多的非 PCR 扩增技术的应用,定量核酸检测平台之间的竞争会增加,每个实验室都应根据受检的待检群、标本量以及所具备的资源,选择最适宜的检测平台。

CRISPR 是存在于细菌中的一种基因组,该类基因组中含有曾经攻击过该细菌的病毒的基因片段,细菌通过这些基因片段来侦测并抵抗相同病毒的攻击,并摧毁起 DNA。这类基因组是细菌免疫系统的关键组成部分,透过这些基因组,人类可以准确且有效地编辑生命体的部分基因,由此产生了以 CRISPR/Cas9 为代表的基因编辑技术并衍生为革命性的分子诊断技术。

四、生物传感器技术

生物传感器技术是一门由生物、化学、物理、医学、电子技术等多种学科互相渗透成长起来的高新技术,具有选择性好、灵敏度高、分析速度快、成本低、在复杂环境中进行在线连续监测,特别是它的高度自动化、微型化与集成化的特点,使其在近几十年获得蓬勃而迅速的发展。

生物传感器可以做水环境检测、微生物细胞数目测定、特殊环境下体内各项酶指标变化。在军事领域,对生物毒素的及时快速检测是防御生物武器的有效措施,用于多种细菌、病毒及其毒素检测,如炭疽芽孢杆菌、鼠疫耶尔森菌、埃博拉出血热病毒、肉毒杆菌类毒素等。

第四节 现代生物战剂的实验室检验与鉴定

目前受到病原体检测试剂盒种类的限制,较多的采样生物标本无法实现就地快速检验,必须后送至实验室,在高端实验仪器和技术如质谱技术、基因测序、基因芯片、磁共振技术等的支持下进行进一步的检验与鉴定,尤其随着基因武器的发展,这部分发展日新月异,需求将越来越迫切。

一、质谱鉴定技术

基质辅助激光解吸电离飞行时间质谱(MALDI – TOF MS)主要原理是利用紫外激光解离靶板上被基质包被的样品(可以是任何物质乃至整个细菌和真菌),通过解吸的多肽和小分子蛋白的精确质量来获得其独特的质谱图,从而对样品进行鉴定。

质谱除了利用分析蛋白质质谱特征来鉴定菌种,还能与基因分型检测技术相结合鉴定微生物,它是应用 MALDI – TOF MS 分析 PCR 产物中的 DNA 序列信息,然后与数据库中的存储序列比对,利用 DNA 序列质谱图的特征性差异判断菌种归属。或者通过质谱仪测定 PCR 产物的质量来确定其碱基序列,然后与参考数据库比较。

质谱技术对于生物战剂样品检测最大的缺点在于它需要检测单克隆菌株样本,也就是首先需要对样本纯化,不能检测并获取复杂样本的精确质量图谱。

二、基因测序技术

生物战剂中目标微生物不明确,可以通过二代测序技术分析 PCR 产物中的 DNA 序列信息,在最短时间内快速明确病原体。对于使用二代测序技术最大的优势在于可以直接提取混合样品中的基因组序列进行检测,最终会得到样品中所有微生物信息。二代测序目前比较成熟,但主要问题是二代测序采用边合成边测序、读长比较短,不能直观地发现物种序列中的插入、重复和倒置等导致的基因序列改变。

三代测序的特点是单分子测序,无需扩增,实现了对每一条DNA分子的单独测序,也就使得三代测序更容易明确生物战剂中的微生物类型,同时及时发现生物战剂中微生物基因序列中的人为改造、特有基因突变及其频率等等。

三、基因芯片

基因芯片是将针对某些特定基因、序列或基因组的探针固定于一个固体表面,再将标记的DNA和RNA杂交在探针上。现在主要有以下几种类型的芯片可用于临床或科研,包括系谱寡核苷酸芯片、功能基因芯片、群落基因组芯片、宏基因组芯片、全基因组开放读码结构芯片、其他芯片等,可实现对病原体等生物战剂的快速检测。

四、核磁共振技术

核磁共振是一种生物磁自旋成像技术,它是利用原子核自旋运动的特点,在外加磁场内,经射频脉冲激后产生信号,用探测器检测并输入计算机,经过处理转换在屏幕上显示图像,它可以直接做出横断面、矢状面、冠状面和各种斜面的体层图像。

利用核磁共振技术能够直接快速检测和识别脓毒血症病原体,通过非培养的方式从患者样本中提取致病菌信息,对侵袭性念珠菌病进行诊断。

小　结

1. **生物战剂的采样**:空气标本、污染物表面标本、水样标本、土壤标本、昆虫和动物标本、患者标本、尸体标本。

2. **采集标本的注意事项**:严密防护,外环境标本采集要在消毒之前采集,患者标本要在用药之前采集,注意采样信息的记录。

3. **标本的保藏和后送**:严密包装;妥善保存;专人护送;信息完整。

4. **标本采集装备**:空气采样箱,微生物采集箱。

5. **生物战剂的检测原则**:选择重点标本;应用敏感动物;选择抑菌剂;制定全面的检验程序;使用成套的和有质量控制的检测试剂。

6. **采集样本的预处理**:污染物品类标本的处理;节肢动物标本的处理;标本的抑菌处理;标本对细胞毒性的处理。

7. **病原体分离培养技术**:动物接种技术、鸡胚接种技术和细胞分离培养技术。

8. **现代生物战剂的就地快速检验**：抗原检测；抗体检测；核酸检测；生物传感器技术。

9. **现代生物战剂的实验室检验与鉴定**：质谱鉴定技术、基因测序技术、基因芯片、核磁共振技术。

（刘家云　邵昱璋　周　磊　苏海霞）

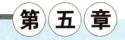

消毒、杀虫、灭鼠

生物威胁发生后,应尽快判断和划定存在生物战剂的污染区和存在传染源的疫区范围,以便迅速组织人力、物力有效地对污染区和疫区的人员、装备、场所等进行隔离、观察、消毒、杀虫和灭鼠的处理措施。对于必须转移的人员,必须采用负压隔离担架等装备全程封闭运输,同时视情况对一定范围内的地区进行消毒、杀虫和灭鼠等切断传播途径的措施,以保证人员安全,并且能够继续执行任务和维持正常的公共秩序,减少损失。本章节仅涉及反生物威胁条件下污染区和疫区的消毒、杀虫和灭鼠工作。

第一节 消 毒

生物威胁特别是发生生物战剂气溶胶(aerosol)攻击时,可造成空气、环境、物品、装备、生物与人体等广泛污染。生物战剂的洗消(biological decontamination),也称之为消毒(disinfection),指用物理或化学方法杀灭或清除污染的生物战剂以达到无害化处理。消毒与灭菌均是切断传播途径、防止传染病发生和流行的重要措施之一。与消毒不同,灭菌(sterilization)是指杀灭或清除物品上携带的一切微生物的处理。实质上,洗消就是针对生物战剂的一种特殊消毒处理。生物战剂的洗消往往具有下列特点:①时间紧迫;②规模庞大;③地区广阔;④对象众多;⑤条件复杂。因此,如今的现代化装备虽然已经大大缩短了洗消时间,但仍需要耗费大量的人力与物力,通常还需要面积足够的洗消场地。

一、消毒目的与原则

(一)消毒目的

控制疾病的发生与传播是开展消毒工作的最根本的目的,因此,原则上若突然发生可疑迹象或不明原因疾病流行,经过流行病学侦察甚至实验室检测证明受到生物战剂攻击,则必须采取适当的消毒方式,消除污染区和疫区的生物战剂,以保护有生力量不受感染,防止污染范围扩大,疾病外传。

(二)消毒原则

1. 消毒与封锁自净相结合 消毒的区域包括污染区和疫区,若污染区域处于野外、郊区、农村等人口相对较少、战略地位较低的地方,可以考虑进行全面封锁,即划定污染区范围,严禁人员进出。设立警示标志,派专人设岗,封锁通往污染区的全部道路,等待自净。美军资料显示,通过风、雨和日光的自然消毒作用,在室外的大多数生物战剂可在1d内死去;日光晒不到的地方,特别在低温条件下,尽管污染可持续较久,但往往不超过数天。若污染区为人口密集的聚居区、交通枢纽,或者战略地位重要的地区,则必须采取封锁措施,在进出通道的控制点建立检疫站,对进出人员、车辆、物品进行洗消,若已知战剂,条件许可时可对人员和牲畜进行免疫接种。

2. 局部洗消和全面洗消相结合 洗消可分为全面洗消和局部洗消。全面洗消是指对污染对象进行全面的洗消。美军防生专家对洗消面积为2.76平方公里的航空基地进行了估算,认为全面洗消这一航空基地需要下列设备和药物:带有1千升容量水箱的洗消车165辆、汽车洗消装置20台、气溶胶喷雾器25台、飞机洗消装置7台、含30%有效氯漂白粉270 000kg、福尔马林7 000kg、甲醇4.253L和环氧乙烷与二氧化碳制成的环碳合剂12 000kg,除此以外,还需要耗费17 420h的人力资源。基于庞大的设备、物资耗材和工作量,虽然全面洗消是应对生物战剂的最终武器,但是只有在迫不得已时才考虑实施。因此,多数情况下都会尽量避免全面洗消作业,而采取局部洗消作业,即将生物战剂洗消局限于使人员得以继续执行任务或能恢复工作能力和后勤保障工作即可。

3. 科学选择消毒方法和消毒剂 洗消的方法、器械、药物都有多种,平时应做好生物战剂洗消工作的人员和物资准备,并做好人员任职培训工作。一旦遭受生物战剂攻击,可以迅速根据预案,有原则、有组织、有计划展开洗消工作。例如药物的选择,不同的药物有其优点、缺点及适用范围,根据现场遭受攻击的实际情况,有选择地使用药物。有研究评价了含氯消毒剂、双链季铵盐消毒剂、过氧乙酸和酸性氧化电位水用于托幼机构环境物体表面擦拭消毒的消毒效果,结果显示双链季铵盐组杀菌速度明显迟缓,但其作用时间较长,而含氯消毒剂组和过氧乙酸组杀菌时间快,作用更迅速,酸性氧化电位水杀菌速度介于上述三组消毒剂中间。

二、消毒时机与范围

(一)消毒时机

展开消毒工作应注意掌握时机,是否洗消往往遵循以下依据:

1.根据现有证据尚不能做出是否使用生物战剂的判断时,采取医学观察的方式,暂时封锁可能遭受污染的区域。

2.根据现有证据可以初步判断攻击方施放了生物战剂时,在安全状态下即发出洗消指令,污染人员进行局部卫生处理,暂时封锁可疑污染地区;对可疑污染地区内的可疑生物弹弹坑或生物战剂容器,先采样后消毒。

3.根据现有证据初步判断攻击方施放生物战剂已超过 24h 时,对可疑生物弹弹坑或生物战剂容器采样后,立即组织人员进行消毒,先采取医学观察并暂时封锁人员和环境,不进行洗消,进一步调查和检验认为需要消毒时,再安排处理。

4.根据现有证据已经确定有生物战剂时,若判断是 24h 以内,迅速施以局部卫生处理,并在条件允许时,组织污染人员的全面卫生处理以及污染环境和物品的消毒;若判断已经超过 24h,则根据检验结果判定是否需要进行全面卫生处理,以及是否需要进行环境与物品的消毒。

(二)消毒分级及范围

由于通常情况下尽量避免全面洗消作业,因此,各国均采用分级洗消的处理方式。如美军的三级洗消处理原则:第一级是个人对本人、本人的装备和指定器材的洗消;第二级是在本单位受过训练的人员指导下、用本单位器材进行洗消;第三级是本单位不能完成、必须由受过专门训练和具有特殊装备的部队进行的洗消。指挥员根据生物袭击和所属人员的实际情况,决定进行哪一级洗消。

生物战剂的洗消范围原则上小于污染范围。污染严重并有政治、军事或经济意义的地区、人员、装备与物品要进行重点洗消,根据气象条件、污染情况、地区的重要性和物质条件等实际情况决定洗消范围大小及处理对象的多少。如攻击方施放生物战剂气溶胶,如果当时风速大于 8m/s,且空旷无遮挡,生物战剂会很快被稀释,造成的污染会比较轻微,可不洗消;如果风速较小,且有建筑物遮挡,建筑物处于迎风表面的外墙,以及易于滞留气溶胶的地区需要进行洗消。

三、消毒分类

(一)人员的卫生处理

人员的全面卫生处理,需要在专业人员统一指挥下,撤出污染区进行。人员卫生处理的最佳方式为淋浴,要求用水量不小于50L,冲洗时间不少于10~15min。有评估试验结果显示,上述条件下,清水冲洗可去除污染的病原体90%左右,若结合清洗剂搓洗,清除率可达99%以上。卫生处理时,要注意有汗水的皮肤会使病原体附着更牢,尤其是毛发多的暴露部位、耳窝、鼻孔等处容易积存污垢,污染更为严重,应重点清洗。

(二)服装与装具的消毒

暴露于表面的服装装具,往往污染较严重;贮存于箱柜中的物品,往往无污染或污染轻微。洗消药物首选环氧乙烷或过氧乙酸,过氧乙酸一般用于气溶胶喷雾熏蒸或加热蒸发法。

1.棉织品　可以使用煮沸、流通蒸气消毒与压力蒸气灭菌等物理方法进行处理,也可使用0.3%过氧乙酸溶液或1%氢氧化钠溶液浸泡30min以上。消毒后应尽快用清水漂洗,以免被腐蚀。若没有适宜的消毒药物,也可使用流水,用洗涤剂或清水搓洗或刷洗。有实验显示,普通洗衣法可去除污染的枯草杆菌黑色变种芽孢85%~99%,因此,棉织品的普通洗衣法可以用于没有化学消毒剂时的应急处置。需要注意的是搓洗或刷洗污染物品时,必须做好个人防护,污染的水也应进行消毒处理。

2.毛织品　污染严重的毛织品,原则上按棉织品消毒的方法处理;污染轻微的,在表面喷消毒液即可,处理后需用水将药物漂洗干净。

3.棉被　在遭受污染的棉衣、棉被表面喷一层消毒液,以润湿为易,然后折叠放置1h,再晾晒直至干燥或气味消除。通常使用气味较小、易于挥发或刺激性不大的药物。消毒后尽可能将棉被进行拆洗。

4.金属物品　对于金属物品的装具,可选用煮沸或用无腐蚀性的消毒剂擦拭、浸泡、喷洒进行消毒。消毒后要将药物洗净,必要时应涂油以防生锈。没有消毒剂时,可以用洗涤剂或清水刷洗。

5.电子仪器精细设备等物品　电子仪器设备或精细医疗仪器污染时,可选用环氧乙烷熏蒸方式杀灭细菌芽孢等所有微生物。环氧乙烷气体穿透力很强,可穿透玻璃纸、聚氯乙烯和聚乙烯薄膜等,同时对物品无腐蚀性。

（三）食物和餐具的消毒

食物和餐具的洗消，基本原则是如果污染严重，并且是少量食物，不做其他洗消处理，直接销毁；若污染不严重或者大批食物，则分别采取以下方式洗消。

1. 食物　有外包装的，如密封包装的罐头、螺口瓶、细口瓶、塑料袋等密封包装的食物，仔细消毒容器表面即可。耐水浸的容器可直接浸于消毒液中，不耐水浸的容器用消毒液反复擦拭 2～3 次，放置 0.5～1h 后用清水洗净，去掉包装后加工食用。能加热的食物，尽量使用加热法消毒。可清洗的，洗净后再加热。蔬菜和水果类的食品，被芽孢类战剂污染的，可以使用 0.2% 过氧乙酸浸泡 30min；被非芽孢类战剂污染的，可以使用 0.1% 高锰酸钾等溶液浸泡 30min 消毒。食用前先将容器或食品外黏附的药物冲洗干净，可以去皮的，应在食用前去皮，可以煮熟的，尽量煮熟后食用。

大批的物资，可以根据包装情况使用过氧乙酸喷洒或熏蒸处理；如果条件不具备，可暂时封存以待战剂自然消亡。需要特别注意，一是不论用药物消毒还是留待自净，在处置前都不得挪动；二是洗消处理后，需经专业机构检验合格后才能动用。

2. 餐具　餐具的洗消，首选热力消毒，如清洗后煮沸 15min 以上。不能加热的可用消毒液浸泡，方法、要求及注意事项与食物消毒相同。

3. 饮水　在污染区内必须饮用无污染水。如无此类水，应尽量选择大的流动水源，经严格消毒后方可饮用。对于少量水，将水煮沸，并维持沸腾状态 15min，是最常用的饮水消毒方式之一。没有煮沸设备时，也可选用含氯消毒剂、臭氧、二氧化氯、非溶性季铵盐、高铁酸盐、银离子以及各种卤素化合物等药物进行化学消毒。

除了传统的饮水消毒方式，还有多种饮水消毒方式，如由净水方仓、配水装置、储水罐和上、下水系统构成的供水方仓，根据原水的含盐量，自动选择运行工艺和程序，代替了传统混凝、沉淀、过滤工艺，可将任何江、河、湖泊甚至严重污染的源水，净化成符合国家标准的饮用水。又如由内燃泵、水净化系统、贮水罐和车底盘组成的野营供水挂车，可以完成独立汲水、贮水、运水、净水。挂车被牵引车牵引至水源地，展开吸水管路，用内燃泵抽取原水注入贮水罐；再将取满水的挂车牵引至用水点，静置 10～15min 后，启动内燃泵实施净化，即可得到洁净、安全的饮用水。还有技术更先进、净水能力更强的多功能净水车，每天可净化原水 100 吨，超净化 80 吨，淡化海水 20 吨，若单纯净化淡水，净化能力可达到每天 200 吨。

世界各国在饮用水消毒领域研究都进展较快，如瑞士使用的便携式单兵净水器，仅重

300克,可直接从水源中制取饮用水,能除去水中细菌和农药、汞、锡等有害物质,并吸附有异味的有机物和无机物。同时,当该净水器中的净水药剂失效时,设备自动停止出水,并能很容易地更换净水药剂。

(四)房屋洗消

1.外部表面 除特殊情况外,原则上房屋外部表面可不必消毒。通常情况下,经风、雨和日光的作用,大多数生物战剂 1 ~ 2d 会自然消亡。如需洗消,可以根据战剂种类选用 5% ~ 10% 次氯酸钙、5% ~ 10% 三合二液、10% ~ 20% 含氯石灰或 1% 氢氧化钠等溶液做喷洒消毒。

2.室内表面 对能严密关闭的房间通常使用熏蒸法进行室内表面消毒;密闭性不好的房间,使用气溶胶喷雾消毒的方法。使用时,可以直接喷雾污染表面。根据战剂种类,可以选择过氧乙酸、过氧化氢、含氯消毒剂等。对于油漆墙面、木器家具等光滑表面,通常用消毒液擦拭,可以根据战剂种类,选择 1% 过氧乙酸、5% 季铵盐类、5% 煤酚皂溶液,作用 30 ~ 60min。没有条件使用药物时,可以打扫和擦拭地面和物品表面。处理过程中需使用湿性处理的方式,避免生物战剂被扬起,产生再生性气溶胶。

3.室内空气 室内空气的消毒,必须与室内表面消毒结合进行。单独处理空气,由于污染的表面可不断产生再生性气溶胶,难以彻底消毒。室外空气中生物战剂消失后,应打开门窗彻底通风。室内空气消毒时,室内表面喷洒消毒,同时向空中喷洒消毒液,消毒液雾粒越细效果越好。

四、消毒和灭菌方法

根据传染源的存在情况可将消毒分为两类:预防性消毒和疫源地消毒。①预防性消毒(preventive disinfection):未发现传染源时,对可能污染的物品或场所进行的消毒处理。如医疗卫生用品的消毒灭菌、平时饮用水、餐饮具、公共场所等进行的消毒。②疫源地消毒(disinfection of epidemic focus):在有传染源(患者或带菌者)情况下所进行的消毒。如传染病院对患者分泌物、排泄物、污染物品和病房等进行的消毒,以及疾病预防控制机构对患者家庭所进行的消毒。疫源地消毒又分为随时消毒和终末消毒。随时消毒(current disinfection):有传染源存在时随时进行的消毒,及时杀灭或清除传染源排出的病原体。如患者的污染物及污染场所随时进行的消毒。终末消毒(terminal disinfection):传染源离开疫源地后,对疫源地进行的彻底消毒。如传染患者住院、转移、痊愈或死亡后,对患者住所及污染物品进行的消毒。

消毒方法分为物理消毒法、化学消毒法和生物消毒法。消毒不仅仅是一种规避沾染的手段,还可以把它和防护、伪装等手段一起考虑,提高该技术的使用效率。物理消毒法不仅包括热力、微波、红外线、电离辐射等具有灭菌作用方法和紫外线、超声波等具有消毒作用方法,还包括利用日光照射、干燥等进行自然净化和机械清洗、通风、过滤等进行除菌的方法。化学消毒法是指使用化学药物进行消毒的方法,使用药物主要包括含氯消毒剂、过氧化物类消毒剂、醛类消毒剂、醇类消毒剂和季铵盐类消毒剂等。

(一)物理消毒和灭菌法

物理消毒法通常需要使用固定的设备或装置,日常工作中要注意检查设备是否齐全,仪器功能是否良好。其优点是处置便利、容易实施,处置手段多样。

1. 自净 利用通风、日晒、雨淋等自然条件,使生物战剂自行消散或死亡,从而达到自净的目的。该方法一般用于人口稀少、战略地位较低、非交通枢纽或公共场所的污染区域。

2. 淋浴 淋浴是快速消除人或动物体表生物战剂的处置方法,人员可用淋浴方式清洗全身,每人耗水量不少于50L,冲洗 10~15min,可除去污染的生物战剂90%左右,如结合用肥皂搓洗,消除率可达99%以上。车辆等重型机械被污染时,若无适宜的消毒剂,可直接用水冲洗,要求喷枪喷出水柱的压力在 $(19.62~29.43) \times 10^4 Pa$,冲洗受染表面 2~3遍,可去除大部分生物战剂。

3. 铲除 主要针对污染的土质地面和雪层,若需开辟污染区道路,可以铲除土质地面厚度约4cm,雪层 10~20cm;在铲除作业时,尽量从上风向开始操作。

4. 掩埋 对液体或固体污染源可采用封闭掩埋的方法,在掩埋时必须添加大量漂白粉。

5. 火烧 若消毒污染的草地可采用火烧表面杂草的方式进行处理,但只能消除草叶上的病原体,地面的消毒还需要浇以汽油或煤油等燃料,待吸入土层后点燃焚烧。使用火烧法消毒时,要严防引发火灾。

6. 煮沸消毒 是防生防疫现场常用的消毒方法,主要应用于缺少设备和药品时的应急处置,以及各种灾难现场居民生活的消毒处置。煮沸消毒可有效杀灭细菌繁殖体、真菌和部分病毒,但对细菌芽孢的杀灭效果较差,因此不能用于要求灭菌的物品如手术器械、注射器等的灭菌处理。煮沸消毒主要用于不怕湿、不怕热、非细菌芽孢污染物品的消毒处理。需要注意的是,煮沸消毒在应用中要维持沸腾 15~30min,可在水中加 1%~2% 小苏打或洗涤剂,以提高水的温度,达到去污及增强杀菌的效能。

家用压力锅可以用于煮沸消毒,使用方法与烹饪要求基本相同:加入适量的水,将物品放在锅内的支架上,密封盖口,接通电源或放热源上加热,有少量蒸汽从排气孔排出时,将限压阀扣在排气孔的阀座上,当限压阀被排气孔的蒸汽抬起时,减少加热,维持压力 15~20min,然后退火,冷却,取下限压阀,排出蒸汽,蒸汽排尽后,打开压力锅,取出消毒物品。

7. 紫外线消毒　紫外线属电磁波辐射,根据波长范围分为 A、B、C 三个波段,是一种不可见光。其中 280.0~250.0nm 为杀菌力较强波段,紫外线杀菌灯常用波段是 253.7nm。紫外线杀菌谱广,细菌繁殖体、病毒、结核杆菌、细菌芽孢、真菌等均能杀灭,常用于空气、污染物体表面、饮用水及污水等的消毒,应用时应针对污染情况,根据时间和强度计算出照射剂量。紫外线消毒最大的缺点是穿透力弱,用于表面消毒时,粗糙、污染表面均影响消毒效果。此外,紫外线对皮肤、眼有一定的伤害,产生的臭氧有毒性,使用时应注意个人防护。

8. 微波消毒　微波是指一种波长 0.001~1m、频率为 300M~300GHz,波长短而频率较高的电磁波,消毒常用频率为 915~2450MHz。对其杀菌原理目前尚无统一认识,主要观点包括热效应和生物学效应。微波消毒适合于能吸收微波较多的物品,如水、肉类和含水分较多的物品等,也可用于食品与餐具、衣服、废弃物的消毒,如医院使用传送带连续照射装置消毒医院废弃物、动物尸体、患者的血尿粪标本及排泄物等。微波消毒的缺点是:对于吸收微波较少的物品如金属、塑料、陶瓷等原则上不适合用微波消毒,如需消毒先用湿布包裹后再用微波处理;怕湿、热的物品不能用微波消毒;微波对人体有害,使用较大功率的微波设备进行消毒时应注意个人防护。此外,实际操作时,还需注意微波的消毒效果与微波炉的输出功率和作用时间有关,功率越大、作用时间越长、杀菌效果越好。

9. 电离辐射灭菌　电离辐射灭菌近年来应用非常广泛,由于灭菌过程中物品温度不升高,故电离辐射灭菌尤其适用于不耐热物品的常温灭菌。电离辐射灭菌具有很多优点,如:穿透力强,不受物品包装、形状影响,可穿透到被灭菌物品的各个部位。这种灭菌优势非常便于战备需要,可将物品密封包装后进行灭菌,长期保存。此外,电离辐射灭菌对物品损坏小,除某些塑料、活细胞及制剂外,大多数医药用品都可用其灭菌。电离辐射灭菌最显著的缺点是:需要专门的技术人员管理,因为人对电离辐射比较敏感,接受辐照后可引起急性放射病。此外,电离辐射灭菌可能会对有机物质的理化性质产生一定影响,如使物质强度丧失、变色或产生异味等,用于食物灭菌时,可能会使食物变色、变味,蔬菜、水果香味丧失,营养成分破坏。

10.压力蒸汽灭菌法 根据排出冷空气方式的不同,可分为下排气压力蒸汽灭菌法、快速压力蒸汽灭菌法和预真空压力蒸汽灭菌法。下排气压力蒸汽灭菌采用重力置换的原理,灭菌前蒸汽将灭菌器内的冷空气从上而下从自排气口挤出,使灭菌器内完全为饱和蒸汽。快速压力蒸汽灭菌是通过提高饱和蒸汽压力,提高灭菌温度,缩短作用时间,以达到对物品进行快速灭菌的目的。预真空压力蒸汽灭菌利用机械抽真空的方法把灭菌器柜室内抽成真空,再输入饱和蒸汽。

压力蒸汽灭菌法的工作原理是通过高温使微生物蛋白质变性凝固,造成酶的失活,从而使微生物体内的 DNA 断裂,杀灭微生物。常用于耐湿、耐热器械的灭菌,灭菌效果可靠,是目前医院中最常用、最有效的灭菌方法之一。其缺点是需要专用灭菌设备,不适合液体类物品的灭菌;有些设备价格较贵,发生故障时需专业人员维修。另外,灭菌器中冷空气排出程度、蒸汽对盛装容器的穿透性、待消毒物品包装的大小和物品的装放等都会影响消毒效果。

11.干烤灭菌 指于干烤箱内通过远红外或普通电加热器产生较高温度进行的灭菌。适用于耐高温物品的消毒与灭菌,是玻璃、陶瓷及金属制品、油剂及粉剂等物品的主要灭菌方法。优点是灭菌效果可靠,可杀灭各种微生物;缺点是要求温度较高、所需时间较长,如160℃作用 2h;170℃作用 lh;180℃作用 30min。使用时有以下几点注意事项:①灭菌时,待灭菌物品需洗净,以免物品表面污物炭化,影响灭菌效果;②由于穿透性较差,应尽量采用较小的包装,物品容积不能超过烤箱的2/3,物品之间应留有空隙;③不能中途打开烤箱,放入新的待灭菌物品;④不能用于棉织品、合成纤维、塑料制品、橡胶制品及其他在高温下易损害的物品;⑤灭菌时间应从烤箱内达到温度要求的时间算起。

(二)化学消毒法

化学消毒法是利用化学消毒剂杀灭生物战剂的方法。生物战剂的洗消工作中,医疗卫生及工农业生产中的药物,均能用于洗消,统称为化学消毒剂(chemical disinfectant)。原则上选取杀菌率高、品种单纯、利于储备、供应、训练、实施,最好能与化学、核战剂洗消所用者统一的药物。洗消用药分为灭活生物战剂的消毒剂、将生物战剂从污染物表面清除的清洁剂和起到增效、防冻和抗沉淀作用的辅助剂。本章主要介绍消毒剂(disinfectant）。

1.化学消毒的方法　常用的化学消毒方法有:喷洒、熏蒸、雾化、擦拭以及浸泡等。

(1)喷洒消毒　主要用于环境消毒,包括喷洒药液和药粉等。喷洒药液时可使用各型喷洒农药的器械进行室内、重点区域消毒,也可用洗消车、洒水车或改装的清洁车进行大面积消毒,甚至还可用扫帚、刷子等蘸药液来消毒。喷洒药粉可不需要水源,但在空气潮湿(相对湿度 >80%)或有露水时效果较好。喷洒工具可使用各型农业喷粉器,对于面积较小的区域,没有喷粉器械,可用铁锹扬洒。在喷洒时,操作人员应做好个人防护。

(2)雾化消毒　采用气溶胶喷雾器将消毒剂雾化成粒径小于 $50\mu m$ 的气溶胶,均匀分散于被消毒的空间及物体表面,以杀灭微生物。由于雾化气溶胶颗粒小,利于在空气中悬浮,作用时间长,因此,气溶胶喷雾消毒效率高,效果好,省药、省水、省时、省力,药液挥发快,杀菌效果也不受湿度影响,适合于对空气、器具、器材、设施和外环境表面的消毒处理。使用气溶胶喷雾消毒时,要特别注意防止消毒剂气溶胶进入人呼吸道。

(3)熏蒸消毒　主要用于密闭房间、大批小型武器、技术装备以及服装与装具等的消毒。常用的熏蒸消毒剂有环氧乙烷和过氧乙酸等。

(4)擦拭消毒　主要用于局部暴露的皮肤、局部表面、个人器材以及有外包装的食物消毒。擦拭时,应有次序地自上而下进行,防止遗漏和再次污染。对于局部暴露的皮肤,可用布块蘸以消毒药物擦抹污染部位;对于油漆面、木器家具等光滑表面可用消毒液擦拭;大型武器和技术装备被生物战剂污染后,可使用药液进行擦拭,消毒后应尽快将沾附的药物冲洗干净,将金属部分擦干,涂油防锈。没有条件使用药物时,可通过打扫和擦拭去除沉着在物体表面的生物战剂,在打扫时为了防止生物战剂被扬起,再次悬浮于空气中形成再生生物战剂气溶胶,最好使用湿性处理,例如,用湿扫帚扫地,用湿拖把擦地,用湿抹布擦拭物品等,同时动作要轻缓。

(5)浸泡消毒　主要用于棉织品和污染严重的毛织品等消毒。浸泡消毒时,可根据生物战剂种类选用1% 漂白粉活性溶液浸泡 1 ~2h,0.3% 过氧乙酸溶液、5% 煤酚皂溶液或1% 氢氧化钠溶液浸泡 30min 以上,使用药物浸泡消毒后,应尽快用清水漂洗,以免被腐蚀。对于金属物品需选择无腐蚀性的消毒药物,浸泡消毒后应将药物洗净,必要时应涂油以防生锈。对于穿着橡胶防化服人员的洗消,可采用消毒池浸洗法。消毒池为一塑料水池,深1m,内盛深度为 0.6m 的消毒液,池口与地面平齐,消毒时污染人员身着防化服,进入池内浸泡 1 ~5min,并在浸泡过程中用毛巾蘸药液周身擦拭,使药物能较好地作用到防化服表面各处。对于芽孢类生物战剂可用1%次氯酸钙溶液浸泡。

2.化学消毒剂的特征 理想的消毒剂应具备下列特征:杀菌谱广;使用时有效浓度低;消毒作用快;性质稳定;易溶于水;低温下可以使用;不易受有机物、酸、碱等因素影响;对消毒物品腐蚀性低;无色、无味、无臭;消毒后易于去除残余药物;毒性低;不易燃烧爆炸;价格低廉;便于运输,可大量供应。目前市售消毒药品中,尚未见能够具备上述所有优点的消毒药品,因此,消毒药品的选用需根据待消毒物品、消毒条件等实际情况权衡考虑。一般来说,细菌芽孢和真菌污染,需用高效消毒剂处理;细菌繁殖体或病毒污染,可根据情况采用高效消毒剂或中效消毒剂处理。如果战剂未查明,或重点地区,原则上应按芽孢污染的消毒方法处理。

3.化学消毒剂的种类 目前常用的化学消毒剂分为三种:①高效消毒剂,可杀灭所有微生物(包括细菌芽孢)的消毒剂(如环氧乙烷、过氧乙酸、戊二醛、含氯消毒剂等)。②中效消毒剂,可杀灭各种细菌繁殖体(包括结核杆菌),以及多种病毒、真菌,但不能杀灭细菌芽孢的消毒剂(如碘制剂、乙醇等)。③低效消毒剂,只能杀灭繁殖体、部分病毒和真菌的消毒剂(如新洁而灭、洗必泰等)。消毒药物目前种类繁多,使用时可根据实际情况进行选择。具体消毒药物介绍如下:

(1)环氧乙烷(ethylene oxide) 属高效消毒剂,杀菌谱广,可杀灭细菌芽孢等所有微生物。对物品无腐蚀性,广泛应用于诊疗器材、疫源地物品、皮毛、食品织物、塑料制品等的灭菌。环氧乙烷气体穿透力很强,可穿透玻璃纸、聚氯乙烯和聚乙烯薄膜等,利用这一特性可将物品包装后进行灭菌。其缺点是易燃、易爆、对人有毒性,但环氧乙烷混合气体的安全性较好。

(2)过氧乙酸(peracetic acid) 属高效消毒剂,可杀灭各种微生物。不仅如此,过氧乙酸分解产物为乙酸、氧和水,比较环保。但其对金属、织物有腐蚀性,对人体皮肤、黏膜有腐蚀及刺激性,故主要用于环境的喷洒消毒及耐腐蚀物品等的擦拭及浸泡消毒,使用时应注意个人防护。同时应注意,过氧乙酸稳定性差,稀释液应现配现用。

(3)含氯消毒剂(active chlorine containing disinfectant) 属高效消毒剂,可杀灭各种微生物。由于价格便宜,杀菌谱广,低毒,含氯消毒剂已经有100多年的应用历史,至今仍广泛使用于餐饮具、水、环境、疫源地等的消毒。含氯消毒剂粉剂较稳定,置荫凉避光处、防潮密封保存。稀释液不稳定,应现配现用,同时大多对金属有腐蚀性,对织物有漂白作用。

含氯消毒剂稀释液经常用于浸泡消毒,对于细菌繁殖体污染的表面,使用有效氯(available chlorine)200mg/L 溶液浸泡 10min;对于肝炎病毒、结核杆菌和细菌芽孢污染的物品,使用有效氯 2 000mg/L 溶液浸泡 30min 以上。含氯消毒剂稀释液也经常用于喷洒消毒,一般污染表面,用 1000mg/L 有效氯均匀喷洒,作用 30min 以上;肝炎病毒及结核杆菌污染的表面,使用 2000mg/L 有效氯均匀喷洒,作用 60min。有研究显示,使用含有效氯 180～220mg/L 的全自动软式内镜清洗消毒机消毒内镜,可以达到满意的消毒效果,消毒时间仅需 5min,同样条件下戊二醛至少需要 20min,解决了这一类需反复使用,且材质特殊、精密度高、结构复杂、不能耐受高温物品的消毒问题。

含氯消毒剂被广泛应用于卫生防疫中,专业卫生防疫人员应该熟练掌握含氯消毒剂的使用方法。对于饮用水,应尽可能采用集中式供水。对分散式供水如浅井水、坑塘水、河渠水,取水后应在缸、桶等容器内进行消毒处理,不能直接饮用。一般使用含氯消毒片或泡腾片消毒,加入量按每升水 3～5mg 有效氯计算,作用 30min 后,余氯应达到 0.3～0.5mg/L;消毒受到粪便污染或怀疑受到病原微生物污染的一般用具时,可用 500mg/L 含氯消毒剂浸泡或擦拭,作用 30min。

(4)戊二醛(glutaraldehyde) 属高效消毒剂,可杀灭各种微生物,腐蚀性小,性能稳定,容易储存和运输;杀菌作用受有机物影响较小,溶液比较稳定。最显著的缺点是作用较缓慢,如灭菌用 2% 戊二醛浸泡 10h;消毒用 2% 戊二醛浸泡 30min(细菌芽孢:2～4h)。对皮肤、黏膜有刺激性,对人有一定毒性,使用时应戴手套,并防止吸入,物品消毒后需用无菌蒸馏水冲洗后方可使用。适用于不耐热、耐湿的医疗器械和精密仪器消毒。多用于金属器械的消毒,是外科器械、内镜等医疗用品化学消毒剂的首选。

(5)过氧化氢(hydrogen peroxide) 高效消毒剂,可杀灭各种微生物。无毒,纯品稳定性好,但稀释液不稳定。可用于隐形眼镜、不耐热的塑料制品、餐具等消毒及外科伤口清洗。对金属有腐蚀性,对织物有漂白作用。用过氧化氢浸泡消毒时,可使用 3% 溶液浸泡 30min,如外科体内埋植物、隐形眼镜、不耐热的塑料制品、餐具、服装等;用喷雾消毒时,可使用 10% 溶液,用量 180～200ml/m³,作用 30min,如果芽孢污染,则需要 400ml/m³,作用 60min。有研究建议在医院推广使用汽化过氧化氢消毒,该研究显示,汽化过氧化氢对耐碳青霉烯类肺炎克雷伯菌、耐碳青霉烯类鲍曼不动杆菌、耐碳青霉烯类大肠埃希菌、耐碳青霉烯类铜绿假单胞杆菌的杀灭对数值均≥5,对耐甲氧西林金黄色葡萄球菌的平均杀灭对数值为 4.27。空气消毒结果表明汽化过氧化氢对放置于窗台、病床、洗手池、治疗盘、储物柜自然菌消亡率均为 100%。物体表面消毒结果表明汽化过氧化氢对床沿、输液吊塔、窗台、输液泵、微量泵表面自然菌消亡率均为 100%,对洗手池表面自然菌消亡率为 94.4%。

(6)乙醇(ethyl alcohol)　属中效消毒剂,由于其作用快速、价格低廉、无毒而被广大民众广泛使用。乙醇适用于皮肤、物体表面消毒。乙醇的最适杀菌浓度为 65% ~75%,浓度过高、过低都会延长杀菌所需时间。乙醇不能杀灭细菌芽孢,不能用于外科器械、针灸针和防止乙肝等经血和体液传播病毒的消毒。

4.消毒剂使用的注意事项　化学消毒剂在使用中,最常用的消毒方法是浸泡法和喷雾法。使用浸泡消毒法,应根据消毒剂溶液的稳定性和污染情况及时更换,确保溶液具有消毒功能。作用时,消毒剂溶液应将物品全部浸没,导管类物品需特别注意管腔内也应充满消毒剂溶液;作用至规定时间后,取出用清水冲净,晾干。使用消毒剂溶液喷雾时,以使物品表面全部润湿为度,作用至规定时间。采用先上后下,先左后右的喷雾顺序。喷洒有刺激性或腐蚀性消毒剂时,消毒人员应戴防护口罩和眼镜,并将食品、餐具及衣被等物用塑料膜覆盖好。

(三)生物消毒法

生物消毒法是指利用植物提取物、微生物多肽、生物酶等进行消毒的方法,例如利用自然界中广泛存在的微生物在氧化分解污物(如垫草、粪便等)中的有机物时所产生的大量热能来杀死病原体。生物消毒法的包括发酵池法和堆粪法。

1.发酵池法　适用于动物养殖场,多用于稀粪便的发酵。

(1)选址。在距离饲养场 200~250m 以外,远离居民区、河流、水井等的地方挖两个或两个以上的发酵池(根据粪便的多少而定)。

(2)修建消毒池。可以筑为圆形或方形。池的边缘与池底用砖砌后再抹以水泥,使其不渗漏。如果土质干硬、地下水位低者,也可不用砖和水泥。

(3)先在池底放一层干粪,然后将每天清除出的粪便、垫草、污物等倒入池内。

(4)快满的时候在粪的表面铺层干粪或杂草,上面再用一层泥土封好,如条件许可,可用木板盖上,以利于发酵和保持卫生。

(5)经 1~3 个月,即可出粪清池。在此期间每天清除粪便可倒入另一个发酵池,如此轮换使用。

2.堆粪法　适用于干固粪便的发酵消毒处理。

(1)选址。在距畜禽饲养场 200~250m 以外,远离居民区、河流、水井等的平地上设一个堆粪场,挖一个宽1.5~2.5m、深约20cm,长度视粪便量的多少而定的浅坑。

(2)先在坑底放一层25cm厚的无传染病污染的粪便或干草,然后在其上再堆放准备要消毒的粪便、垫草、污物等。

(3)堆到1~1.5m高度时,在欲消毒粪便的外面再铺上10cm厚的非传染性干粪或谷草(稻草等),最后再覆盖10cm厚的泥土。

(4)密封发酵,夏季2个月,冬季3个月以上,即可出粪清坑。如粪便较稀时,应加些杂草,太干时倒入稀粪或加水,使其干湿适当,以促使其迅速发热。

五、消毒器材和系统

目前,现有消毒器材和系统从使用上可分为:喷洒洗消装置、淋浴设备、便携式洗消器和洗消系统四大类。

(一)喷洒洗消装置

常用的喷洒洗消装备有:喷雾器、喷雾喷粉机、超低容量喷雾机、机载超低容量喷雾装置、防疫车等。

1.手动压缩喷雾器 没有发动机,重量轻,容量较大,操作简单,使用方便;喷头可调成线状或雾状,可根据喷洒部位的需要,手动增加喷杆长度。主要用于营区、驻训地或野外消毒、杀虫。

2.机动喷雾喷粉机 由机架、汽油发动机、鼓风机、油箱、药液桶、药粉箱和喷头组成,靠鼓风机旋转产生出高速气流喷洒,具有喷雾、喷粉等功能。主要用于营区、驻训地或野外消毒、杀虫。

3.超低容量喷雾机 在机动喷雾喷粉机的喷管上加一转盘式超低容量喷头,通过高速气流的作用,喷头将浓度较高的药液雾化成细小均匀的雾粒,在大气中扩散后形成雾面,随着气流、涡流及重力作用飘送、沉降至物面上。主要用于污染区草丛、林木、植物等场所的消毒、杀虫。与手动喷雾器的高容量喷雾对比,超低容量喷雾器不仅能够大幅度提高工效和减低药物的用量,而且喷洒药液粒子均匀、雾化效率高。

4.机载超低容量喷雾装置 由雾化头、输液管道、压缩空气管、支架和药箱五部分组成,具有功效高、效果好、费用低、不用水等优点,是用于大面积快速杀灭蚊蝇等害虫,迅速扑灭传染源的新型高效器械。

5.防疫车 目前主要包括喷洒消毒和喷气涡轮消毒两个类型。

（1）喷洒消毒型　该车装配有装料桶、泵及传动系统、导管、开关及气动系统、测量仪表及液位指示装置、喷洒胶管绞盘、喷枪、喷刷及喷头、联络及照明装置、车厢、后厢及工具附件等，主要用于地面、道路消毒，以及武器、技术装备的消毒和消除沾染。

（2）喷气涡轮消毒型　是一种高效、快速的新式消毒器材，主要由喷气涡轮发动机、油箱、水箱、加热器、料桶控制室和汽车底盘组成。具有洗消效果好、速度快、不受季节影响以及可施放烟雾等特点。主要用于车辆等大型装备和地面、道路的快速消毒。

（二）淋浴设备

简易的人员体表清洗消毒装备已经成系列，包括洗消车、淋浴车、洗消帐篷和轻便消毒装备以及配套的污水收集和处理装置。洗消帐篷由供水系统、洗澡、更衣等帐篷组成。

（三）便携式洗消器

便携式洗消器包括个人用的喷雾剂型、集体消毒用的小型罐装型等多种包装和型号，适用于多种场所和情况的洗消。

（四）洗消系统

1. 轻型洗消系统　是一种可移动、重量轻，用于洗消作业，能够吸取任何来源的水，并可调节控制水温。M17 由驱动泵、水箱加热器和喷头组合箱、软管等组成的系统，可装在机动车上。该系统配一附件箱，内有橡皮管、喷洗手柄、人员淋浴器材，并有一个可折叠的大水袋。

2. 模块化洗消系统　M21/M22 系统具有效率更高、用水量更少、装配时间更短、劳动强度更低等洗消特点。美军准备用该系统替代目前的洗消方法或装置，以减少作业时间和劳动强度。另外，它可利用天然水源和自来水，可调节压力、温度和流速。

六、现场洗消注意事项

1. 作业人员必须掌握生物战剂的危害以及所用洗消剂的适用范围、毒性和影响消毒效果的诸多因素，尽量采取科学的综合处理措施。在战剂种类未确定前须进行消毒时，应按抵抗力最强的芽孢类生物战剂消毒方法处理。

2. 洗消区的工作人员应做好自我防护，特别注意保护呼吸道。正确穿戴防护器材，如防毒面具、防护服、防护靴和防护手套等；无条件时也应穿着防疫衣、长筒胶靴、戴橡胶手套和过滤性能好的口罩；湿式作业时，胸前应有塑料或橡胶围裙。

3. 工作人员作业时应处于被消毒对象的上风向，尽可能避免直接接触生物战剂污染的表面。操作时应避免扬起灰尘或使洗消液四处飞溅。

4.污染的擦布应统一放置于规定的箱、袋内，待作业完毕后一起消毒、掩埋或焚毁。

5.洗消区内的人员、器材、装备等必须经过彻底洗消处理后才能进入清洁区。有利用价值的物品洗消净后可再用；利用价值不大的物品应焚毁或深埋。作业完毕，应对场地、器材、装备和人员彻底洗消后才能撤收。必要时，作业人员可预防性服药。

6.作业场应有医务人民，并备有急救药物。洗消区内禁止饮水、进食、吸烟。

七、消毒效果评价

污染区和疫区的消杀工作，涉及面广，所需财力、物力、人力巨大，然而这项工作是抗击生物袭击的关键措施，因此，世界各国对于消毒领域都有较多研究。在应用的技术上，更加重视高温、高压、射流、免水等物理洗消技术；在洗消对象上，更加关注于敏感装备和人员的洗消。现场洗消工作及新技术、新设备的研制，都需要对其消毒效果进行评价。

（一）消毒效果的影响因素

在进行污染区和疫区的消毒工作中，应根据实际情况选择消毒方法，例如选择过氧乙酸、含氯消毒剂等高效消毒剂处理传染性强或病原微生物抵抗力强的传染病；选择压力蒸汽灭菌等湿热方法，处理手术器械、棉制品、食物等耐湿、耐热的物品。同时，消毒效果也受下列因素影响：

1.消毒因子　消毒因子有很多种类，不同种类的消毒因子消毒效果差别很大，例如压力蒸汽灭菌、干烤灭菌、高效消毒剂等具有很强的杀灭微生物效能，可杀灭各种微生物，包括细菌芽孢，即具有灭菌功能；低效消毒剂只能杀灭细菌繁殖体、部分病毒及真菌；清洗、通风等物理方法仅能去除部分微生物。

2.处理剂量　消毒处理工作中，原则上按照设备或药品的推荐剂量进行处理，但同时也可以根据具体情况适当调整消毒强度和作用时间(holding time)。通常情况下，消毒强度增加或者作用时间延长，均能增强杀菌能力。

3.微生物污染程度　通常情况下，相对于污染程度较低的区域或物体，污染严重的区域或物体需要增加消毒强度或者延长作用时间。一方面是由于污染严重会增加药物或能量的消耗，另一方面，微生物彼此重叠，加强了机械保护作用。

4.湿度　无论是物理消毒法还是化学消毒法，湿度都是影响消毒效果的重要因素之一。例如环氧乙烷的使用，有相对湿度的要求；使用干粉喷洒处理地面时，要求保持较高湿度,便于粉剂的停留,达到消毒效果;使用紫外线照射消毒时,由于紫外线穿透能力弱,要求处理区域保持较低湿度。

(二)消毒效果监测与评价

洗消工作进程中的不同时机以及工作结束后,均需要监测与评价消毒灭菌效果,如消毒灭菌设备运转是否正常、消毒药械是否有效、消毒方法是否合理、消毒效果是否达标等。常用的监测和评价消毒和灭菌效能的指标有:

1. 杀灭率(killing rate,KR)　杀灭率指经消毒作用后杀灭微生物的百分率。还可以用相同的计算思路计算消除率、阻留率、衰亡率、消亡率、灭除率等。通常用下列公式计算:

杀灭率 =(原有微生物数量 − 处理后微生物数量)/原有微生物数量 × 100%

2. 灭活指数(killing index,KI)　灭活指数是指灭菌处理后微生物减少的程度。通常根据实验的结果,处理后微生物存活个数除以原有微生物个数,结果用 10 的乘方表示。消毒方法的灭活指数是与其杀灭率相对应的,灭活指数为 10 时,杀灭率为 90%;灭活指数为 100 时,杀灭率为 99%,依此类推。

3. 速度常数(K 值与 D 值)　K 值是指消毒试验中,分别以存活微生物对数值、消毒作用时间做 X 轴和 Y 轴作图,可得到两者之间的直线关系,此线的斜率即为该消毒方法的速度常数 K。K 值也可按公式计算(可查阅相关书籍)。K 值用以指示杀灭微生物的速度。数值越大,杀灭速度越快;D 值是指杀灭 90% 微生物个体所需的时间,D 值越大,杀灭速度就越慢。

第二节　杀　虫

杀虫(deinsectization)是指杀灭或防除能作为传染病传播媒介的医学昆虫。在生物安全条件下,首先应采取紧急措施扑灭敌投昆虫,其次再采取相应措施防治本地的媒介昆虫和潜在的媒介昆虫,这是生物安全医学防护杀虫工作的基本原则。采取杀虫措施之前,应尽可能了解双方情况,如攻击方投放昆虫或微生物的种类、撒布容器和运载工具、大致的污染范围以及污染区的地形、地貌及其特征,还需调查当地重要媒介动物、媒介昆虫和潜在媒介,了解居民和家畜家禽的分布状况、卫生条件及传染病流行的历史资料,以及可动员组织起来投入卫生防疫工作的人力、物力等。

一、判断敌投虫情

杀虫是切断传播途径的重要措施之一,及时有效地杀虫,可以有效阻止虫媒生物战剂的袭击。由于媒介昆虫的死灭,存在于其体内的病原体也随之死亡。此外,如臭虫、蟑螂等,虽然不是传播媒介或在这方面意义不大,但扰人睡眠、污染食物,所以一并列在杀虫对象之内。

判断攻击方投放虫情是反生物战条件下的首要问题,通常通过"三联系、七反常、一对照"来判断虫情。

(一)三联系

1.联系"空情" 观测近期当地空域曾否出现攻周方飞机或其他飞行器的活动,特别注意有无低空盘旋或低飞后形成烟雾的情况,有无投下不炸或炸声很小的炸弹或容器。

2.联系"地情" 观察地面是否发现可疑的敌投生物武器,或其分散的碎片;有无带菌带毒昆虫;有无浅小的弹坑、特殊的弹片或容器,并观察其附近有无粉末、液滴或大量昆虫、杂物等。

3.联系"疫情" 充分调查了解当地近期内是否发现人间或动物疫情,如果有疫情发生,结合当地既往疫情资料以及自然因素和社会因素,判断疫情是否可疑。

(二)七反常

1.昆虫带菌(毒)阳性率的反常 可以表现为昆虫种类、消长季节的反常,菌(毒)株毒力的反常等。

2.昆虫抗药性的反常 既往常规使用的杀虫剂,突然在某地区产生大面积的杀虫药剂抗性,常规杀虫方法无效。

3.昆虫密度的反常 昆虫的生长有较为稳定的密度,若某地区突然出现昆虫密集成堆,则比较疑似人为施放。

4.昆虫出现场所的反常 昆虫有其相对固定的生存环境,如果大量昆虫出现在与其生活环境不一致的环境或场所中,视为出现场所的反常,如大量跳蚤突然出现于居民庭院的水缸中,山坡上发现大量蛤蜊等。

5.昆虫出现季节的反常 昆虫的生长、发育、繁殖均受自然生境的影响,长年保持相对稳定,若出现昆虫"始见、盛发、终见"期的规律明显不符既往,则怀疑有可能反常,如寒冷季节出现大量蚊蝇。

6.昆虫地理分布的反常　在大自然的环境中,不同种类的昆虫有其相对固定的聚居区域,若明显与自然条件相悖,可怀疑反常。

7.生物群落上的反常　相同时间聚集在同一区域或环境内各种生物种群的集合称之为生物群落。它虽由植物、动物和微生物等各种生物有机体构成,但仍是一个具有一定成分和外貌比较一致的组合体。一个群落中不同种群不是杂乱无章地散布,而是有序协调的生活在一起。如果这之中明显出现不协调组成成分的话,可怀疑反常。

(三)一对照

通常指根据昆虫分类鉴定、微生物学检验、昆虫毒理检测以及生态学与流行病学原理,与邻近无空情、无地情、无疫情的地区对照,根据比较结果初步判定是否遭受生物战剂袭击。

二、媒介昆虫

蚊、蝇、蚤、蜱是生物袭击中最可能使用的媒介昆虫,主要通过特种航弹或生物导弹撒出的子母弹进行撒布。通常情况下,这些媒介昆虫的扩散能力较弱,经过测算,蚊蝇的活动半径约为几百米至几公里,蚤蜱如无动物传带,其活动半径不过几十米。(详见第三章)同时,散布状况也受地形、地貌、天气、动植物分布和昆虫食物源分布的影响,如蚊、蚤、蜱受强光和高温的抑制,强风和雨雾对媒介昆虫均有抑制作用。

(一)蚊虫

蚊虫是人们最熟悉、危害最大的一类医学昆虫,它传播疾病的种类也最多,如流行性乙型脑炎、圣路易斯脑炎、东方马脑炎、西方马脑炎、委内瑞拉马脑炎、登革热、黄热病、基孔肯雅病、疟疾和丝虫病等。蚊类属全变态昆虫,生活史包括卵、幼虫、蛹和成虫4个阶段。适宜的水是蚊虫孳生所必需的。蚊虫完成一个生活史需要25天左右,具体时间受温度影响。吸血蚊类成虫羽化、交配后,雌蚊便开始寻找宿主吸血,雄蚊无需吸血,以植物汁液为食。我国目前已发现的蚊虫约有360余种,重要蚊种有:中华按蚊、嗜人按蚊、微小按蚊、大劣按蚊、日月潭按蚊、淡色库蚊、致倦库蚊、三带喙库蚊、白纹伊蚊、埃及伊蚊等。

(二)蝇

蝇种类繁多,分几十个科,目前国内已知蝇类有1600余种,多数呈全国性分布。与卫生和畜牧业有关的种类一般仅见于花蝇科、厕蝇科、蝇科、丽蝇科、麻蝇科、舌蝇科等。蝇为全变态昆虫,生活史包括卵、幼虫、蛹和成虫4个发育阶段。蝇类的滋生习性非常复杂,大体上可分为人粪类、畜粪类、腐败动物质类、腐败植物质类和垃圾类;食性也很复杂,主要包括:蜜食性、粪食性、血食性和杂食性等。由于这些特点,蝇类可携带多种病原体,如脊髓灰质炎、肝炎、天花等病毒,伤寒、副伤寒、痢疾、霍乱、炭疽、麻风、结核等细菌。除骚扰外,其中有些吸血类也可以传播土拉菌病等。

(三) 蚤

蚤是一类十分特殊的昆虫,在昆虫纲中单独成一目,是恒温动物的体外寄生虫。生活史包括卵、幼虫、蛹、成虫4个阶段,发育过程需要20~35天。蚤类有2200多种,其中与人类接触较多、危害大的有:猫蚤、狗蚤、人蚤、印鼠客蚤等几种。雌雄蚤类都会吸血,多在腿和踝部叮咬,通常2~3个排成一行,被叮咬处常呈现红色小斑点,中心口器刺入点颜色较淡。除吸血骚扰外,蚤可作为传播媒介传播鼠疫、地方性斑疹伤寒、野兔热(土拉杆菌)、兔黏液瘤等严重传染病。如印鼠客蚤在我国除新疆、西藏和宁夏外,其他省区均有发现。它的主要宿主是家栖或半家栖鼠类,是家鼠间和人间鼠疫最重要的传播媒介,也是地方性斑疹伤寒的传播媒介。

(四) 蜱

蜱属于蛛形纲蜱螨目蜱亚目的吸血节肢动物。显著特点是幼虫具有3对足,若虫和成体4对足。其吸血和宿主范围广泛。蜱既是多种疾病传播的媒介,也可作为某些病原体的保存宿主。目前所知,蜱可携带83种病毒、14种细菌、17种回归热螺旋体和32种原虫。

(五) 虱

虱的生活史包括卵、若虫、成虫3个阶段。雌雄均吸血,卵借助于基部的黏液牢固地粘附在毛发或衣服等纤维上。虱吸血会引起皮肤瘙痒,严重者可以产生丘疹或荨麻疹。人体寄生虱有3种:头虱、体虱和阴虱。头虱主要寄生于人的头发中,体虱多见于内衣的衣缝、皱褶、衣领和裤腰等处,阴虱主要寄生于阴部、腋窝、肛周等体毛较粗的部位。虱可以传播流行性斑疹伤寒、战壕热、流行性回归热等多种疾病。

(六) 蟑螂

蟑螂的生活史包括卵、若虫、成虫3个阶段。在已知的种类中,大多数是野栖的,与人类的关系不大;家栖的比较少,但与人类关系密切,具有重要的卫生意义。常见的重要危害种类有:德国小蠊、美洲大蠊、黑胸大蠊、澳洲大蠊、日本大蠊等。蟑螂具有逆趋光性,喜欢在阴暗、湿热、有充足食物和水的环境中孳生繁殖,居民住所、宾馆、餐厅、车站、码头、医院、浴室、列车、舰艇等均可栖息。可以携带多种病原体,包括多种致病的病毒、细菌、真菌以及寄生虫卵等。因此,蟑螂在取食等活动过程中,不可避免地对人类的食物及生活用品等造成污染,严重骚扰人们的正常生活,威胁健康。

(七)臭虫

臭虫是属于昆虫纲半翅目臭虫科的一类小型昆虫,由于有一对能分泌臭味的腺体,爬过之处会流下难闻气味,故名臭虫。臭虫呈世界性分布,有74种,其中与人类有寄生关系的仅有温带臭虫和热带臭虫两个家栖种类。我国热带臭虫分布在长江以南,温带臭虫在全国均有分布,以长江以北为主。其生活史包括卵、若虫、成虫,具有群栖性,通常在狭窄的缝隙中栖息,如床板、褥垫、箱缝、桌椅缝隙等。主要危害是吸血骚扰,严重时可导致皮肤红肿、痒痛、丘疹样荨麻疹等。

三、常用杀虫剂

虫媒传染病的传播途径大多比较单纯,通过媒介昆虫传播是唯一或主要的传播方式,所以杀虫在防生措施中占有极重要的地位。卫生防疫机构应当定期调查相关区域媒介昆虫的种类、密度、栖息及活动场所、抗药性等情况,对杀虫效果进行考核与评价;严格杀虫药剂采购、保存和使用的管理。

杀虫措施分为非化学防治(non chemical control)和化学防治(chemical control)。对攻击方投放要做到快速处理和高度杀灭,此项工作往往任务紧迫,面积大,因此,通常首选化学防治。

(一)非化学防治

非化学防治由于相对显效缓慢,在防生应急处置中较少单独采用,通常用于化学防治的辅助措施。

1.环境治理(environmental management)和物理防治(physical control)　环境治理主要包括环境改造,如清除积水、垃圾、粪便等。

2.环境处理(environmental manipulation)　如稻田湿润灌溉、控制水中植被、垃圾、粪便无害化,防止蝇类滋生等。

3.改善居住条件　如合理布局,完善卫生设备等。

(二)化学防治

利用天然或合成的杀虫剂,以不同剂型,通过不同的途径,毒杀、驱避或引诱以达到防治目的,即为化学防治。化学防治由于其高效、快速、方便,因此使用广泛。本节简要介绍几种常用化学杀虫剂。

1. 林丹(lindane) 是杀虫力强、杀虫谱广的一种有机氯杀虫剂(organochlorine insecticides),对成虫、幼虫均有效,对卵和蛹无明显作用,在动物体内有蓄积。制作简单,价格低廉,适于加工成烟熏剂。缺点是会刺激皮肤,产生斑疹、红肿等,使用时应做好防护措施。

2. 三氯杀虫酯(acetofenate) 是一种高效、低毒、易生物降解的有机氯杀虫剂。对蚊蝇的速杀作用优于已被禁止使用的滴滴涕,对抗药性家蝇也有良好的毒杀效果。对于孑孓灭杀也十分有效,lppm 浓度可使其于 24h 内全部死亡。具体操作中,可使用水悬剂喷洒室内墙面,具有相当长的滞留杀虫作用;喷洒家畜体表,可防治体外寄生虫和吸血飞虫。

3. 烯丙菊酯(pynamin) 是一种高效、广谱、使用广泛的常用拟除虫菊酯类杀虫剂(synthetic pyrethroid insecticides)。拟除虫菊酯是根据从天然除虫菊花中提取出的天然除虫菊的结构而合成的一类仿生农药。低毒,使用浓度与剂量均低,因此一般不污染环境。易产生抗药性,蜜蜂、家蚕等益虫以及鱼类等高度敏感,鱼类的敏感性远超过对有机氯和有机磷。烯丙菊酯是 1949 年出现的第一个化学合成的拟菊酯,对光和热的稳定性较天然菊酯为优,主要用于室内蚊蝇和其他卫生害虫的防治,由于烯丙菊酯具有较高的蒸气压,适合制作蚊香、电热驱蚊片、气雾剂等。

4. 溴氰菊酯(decamethrin) 是目前有机合成杀虫剂中的拟除虫菊酯类高效品种,残效期可达六周左右,广泛用于农林、仓储、卫生和畜牧害虫。由于含有溴素和氰基,有刺激作用,故不宜以雾剂、油剂、乳剂等在室内做空间喷雾。溴氰菊酯对禽类毒性较低,对鱼类仍属高毒。

5. 其他常用杀虫剂 胺菊酯,也是常用拟除虫菊酯类杀虫剂。击倒速度极快,但致死性差,被击倒者约三分之一复活。主要剂型有:乳油、喷射剂、气雾剂、纸烟剂。倍硫磷、辛硫磷、双硫磷、杀螟松等均为常用的有机磷类杀虫剂。其中倍硫磷对人畜毒性低、击倒速度慢、残效期长;辛硫磷对人畜毒性低、速杀作用强于倍硫磷;双硫磷是灭蚊蚴的首选,选择性强,残效长;杀螟松广谱、低毒。

在生物安全条件下,如观察到多数害虫在药剂处理(特别是具有快速击倒作用的药剂)后仍然运动活跃或继续攻击人畜,应考虑其是否具有抗药性。此时,可采取的对策有:①提高杀虫药剂量;②采用多种药物混合配伍制剂;③在配方中加入增效剂;④换用尚未大规模使用过的高效新药;⑤使用非化学性杀虫方法。

在化学药物的使用中,应根据虫种和场所选用不同的化学杀虫技术:对蚊、蝇孳生地,可采取常量喷雾均匀喷洒;对营区、部队临时集结地、虫媒病流行区和驻地的蚊、蝇,或者野外蠓、蜱、虻等害虫,采用超低容量喷雾;对仓库、防空洞、居室下水管道、暖气管道的蚊、蝇、蟑螂,或者野外蚊、蝇、蠓、蜱、虻等害虫采用热雾杀灭;对室内表面和空间的蚊、蝇、蟑螂、蚂蚁,采用滞留喷洒,也可使用烟剂、粉剂、涂抹剂、气雾剂或用毒饵杀灭。

四、影响杀虫效果的因素

杀虫效果不仅决定于药、械的性能,更与实际应用有关,通常情况下,杀虫效果受下列因素影响:

1. 杀虫对象　对象不同,针对性的杀虫措施也不同。蚊虫类的吸血昆虫,以室外空间喷雾为主要打击手段,兼以屏障区内的滞留喷洒(residual spray)做封锁拦截。处理时不仅喷洒植丛、畜舍和人房,还应考虑家畜家禽的体表药剂处理,因为多数蚊类嗜吸家畜或家禽血。针对蝇类易于诱捕的特点,无论围歼区或屏障区,均应加强毒饵诱杀。蚤类畏强光,白昼多潜藏在有缝隙的尘土和植丛表土中,所以用粉剂防治最为有利,特别应注意对鼠洞、畜舍、兽穴、草丛、鸟窝的喷药处理。实验证明,飞翔中的昆虫,其翅所获得的药量为虫体获量的4倍多;飞翔中昆虫的足和触角伸展,受药的机会增加;飞翔在药雾中蚊虫的死亡率为停息蚊的4~5倍。因此,针对害虫的生态特点确定杀虫方针是一项重要原则。

2. 气象条件　无论室中或地面喷雾,都可在不同程度上受到气象条件的影响。喷雾粒径愈小,所受影响愈大。

(1)近地层空气的垂直动向　近地层空气垂直稳定状态是成功施放杀虫烟、雾的先决条件。通常药雾贴地运行效果才好。在空旷地带,晴天日出后1h,近地层空气即可产生上下对流,约至日落后1h才停止。故此时不宜使用粒径小于20μm以下的喷雾,否则雾云随上升气流升腾消散,不能打击植丛中的害虫;该时,只宜使用粗雾滴喷洒,但直升飞机喷雾仍可发挥作用,因其推进器产生向地面加压的气流,有利于使药雾穿透植丛。

(2)风向　在空气的垂直分布稳定时,水平的风向便起主导作用。风向的稳定与否,决定效果的优劣。通常,晴天比阴天风向稳定,夜间比白昼风向稳定。在雷雨将至或晴雨交替之际,地面上空冷热气团交锋,风向往往顺逆不定,此时多不宜喷雾。

(3)风速　通常认为大风速有利于较大雾粒发挥作用。在风速小或几乎无风时,喷出的药雾积聚在狭小范围之内,达不到大面积覆盖的效果。

（4）**异常天气**　大雨可抑制昆虫活动，野外可不作杀虫处理。小雨不妨碍昆虫活动，可常规杀虫喷雾。

3.**地形地貌**　地形地貌会对垂直气流和风向、风速产生影响，从而影响杀虫喷雾效果。例如，山区谷地，白天有逆坡而上的谷风，夜晚有顺坡而下的山风；滨海地带，白天有自海面吹向陆地的海风，夜晚有自陆至海的陆风。在地形、地物较为复杂的地区，进行杀虫喷雾应细致观察处理。例如在正面受药空间杀虫效果良好的城市街道，建筑物的背阴和转弯或交界处往往存在空气涡流，形成死角，药雾处理不到。对这些死角，应作补充喷雾。

在保障生物安全杀虫工作之前，应综合判断当地有关媒介昆虫种群动态，若存在流行病学上引发疫情或扩大传播的危险性，则对该媒介虫种应采取压制性打击措施，如尚未到此紧迫程度，则应更多地采取消灭虫源的措施，如对蚊蝇等着重消灭孳生地，对蚤类则着重灭鼠和消灭家畜窝巢的鼠蚤等。

五、防治效果评价

杀虫工作完成或在进程中，需要根据实际情况通过科学的考核方式评价防治效果，以便发现问题，改进方法，完善程序，提高效率。不同的昆虫调查及评价方式不同。

（一）蚊虫

蚊虫的采集主要选择蚊类滋生地。例如居民区内可以选择有代表性的人房、卧室、宿舍等地方，野外可以选择草丛、山洞、石缝、防空洞等阴暗、潮湿、通风差的地方。灭蚊考核应设置灭蚊区与对照区，排除自然因素对蚊虫密度的影响，正确显示灭蚊效果。灭蚊区与对照区之间距离要大于蚊虫飞翔半径，通常选择5～10个调查点。

1.蚊密度下降率计算公式：

蚊密度下降率＝（灭前成蚊平均密度 − 灭后成蚊平均密度）/灭前成蚊平均密度×100%

2.相关密度指数（RPI）：

相关密度指数＝（对照区处理前平均密度值×灭蚊区处理后某天密度值）/

（对照区处理后某天密度值×灭蚊区处理前平均密度值）×100%

相关密度指数的值愈小，效果愈好，小于50说明效果明显，等于或大于100说明无效。

（二）蝇

在灭蝇前，主要调查该地区的蝇种组成、密度、优势种、孳生场所、成蝇习性等；灭蝇后,主要调查成蝇密度、药剂敏感性等,以检验该地区蝇类防治效果。灭蝇效果的主要评价方法有密度下降率和相关密度指数两个指标,计算方法与蚊虫相同。

(三)蟑螂

1.侵害率　根据灭蟑螂的不同环境,调查蟑螂的主要侵害场所,求出不同场所的侵害率,计算公式如下:

侵害率 = 检出有蟑螂若虫和成虫的房间数 / 检查房间数 ×100%

舰船舱室数、仓库数、餐厅数、教室数、宿舍数等均可视为检查房间数。根据灭蟑螂前后侵害率的变化来评价灭蟑螂的效果。

2.蟑螂密度下降率　计算思路与蚊虫、成蝇密度下降率相同,具体公式为:

密度下降率 = (灭前蟑螂平均密度 − 灭蟑后蟑螂平均密度)/灭蟑前蟑螂平均密度×100%

第三节　灭　鼠

在医学上灭鼠(deratization)是指消灭能作为传染源的啮齿动物。啮齿动物(rodent)是许多病原体的储存宿主或传染源,通过体外寄生虫的叮咬、排泄物污染、机械携带以及直接啃咬等方式,使人致病。与鼠类有关的疾病主要包括鼠疫、钩端螺旋体病、恙虫病、森林脑炎、流行性出血热、蜱媒回归热、地方性斑疹伤寒、野兔热、鼠咬热等多种传染病,这些都是部队平战时应该积极预防的传染病。鼠类是鼠疫杆菌、野兔热杆菌、地方性斑疹伤寒、立克次氏体、森林脑炎病毒、拉沙热病毒等主要生物战剂的保菌动物和传播媒介。鼠类及其体外寄生节肢动物,主要是蚤类,曾多次被用做生物战的工具。

一、常见鼠类及其生态习性

(一)褐家鼠(Rattus norvegicus)

亦称沟鼠、大家鼠、挪威鼠,是大型家栖鼠。体粗壮,性凶猛,善于掘穴,亦会游泳,攀登能力较差,栖息地非常广泛,主要栖息于住宅、仓库、厨房、厕所、垃圾堆和下水道中。鼠性狡猾多疑,有时可几天静止观察而不活动,通常有黄昏和黎明前两次活动高峰,密度大时白天也可见其活动。食性杂,喜欢摄入含水分较多的食物,对饥渴耐力较差,所以摄食频繁。在住宅区主要盗食食物,在野外主要以各种成熟的作物为食。其繁殖力强,一年四季均可生育,平均每胎产仔 8~10 只。褐家鼠呈世界性分布,我国仅少数干旱地区未见。

该鼠由于具有家、野两栖性，很容易把疫病带入居民区造成危害。

（二）黄胸鼠（Rattus flavipectus）

又称屋顶鼠、黄腹鼠、长尾鼠，体型较大，与褐家鼠外形相似，但较褐家鼠瘦小，体躯细长，尾长等于或大于体长。主要为家栖，行动敏捷，攀缘能力强，常在屋顶、天花板、门框和窗框等处筑巢，不喜欢群居。多在夜晚活动，以黄昏和清晨最为活跃。有季节性迁移习性，每年春秋两季作物成熟时，迁至田间活动。繁殖能力较强，一年内一般可出现两次繁殖高峰。黄胸鼠具有杂食性，但主要以植物性食物为生，与褐家鼠相比更偏好含水分较多的素食。主要栖息在平原及部分山区，洞穴构造较简单，分布于长江以南各省区，最北到郑州、西安一带。

（三）黑线姬鼠（Apodemus agrarius）

又称黑线鼠、田姬鼠、长尾黑线鼠等。在我国分布很广，除广西、新疆、宁夏、青海和西藏外，均有分布，喜栖息于潮湿的农田和草原，主要在田坎筑巢，喜群居。体形较小，属于小型野栖鼠类，背部中央有一条黑色毛组成的黑线是其形态主要特征。该鼠繁殖力强，条件适宜全年皆可繁殖，密度季节消长波动很大。杂食，主要吃种子、植物的绿色部分以及根茎等。以夜间活动为主，活动高峰为黄昏和黎明。不冬眠，无贮粮习性，随自然条件和食物来源而迁移。该鼠可传播钩端螺旋体病、恙虫病、鼠疫和流行性出血热等病，严重影响农村居民和部队人群的健康。

（四）小家鼠（Mus musculus）

又名小鼠、鼷鼠、米鼠仔等，体形很小，属于小型家栖鼠，成鼠体重只有15g左右，毛色随季节和环境而异。食性杂，喜食各种种子，尤其是小粒谷物种子。它很容易钻过直径6mm的孔隙，跑、跳和攀登均有一定的能力，在条件适宜的情况下全年皆可繁殖，春秋季为高峰。小家鼠家野两栖，与褐家鼠、黄胸鼠可同时存在，但由于对食物和隐蔽场所的竞争，彼此数量都存在着相互影响的关系。相当部分的小家鼠常年居于野外，常居于建筑物的下部，对高层建筑的适应性强于褐家鼠。一般来说由于小家鼠狡猾程度比褐家鼠要差一点，因此小家鼠易于被捕捉。

二、防鼠（rodent exclusion）

根据历史公布的资料，利用鼠类及其体外节肢动物进行生物战的方式主要有以下几种：一是使用特制的纸容器和降落伞空投疫鼠和疫蚤，如家鼠、田鼠和人蚤等；二是将疫鼠投放在大城市的郊区，随后由动物或人将疫病带入市区引起爆发流行（因为若直接将疫鼠投入市区容易被发觉而消灭,达不到预期目的);三是空投大量染菌谷物,使郊外的野鼠摄食染菌谷物而感染发病。生物战剂最可能的释放方式是微生物气溶胶,它一方面可以直接在人群中引起疫病的爆发流行;另一方面可以感染当地的鼠类,造成顽固的疫源地,随着鼠类繁衍,不断在人群中引起流行。因此,除了生物威胁中要及时消灭敌投的鼠类外,还必须做好经常性的防鼠和灭鼠工作,将鼠密度控制到最低的水平,防止它们通过直接接触和体外寄生节肢动物的媒介作用而扩大疫病的蔓延。

事实上,任何杀灭措施都不能代替防鼠工作,只灭不防效果很难持久,尤其是生物战条件下,病原体会迅速通过直接接触或体外寄生节肢动物的媒介作用而传染至本地鼠类。因此,在反生物战灭鼠的同时还须加强营房、仓库、坑道、地下室等场所的防鼠设施和检查制度。发现有鼠迹应立即组织捕杀。鼠的种类很多,家栖鼠种中危害最大的主要有小家鼠、褐家鼠和黄胸鼠等鼠种;野栖鼠类中危害较大的主要有黑线姬鼠、东方田鼠、布氏田鼠、达乌尔黄鼠、长爪沙鼠、大仓鼠、黄毛鼠、喜马拉雅旱獭等。

(一)环境改造(environmental modification)

不良的环境卫生是鼠害发生的根本原因所在。脏乱的环境给鼠类提供了两个生存的基本条件,即食物来源和隐藏筑巢场所。在预防性鼠害治理中,环境治理与环境改造是最根本的措施,也是唯一能够长期有效抑制鼠类种群的手段。没有持久的清洁卫生环境,即便是大量灭鼠工作之后,由于鼠类的生存和繁衍特性,鼠类种群会很快恢复甚至超过原有水平。经常不打扫而杂乱无章的房屋、垃圾堆、杂草丛生的场所等,是鼠类最好的栖息场所。要注意消除这些可能被鼠类利用的条件。彻底改善营院卫生,减少可能被鼠类利用的食物和做巢的废弃垃圾,清除结构性鼠类隐蔽场所,让鼠类找不到食物和可栖息之地,从根本上断绝鼠患。鼠类没有了生存的基本条件,就无法生存,要么死亡要么迁移到其他地方。如果新驻营地或外训地区鼠害严重,应先灭鼠后彻底打扫卫生,改造环境,并修建防鼠设施,达到灭鼠效果持久的目的。

(二)防鼠建筑(rodent – proof building)

如果是旧房屋,需要改进以达到防鼠要求,一是使鼠类无法进入,二是阻止鼠类在大型建筑物中流窜,达到较好的灭鼠效果。应充分考虑到褐家鼠和黄胸鼠能通过10mm的孔隙,小家鼠能通过6mm的孔隙。营区内防鼠可采取的措施为:

1. 外墙周围用水泥抹光1m高,内墙20cm高。水泥地面应厚10cm。

2. 室与室之间的间隔不留夹层和空隙。

3. 存放粮食的仓库或库房的地面与墙基部最好用水泥,门窗严密无缝,底部最好包一层铁皮,通气口应加粗铁丝网,使鼠类不能进入。

4.粮食架高存放,不靠墙堆放;副食品及其他食物应放在柜或缸内,并严密加盖,或挂在架子上。

5.管好厨余、饲料,及时清除垃圾,使鼠类找不到食物。

6.室内应保持清洁,特别是储藏室、库房,家具和物品尽可能不靠墙放,箱、柜要垫高、离地。对不经常用的物品,要定期整理、翻动,以免鼠类隐藏做窝。

7.所有的管道进出孔周围要用水泥封死。门窗要合缝。下水道和阴沟损坏要及时修理。

三、灭鼠

如果相关区域发现有鼠类活动的证据,应该组织灭鼠工作。城镇中常见的鼠类有褐家鼠、黄胸鼠和小家鼠。家栖鼠类由于分布广、繁殖快、机警而活动能力大,在灭鼠时必须全面动手,并采取防、捕、毒相结合的方法,才能收到良好的效果。

出现下列情况之一时,必须立即组织灭鼠工作:一是发现攻击方投放鼠类;二是发现大量自毙鼠;三是发现攻击方投放蚤类、蜱类和其他鼠类体外寄生节肢动物;四是发现攻击方施放鼠疫杆菌、野兔热杆菌和其它以鼠类为保菌动物的生物战剂气溶胶;五是人群中发生鼠疫、野兔热等病的病例。

鼠害的最终解决是靠环境改造和防鼠建筑,但目前限于条件很难实现,同时防生条件下会出现大量的攻击方投放鼠类,因此使用灭鼠剂(rodenticide)仍是综合防制的主要组成部分。建议每年在鼠类繁殖高峰前与初春秋末、冬季时,组织大面积性药物灭鼠,较好控制鼠密度。目前的灭鼠剂按照在鼠类体内产生药物作用的时间长短,分为速效灭鼠剂和缓效灭鼠剂两大类。理想的灭鼠剂应该具有以下特点:①靶向动物不拒食,适口性较好,平均摄食量能够达到致死剂量,以保证鼠类在正常摄食量下能够毙命;②具有选择性毒性,对鼠类有毒杀作用,对其他动物安全;③操作安全,使用方便,使用时污染小,且适合携带;④作用较缓慢,靶动物有足够时间吃够致死剂量,避免有些药物起效时间过短,鼠类没有吃够致死剂量,就已经表现出不适,导致拒食,从而使灭鼠失败;⑤二次中毒危险性小,使用浓度对人畜安全,没有累积毒性,应避免使用药物致死的鼠类被其他大型动物,尤其是牲畜食用后产生毒作用,而造成不应有的事件或损失;⑥环境中很快降解,这是药物灭鼠的一个不容忽视的问题,不能因小失大,只重灭鼠而污染了环境,为人类带来不应有的损失;⑦有特效解毒或治疗方法,一旦发生灭鼠药物被人类误食,应具有特效的治疗方法,避免因灭鼠而对人类产生危险;⑧价格低廉,灭鼠药物的使用往往面积较大,而且需要长期坚持;⑨不产生生理耐药性,确保灭鼠药物能够长期有效地发挥作用。目前尚未有灭鼠剂能够满足理想要求,因此在灭鼠剂的选择中,应结合实际情况选择合适的灭鼠剂,下面简要介绍几种常用灭鼠剂和灭鼠方式。

(一)速效灭鼠剂灭鼠

速效灭鼠剂作用快,潜伏期短,投药后 24 小时内便可收到明显的灭鼠效果。由于鼠类一般取食一次速效灭鼠剂即可被毒杀,因此,速效灭鼠剂适用于要求在短期内降低鼠密度的灭鼠工作。有下列情形之一的,必须立即组织用速效灭鼠剂灭鼠:①发现大量自毙鼠,或者人群中发生鼠疫、野兔热患者;②反击发现攻击方投放鼠疫杆菌、土拉杆菌和其他以鼠类为保菌宿主的生物战剂;③发现攻击投放鼠类和鼠体外寄生昆虫。同时,也由于它的速效,部分鼠类进食后反应强烈,由于不到致死剂量而容易产生拒食性,使灭鼠工作效率降低,更有甚之可产生耐药性。速效灭鼠剂最大的缺点是没有特效的解毒剂,对人畜不安全。它的优点是直接投放,不用前饵,一次性短期降低鼠密度,是灭野鼠和敌投鼠的主要方法。

1. 磷化锌(zinc phosphide) 是目前常用的速效、广谱灭鼠剂之一。为灰色粉末,不溶于水,有亲油性。灭鼠原理是磷化锌遇酸分解会产生剧毒的磷化氢,主要作用于神经系统,破坏代谢。中毒动物死于心力衰竭和肾损害。磷化锌具有强烈的蒜臭味和脏黑色,这是鼠类比较偏好的颜色和味道,同时对人类和其他动物可以起到良好的警戒驱避作用。因此,相对于其他速效灭鼠剂而言,磷化锌不仅效果好,而且对人类相对比较安全。缺点一是有二次中毒的危险,尤其是鸡对磷化锌特别敏感,易产生二次中毒;二是对本剂第一次中毒未死的鼠再次遇到时,容易拒食,不宜连续使用。

2. 灭鼠优(ratkiller) 是一种对鼠类具有选择性毒力的速效灭鼠剂,褐家鼠对灭鼠优最敏感。对其他动物而言毒性很低,无二次中毒危险。灭鼠优的作用相对比较缓慢,有 2~6h潜伏期,故鼠类有时间吃够中毒的剂量,灭鼠效果较好。同时有特效解毒剂菸酰胺和胰岛素,相对比较安全。缺点是容易产生拒食性(refusal)。

(二)缓效灭鼠剂灭鼠

抗凝血灭鼠剂(anticoagulant rodenticides)如杀鼠灵、敌鼠和大隆等属于缓效灭鼠剂。这一类灭鼠剂相对于速效灭鼠剂而言,作用缓慢,中毒潜伏期长,通常大于3d。鼠类摄食后,表现出的症状轻,容易吃够致死剂量,不会引起拒食性。此类药物有累积毒力,多剂量慢性毒力远比单剂量急性毒力大。采用低浓度的毒饵,让鼠类反复取食,既能充分发挥其毒力,又符合鼠类摄食行为,且能减少其他动物误食中毒的危险。抗凝血灭鼠剂有特效解毒剂维生素 K,使用安全,是防制本地鼠的常用灭鼠剂,但随着药物配方的改进,一些缓效灭鼠剂也兼具速效灭鼠剂的速杀效能。

1. 杀鼠灵(warfarine) 是第一个用于灭鼠的慢性药物,属第一代抗凝血剂,具有高效、安全、经济等优点。杀鼠灵适口性好,一般不产生拒食,甚至中毒鼠虽已出血,行动艰难,仍会取食。作用机制是阻止肝脏综合生产凝血酶原,损害毛细血管壁,增加通透性。中毒动物死于内出血。维生素 K 是特效的解毒剂。对猫、狗敏感,对牛、羊、鸡、鸭毒性较低。适用于居住区、仓库、轮船、码头、家禽饲养场等地区防治大鼠、小鼠、鼹鼠等鼠类。常用的第一代抗凝血剂还有杀鼠迷,同样广谱、高效、适口性好,一般无二次中毒现象,不会产生忌饵现象。可有效杀灭对杀鼠灵有抗性的鼠。

2. 溴敌隆(bromadiolone) 是第二代抗凝血剂的代表性药物之一,适口性好,对鼠类毒力很强,谱广,一次投毒可杀灭多种害鼠,并对第一代抗凝血剂产生抗药性的害鼠有效。对家栖鼠及野栖鼠均有较好的防治效果。其潜伏期平均 6~7d。作用缓慢,不易引起鼠类惊觉,具有容易全歼害鼠的特点。常用毒饵浓度为 0.005%,防治某些野栖鼠可提高浓度至 0.01%~0.02%。使用时将母粉直接与饵料拌匀,母液可先用水按 1:20 比例稀释,再浸拌饵料制成毒饵。家禽对溴敌隆比对杀鼠灵或氯敌鼠更敏感,在饲养场使用时要特别小心家禽中毒。

3. 大隆(Talon) 属极毒杀鼠剂,是目前毒力最强的第二代抗凝血灭鼠剂,兼具缓效和速效灭鼠剂的优点:慢性毒力较杀鼠灵大 7~12 倍,急性毒力大 50 倍。可以有效毒杀对第一代抗凝血灭鼠剂有耐药性的鼠类。对家鼠和野鼠的毒力都强。缺点是对鸡、狗均敏感,要注意安全使用。

(三)其他灭鼠方式

1. 毒粉(poison powder) 利用鼠类有经常用舌舐爪整理腹毛的修饰行为,将毒粉撒布在鼠洞口和鼠道上。待鼠类走过时,毒粉粘着在它的爪和腹毛上,通过修饰行为舔舐吞下中毒。优点是不受鼠类摄食行为的影响,效果好;缺点是鼠类在未死前会污染食物和水源,不安全,用药量大,也不经济。常用的毒物有 10%~20% 的磷化锌,或 5%~10% 的灭鼠优。特别注意存放食品的地方不能使用毒粉。

2. 毒水(poison water) 鼠类缺水是不能生活的,每只成年褐家鼠平均每天需要 10~25ml 饮水。在缺水的仓库,水比其他食物对鼠类更有引诱力。采用毒水灭鼠的效果往往比使用谷物毒饵的灭鼠效果好。毒水不仅可以节约粮食,而且安全,不致被鼠拖走污染食物和水源。使用时,毒水必须加红色染料或红墨水做警戒色,以防意外事故。为了提高鼠类的摄食几率,可加 2% ~5% 食糖提高引诱力。使用时,最好放于特制的毒水瓶中,防止蒸发和泼洒。常用的毒水有 0.025% 杀鼠灵钠盐和 0.025% 敌鼠钠盐。

3. 器械　不能使用毒饵时,可使用器械捕杀,主要有木板夹、铁板夹、弓形夹和各种捕鼠笼等,常用的诱饵是饼干、花生米、向日葵籽、肉皮和水果等,用芝麻酱、花生酱或面粉涂抹活板,也能收到良好的效果。器械捕杀相对来说使用较少,通常只在需要捕鼠做流行病学和生物学调查时使用。它的优点是:效果确实,简便易行,费用较低,对人畜安全;缺点是:①同种器械连用时,效果迅速下降;②功效较低;③效果随使用者的熟练程度而有较大差异。使用捕鼠器要有一定的技巧和经验,如家栖鼠喜欢在黑暗的角落沿墙基活动。捕鼠器最好放在鼠洞口和鼠道附近,捕鼠器要和鼠道呈直角安放,打鼠弓的一端靠近鼠道。在狭窄的场所可以用两个鼠夹并放,这样可以捕打来自两个方向的鼠。

(四)灭鼠剂使用注意事项

1. 灭鼠剂在使用时需配制毒饵,配制时注意事项　①诱饵必须新鲜才对鼠类有引诱力,对急性毒饵更为重要。各种谷物都可作为诱饵,谷物的气味和颗粒的大小,对鼠类的取食都有影响。总体上说,研碎的谷物比整粒的好;挤压成形的,直径 2 ~4 mm 的比散粉好;因其含药均匀,更便于鼠类取食。还有水分含量高的食物对鼠类有更大的引诱力,例如鲜红薯和土豆块优于干谷物,水泡的麦粒优于干的。②灭鼠剂的含量必须准确,太低太高都会影响灭鼠效果。③调拌要均匀,毒饵总量在 2kg 以内者,可用手戴橡胶手套后在桶中混合,超过 2kg 者必须用机械搅拌。

2. 缓效灭鼠剂毒饵在使用时,需注意事项:①投饵点的选定和间隔距离与急性毒饵使用方法相同。②在投毒饵期间每个饵点要有足够的毒饵供鼠取食。③不用前饵,直接投放。④通常每点投放 50 ~200g 毒饵,每周检查补充毒饵 1 次,鼠密度高时,最好在第一周检查补充毒饵 2 ~3 次,全部吃光的加倍投放。若有 1/4 以上的投饵点完全吃光时,说明投饵点太少,需增加投饵点。一般情况下,连续处理 5 ~12d 即可达到防制目的。投毒饵第 2、3 天时,毒饵消耗量最多,鼠尸出现高峰在第 6、7 天,第 10 ~15d 可完全控制鼠患。

若使用抗凝血灭鼠剂毒饵失败,通常由以下原因造成:①投放的毒饵量不够;②毒饵质量差,鼠类拒食;③投饵点选择不当,鼠类不容易发现;④处理的面积太小,不断有鼠从外围迁入;⑤毒饵消耗量下降不明显,甚至有增高的趋势,可能产生抗药性。分析时首先应考虑前四个原因。若都不成立,可考虑是否出现了抗药性。

为了更有效地应对使用鼠类或其媒介进行生物攻击,鼠类的监测工作需常抓不懈。

如乌鲁木齐周边地区正式确认的鼠疫疫源地有两处,一是新疆天山以南灰旱獭鼠疫,疫源地以山地森林草原带为主,主要宿主动物为灰旱獭;二是戈壁荒漠大沙鼠鼠疫,疫源地位于准格尔盆地南缘戈壁荒漠,以戈壁荒漠梭梭植被带为主,主要宿主动物为大沙鼠。这是平时监测状态下的分布状况,做好监测工作。面对生物威胁情况下,与平时状况进行比对分析,出现异常状况才能迅速反应出来;同时,种类的监测也需要重视,戈壁荒漠大沙鼠疫源地中最常见物种是子午沙鼠,南天山灰旱獭疫源地监测点显示优势媒介为簇鬃客蚤,一旦出现与监测状况有显著不同时,需提高警惕。

四、灭鼠效果评价

通常通过考核灭鼠前后鼠密度的下降率,即灭鼠率(killing mouse rate)来评价灭鼠效果,灭鼠率的评价方法有鼠夹法、粉迹法和直观法。

(一)鼠夹法灭鼠率

鼠夹法是指选用中号铁板鼠夹,以花生米、油条或红薯块等为诱饵。用于室内时,将鼠夹沿墙基地面布放在鼠道上,夹口与墙面垂直,每15m² 房间放置一个;用于室外时,沿直线5m 等距布夹。每天晚上放置,早晨收夹,记录布夹数、有效夹数、捕获的鼠种和数量。连续布放两个夜晚。灭鼠率的计算应用如下公式:

鼠夹法灭鼠率 =(灭鼠前捕鼠率 – 灭鼠后捕鼠率)/ 灭鼠前捕鼠率 ×100%

其中,捕鼠率 = 捕鼠数/有效夹数×100% 。

(二)粉迹法灭鼠率

粉迹法是指将滑石粉装入纱布袋或布粉箱中,沿墙基地面撒粉,控制粉块面积为20cm × 20cm,厚为1mm。室内每15m² 房间布放2 块,室外沿走廊或屋檐下墙基地面5m 直线等距布粉块。每天傍晚布粉,次日早检查粉块上的鼠迹,记录布粉块数、有效布粉块数和有鼠迹的粉块数。此操作过程连续两个夜晚,布粉不少于200 块,计算有鼠迹的粉块阳性率。

粉迹法灭鼠率 =(灭鼠前阳性率 – 灭鼠后阳性率)/ 灭鼠前阳性率×100%)

其中,

阳性率 = 有鼠迹粉块数/有效粉块数×100%

(三)直观法灭鼠率

直观法是指通过观察,检查室内鼠洞、鼠粪、鼠迹和鼠咬痕迹来判断鼠情。连续检查2 日,根据检查15m² 房间数和有鼠情房间数计算阳性率。

灭鼠率 =(灭鼠前阳性率 – 灭鼠后阳性率)/ 灭鼠前阳性率×100%

其中，

阳性率＝有鼠情房间数/有效粉块数×100%。

小　结

1. 生物战剂的洗消,也称之为消毒,指用物理或化学方法杀灭或清除污染的生物战剂以达到无害化处理。

2. 生物战剂的洗消原则是消毒与封锁自净相结合、局部洗消与全面洗消相结合。

3. 生物战剂的洗消范围原则上小于污染范围。

4. 全面的卫生处理,需要在指挥员统一指挥下,撤出污染区进行。

5. 压力蒸汽灭菌法灭菌效果可靠,常用于耐湿、耐热器械的灭菌。

6. 目前常用的消毒剂分为三种:高效消毒剂(环氧乙烷、过氧乙酸、戊二醛、含氯消毒剂等)、中效消毒剂(碘制剂、乙醇等)、低效消毒剂(新洁而灭、洗必泰)。

7. 含氯消毒剂被广泛应用于卫生防疫中,卫生防疫人员应该熟练掌握含氯消毒剂的使用方法。

8. 杀虫是指杀灭或防除能作为传染病传播媒介的医学昆虫。

9. 反生物战条件下判断敌投虫情通常通过三联系、七反常、一对照来判断。

10. 蚊、蝇、蚤、蜱是生物战中最可能使用的媒介昆虫,主要通过特种航弹或生物导弹撒出的子母弹进行撒布。

11. 常用化学杀虫剂有:林丹、三氯杀虫酯、烯丙菊酯、溴氰菊酯、胺菊酯。

12. 灭鼠是指消灭能作为传染源的啮齿动物。

13. 有下列情形之一的,必须立即组织用速效灭鼠剂灭鼠:①发现大量自毙鼠,或者人群中发生鼠疫、野兔热患者;②发现攻击投放鼠疫杆菌、土拉杆菌和其他以鼠类为保菌宿主的生物战剂;③发现攻击投放鼠类和鼠体外寄生昆虫。

14. 常用灭鼠剂有:磷化锌(速效)、灭鼠优(速效)、杀鼠灵(缓效)。

(邵中军　雷　霁　张　磊　王　波)

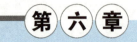

防 护

生物战剂的防护贯穿生物武器和生物恐怖袭击应对的整个过程,是应对生物战、减少生物战剂暴露和减轻生物战剂致病危害的重要措施。防护措施主要包括物理防护、免疫防护、药物防护等,生物恐怖袭击发生时,采用物理防护措施减弱和隔离生物战剂对部队、居民和现场救援人员的威胁是有效预防和开展防护工作的基础,对暴露人员和易感人群实施免疫预防和药物预防措施是预防发病和减轻病情恶化的有效方法。为了确保救援人员的战斗力,保障救援工作的顺利开展,参与现场救援人员个人防护装备及防护措施需严格按要求落实。

第一节 防护原则

在展开生物武器防护的过程中要贯彻以人为本,基本原则包括以下四点。

一、军事斗争与政治斗争相结合的原则

《禁止生物武器公约》的生效一定程度上遏制了生物武器的使用,但是却无法完全禁止。在军事斗争前期,应采用各种政治斗争防止敌对方使用生物武器;在军事斗争中,应采用各种军事斗争手段摧毁敌对方生物武器研发地、生产工厂、储存地,破坏和干扰生物武器运输和实施。由于生物武器的使用违背了国际公约,违背人道主义,在军事上积极应对的同时,通过生物武器的侦察、采样和检验,收集足够的证据,在国际政治舞台上揭露敌人使用生物战剂的罪行。

二、军队防护和民众防护相结合的原则

由于生物武器具有效应面积大、传播途径多、致病能力强等特点,一旦发生生物战或

生物恐怖袭击,被袭击的对象是广泛性的,包括军队、居民,甚至生物和农作物;可能污染的范围是扩散性的,包括生物武器袭击的污染区域和疫情发生后的疫区,因此实施具体防护措施时在《中华人民共和国生物安全法》的指导下,需要军队和地方政府相互协调,组织实施完成各项防护工作,确保防护措施落实到位。

三、专业保障和卫生宣教相结合的原则

生物武器防护是一项专业技术性强、涉及面广、工作量大的工作。进行生物武器防护首先需要军队和各级行政部门做好生物武器袭击的风险评估,准备好各种应对措施、实施方案(预案);其次,进行生物武器防护需要涉及的军事作战指挥、侦查、工程、装备、医疗卫生等各部门在最高指挥机构的管理和协调下统一部署、分工协作、高效有序展开;第三,进行生物武器防护需要展开针对专业人员的技术保障措施和针对群众的卫生宣传教育措施,防生专业技术保障包括疫苗接种、药物预防、医疗救治等,卫生宣传教育包括环境卫生、个人卫生和饮食饮水等。

四、"核、化、生"综合防护相结合的原则

在战时为了获得战场决胜权,"核、化、生"及相关的恐怖袭击常常存在不确定性和联合攻击性,"核、化、生"个体防护装备具有一定的共性,因此"核、化"共同防护的工程设施、个人防护装备和洗消设施等也可用于"生"的防护,实现和满足"三防"要求。同时,"核、化、生"的防护均属于战斗保障的范畴,涉及作战指挥、政治斗争、侦察预警、军事训练、工程设施、物资供应和行政管理等方方面面,必须在军队首长的统一领导下进行"核、化、生"防护相结合的组织实施。

第二节　物理防护

针对传染病流行的三个环节的措施同样适用于生物袭击的防护,防护措施主要包括:物理防护、免疫防护、药物防护。由于部分生物战剂尚无有效的疫苗,且疫苗应答需要有一定免疫应答期,导致使用范围受限,而药物预防效果的影响因素很多,故物理防护成为这三个防护措施中最基本、最普遍的措施。生物战剂的施放方式多样化,主要包括有气溶胶、污染食物或水源、通过媒介昆虫侵入人体,同时生物战剂具有可以经气溶胶方式感染

人体的特点(详见第九章),故生物战剂的主要施放方式是生物战剂气溶胶,气溶胶主要通过呼吸道黏膜侵入人体,还可以通过皮肤黏膜侵入。因此,生物战防护过程中最为重要的是做好物理防护,从而实现早期预警和早期采取针对性的预防措施。物理预防是指采用物理措施阻止(隔离)生物战剂及其传播媒介对人体的侵袭。物理防护包括个人物理防护和集体物理防护。

一、个人物理防护装备

个人物理防护装备(personal physical protection equipment)是用于个体防护的隔离装备,通过保护呼吸道、面部、眼部、手和身体等暴露部位,防止污染空气、液体、生物或物品经呼吸道、消化道传播,以及接触传播。个人物理防护装备包括呼吸道防护、口腔和眼睛防护、躯体皮肤防护装备等。

(一)呼吸道防护用品

呼吸道防护是指防御缺氧空气和空气污染物进入呼吸道。

1. 按空气净化方式分类　可分为过滤式和隔绝式两种,其中过滤式携带、使用便捷,但安全性不如隔绝式。

(1)过滤式呼吸道防护用品　是将作业环境空气通过过滤元件除去其中的有害物质后作为气源的呼吸防护用品。分为自吸过滤式和送风过滤式。①自吸过滤式:是最常见的一种。靠使用自主呼吸作用克服过滤元件阻力,吸气时面罩为负压,属于负压呼吸器。②送风过滤式:靠机械或电力克服阻力,将过滤后的空气送到面罩内呼吸,送风量通常大于呼吸量,吸气过程中面罩内可维持正压,属于正压呼吸器。

(2)隔绝式呼吸防护用品　是指能佩戴呼吸器官与作业环境隔绝,靠本身携带的气源或依靠导气管引入作业环境以外的洁净气源的呼吸防护用品。隔绝式呼吸防护用品可分为供气式和携气式两类。①供气式:常指长管呼吸器,依靠一根长长的空气导管,将外界洁净空气输送给使用者。分为负压式(自吸式)和正压式。若靠使用者自主吸气导入外界空气,吸气时面罩内为负压,叫自吸式或负压式长管呼吸器;若靠气泵或高压空气源输入空气,保持面罩内正压,属于正压长管呼吸器。②携气式:简称自给式呼吸器(self‐contained breathing apparatus,SCBA),呼吸空气来自携带的空气瓶,高压空气经降压后输送到面罩内呼吸,消防队员灭活或抢险救援作业通常使用SCBA。

2. 按产品设计形状分类　包括防护口罩、防护面具和面罩。

（1）防护口罩　防护口罩种类很多，主要包括防生口罩、防疫口罩、防尘或医用口罩。防护口罩佩戴时需要注意与面部保持密切贴合，特别是鼻梁、面颊和下巴等处，不能留有空隙，否则达不到有效防护作用。①防生口罩：劳动防护用的 N95、N99 和 S-2003-A 生物防护口罩，是理想的防生口罩，上述防护口罩对直径 $0.3\,\mu m$ 以上微生物气溶胶的滤过效果分别达到 95%、99% 和 99.52%。防生口罩周边的垫圈和鼻梁处的垫圈可以根据面形调节，适应脸型以保证密封。这类防护口罩使用简单，携带和处理方便，适用性广泛，可用于严重生物污染环境下如现场处置、防疫和临床救护等人员以及实验室工作人员的呼吸道防护。②防疫口罩：市售防疫口罩种类繁多，其中纳米抗菌防疫口罩抗菌效果较好，该口罩除了有普通口罩的隔离作用外，还具有双向过滤的特点，既抑制杀灭空气中附着在口罩上的细菌等微生物的作用，又防止人自身呼出物的二次污染。③防尘或医用口罩：通常到疫区、医院、与高密度人群近距离接触，可以考虑戴相应口罩，其功能可滤除一部分空气中的生物战剂。医用口罩主要分两大类，医用纱布口罩和医用无纺布口罩。医用纱布口罩采用医用脱脂棉纱布缝制而成，国家对医用脱脂纱布的经纬密度、酸碱度、吸水性和荧光物质等指标有严格的规定，同样对医用无纺布口罩也有相应标准要求，特别要求对人体无刺激、无过敏反应，成品出厂前还要求进行消毒处理。

（2）防护面具　防护面具是呼吸道防护最有效的装备，其主要作用是对生物战剂气溶胶的过滤功能。除了对海洋环境有特殊要求以外，防护面具可以用于防护目前所有的化学战剂和生物战剂，无论是液滴、气溶胶，还是蒸汽形式都能进行防护，前提是所有防护面具必须选用大小合适的规格、佩戴正确才能发挥有效功能。目前国内外许多防护面具都是防生、防化两用面具，对头面部（鼻、眼、口、耳和头颈部皮肤）实施有效防护，主要作用是在过滤材料的有效使用时间内能提供防护生物气溶胶的功能，一般配合防护服使用。防护面具由罩体、空气滤器（高效粒子过滤功能）组成。防护面具设计还需要考虑使用弹性材料来保持面具与面部的贴合性和严密性，有些面具还需要考虑视野、外形、重量、正负压以及供氧等问题。防护目的进行相应的完善。使用防护面具要注意，根据性能定期更换消耗部件，保证防护效果；选用有生物防护功能的面具，要按照说明书使用，确保全部过滤材料在有效期内。①生物防护面具：是一种防护呼吸道生物危害的防护装置，仅适用于生物战剂防护。采用过滤式设计由过滤罐和眼窗组成。该防护面具具有以下特点和性能：A. 尺寸符合中国人面部特征，能使 95% 以上人员面部结构密合，漏气率≤0.005%；B. 增加了遮蔽口鼻部的阻水罩和单向吸气阀，从而提高 O_2 利用、降低呼吸中的 CO_2 和减少目镜片水汽;C.轻便的滤罐具有生物专一性,但是不能防护化学战剂;D.微生物气溶胶的防护效率 > 99.9999%,对 $0.3\mu m$ 粒子的滤除率大于 99.99%;E.面具佩戴 30min 内呼吸通畅。②正压防护面具:该装备工作原理是对空气中细菌和病毒进行高效滤除(达到国家 GB6223 – 86)后,由给氧气系统为头罩内提供一定流量的空气,并使头罩内保持正压,使头罩内空气向外排放,外界空气不经净化无法进入头罩,从而对医务人员起到良好的保护作用。其构成包括:头罩、空气净化系统、给气系统、紧固带、电池组、充电器等。该系统可以除去空气中 99% 的 $0.1\mu m$ 微粒气溶胶,持续工作时间可达 2h。③生化两用防护面具:除了对于海洋环境有特殊要求外,该防护装备可用于防护化学战剂和生物战剂。防护面具必须选用大小合适的规格、正确佩戴才能实现有效防护。该装置包括 M17A2 型化学-生物防护面具和 M40 型防护面具,M17A2 型化学-生物防护面具目前被 M40 型替代。

(3)防护面罩 防护面罩是装有空气过滤阀门,利用佩戴人员自身呼出的气体,使得罩内充满气体而形成正压,当压力达到一定数值时,气体排出罩外的防护装备。防护口罩使用简单、携带便捷、适用性广,适用于现场处置、应急救护或逃生时,临床救治人员短时间内使用。

3. 简易呼吸道防护用品 在执行任务时或日常生活中突然遭受生物战剂气溶胶攻击时,随身没有携带有效的防护面具时,可以就地取材,利用一些物品如多层纱布,多层手帕、毛巾、甚至是衣物等捂住口鼻进行呼吸道防护,阻止或减少病原体气溶胶经呼吸道吸入。

(二)全身防护装备

1. 生物防护服 生物防护服是用于身体表面物理隔离污染的用品,从结构上又可以分为一体式和分体式两种;从材料来看可分为一次性和多次性防护服。生物防护服适用于微生物污染环境下人员的体表皮肤防护,包括医疗救护人员、外环境侦查采样检验人员、现场洗消防疫人员的体表皮肤防护。生物防护服的面料都必须能有效阻止液体、固体。

2. 橡胶防护服 该防护服是由橡胶制成的,是一种密不透气的隔离服,表面可用于消毒剂的洗消。由于该防护服不透气,防护服自身较沉重,穿戴舒适性差,影响人员的作业范围和作业能力。可同时适用于化学毒剂和生物战剂攻击时人员的防护。

3. 联合防护服 联合防护服用于生物、化学战剂防护,目前联合防护服有连体式、分体式、罩式等多种形式。其质量轻、体积小,符合美国标准和欧盟标准,不受汗、污垢和盐渍的影响,经久耐用,可以连续穿着达 9 天,可洗涤 11 次重复使用,还可以与多种防护面具系列配合使用。套头式防护服,在海湾战争期间多国部队已经使用。两件套的防护服,双层结构,外层是尼龙棉,内层是充填活性炭的聚氨酯泡沫,透气性能好,能够防止化学战剂气体和液滴、生物战剂气溶胶、J 和 K 放射性粒子的侵害。

4. 正压防护服 该装备采用密闭式防护设计,人员处于防护服内的正压环境,所需气体由氧气瓶供给或由通过高效粒子过滤的空气供给,正压防护服适用于 BSL - 3 和 BSL - 4 实验室操作,以及高危病原体污染现场严重时使用,但是人员活动范围受供氧系统的限制,行动不便。

5. 生物战伤员运送隔离舱 为医护人员提供运输烈性传染病病员的医学防护。该运输舱由空气过滤净化系统、负压形成系统、舱体等组成。舱内伤病员呼出的气体,经过滤后排出舱外。

(三)防护手套及防护靴

防护手套种类很多,常用的有医用手套、长臂厚胶手套等。甚至一次性手套也可短时间用于防护,使用者需要依据防护对象选择。严重污染环境和实验室进行微生物培养操作、诊断时可以选用医用手套,捕捉野生动物、饲养实验动物时应选择长臂厚橡胶手套。野外作业或有条件时应该穿着防护靴,在实验室或地面平整的舱内,使用塑料薄膜制成的鞋套也能起到防护作用。

二、集体物理防护装备

集体物理防护装备(collection physical protection equipment)是指用于 2 人以上人员的防护装备,包括帐篷、方舱等移动式遮蔽掩体,以及用于保护一定空间密闭式建筑物和空间环境不受生物污染的空气过滤装置以及隔离用于防护的门窗等。构建具有三防能力的集体防护工事是人群得到可靠防护的重要措施之一,密闭性良好的三防工事,能有效防护生物气溶胶的侵袭。目前集体防护装备主要有以下几种:

1. 正压防护系统 是一种内部压力高于外部,外部空气经高效过滤器滤过后输入帐篷,用于物理隔离的装备。正压防护帐篷由篷体、高效过滤器和空气泵三部分组成,可以在现场临时装配,小的可以容纳几个人,如果数个帐篷经通道连接可以容纳上百人,可以在其中临时躲避或者工作,可以保护正常人群。

2. 负压防护系统 用于物理防护隔离的建筑物或装备内部气压阶梯式低于外部气

压,气体定向流动,有传染性的伤病员、物质材料等处于内部最低气压处,污染的空气经空气过滤净化后排到外部环境中。负压防护建筑物内设施包括严格设计的污水和污物消毒无害化系统。生物安全三级(BSL-3)、四级实验室(BSL-4)和主要用于烈性传染性伤病员的隔离、治疗的负压病房属于这类设施。

3.隔离封闭门及空气过滤净化系统 三防工事出入口均应有封闭门,应装备具有滤除空气中生物战剂的高效过滤通风系统与人员洗消设备,进出的空气都应经过消毒处理。人员一般应在攻击方攻击前进入工事,已被生物战剂污染的人员应经洗消后才可进入工事;工事中空气中的 CO_2 含量应小于2%,以免造成工事内人员不适,供风量应每人1.5~2.0m³/h。战时无有效集体防护装备时,应进入尽可能密闭的房屋,也可以减少生物战剂的污染与侵袭。在野外战时条件下可以利用地形、地物进行集体防护,具体措施如下:①迅速将人员带到生物战剂气溶胶云团或污染区的上风向;②黄昏、夜晚、黎明或阴天,地面空气温度低于上层空气温度或与之相同,垂直气流稳定生物战剂气溶胶云团多贴地面移动,此时宜到高处隐蔽;③树林可阻留部分生物战剂气溶胶扩散运动,因此可以到树林的下风向处进行躲避。生物战剂气溶胶易在树林内滞留、不易扩散,因此遭受生物战剂气溶胶袭击时不能前往树林里停留。

三、水和食物的防护

1.食物的防护 大量的食物应存放在封闭严密的仓库内,必要时还需用生物战剂气溶胶不宜穿透的材料,如塑料薄膜等覆盖;少量的食物可存放在密闭的箱、盒内,以及塑料袋或其他密闭容器内。

2.水的防护 对小面积水源,如水井、蓄水池与储水器皿应加盖防护,必要时加锁,确保避免水源遭受污染。

在确认或疑似遭受生物武器袭击后,应先将盛装粮食、食物、水的容器表面消毒,待检测确认无害后再开启使用。

四、对攻击方投掷昆虫的防护

(一)及时杀虫

当发现大量可疑昆虫或与季节不符的媒介昆虫时,应组织人员进行及时捕杀。捕杀媒介昆虫的措施有,使用杀虫剂进行药物杀灭和人工捕杀。(详见第四章)

(二)物理防护

防疫服、防蚊帽等可用于个人防护。为避免昆虫通过袖口、裤口、领口等处钻入衣服,可将袖口、裤脚扎紧,上衣塞入裤腰或扎腰带,颈部围以毛巾。对于节肢动物蜱虫的防护,还要经常检查,将附着在衣物上的蜱虫及时除去。

(三)化学防护

1. 驱避剂涂抹　目前使用的驱避剂包括:避蚊胺(N,N – 二乙基间甲苯酰胺)、驱蚊灵与邻苯二甲酸二甲酯等。避蚊胺和驱蚊灵的效果比邻苯二甲酸二甲酯好,涂抹一次可维持 4～6h 效果。使用时将药物涂抹在暴露的皮肤上,如面部、手部、颈部等,可以防止吸血昆虫的叮咬。每次用药 3～5ml,使用时避免药物接触眼部。切勿全身涂抹,避免用量过多导致中毒。也可将药物涂抹在衣服的裤脚、袖口和领口处,防止蜱虫、跳蚤或虱子通过上述部位爬进衣服里面。

2. 驱蚊网使用　驱蚊网是以棉线网(60/2×21/2 支纱)浸以驱虫药水制成的,驱虫药水配置方案:①避蚊胺与 801 醇酸树脂等量混合液,②1 份聚醋酸乙烯、2 份 5% 聚乙烯醇和 2 份避蚊胺混合液,③1 份聚醋酸乙烯、2 份 5% 聚乙烯醇和 2 份驱蚊灵混合液;平均浸吸 2g 混合液/1g 网重。网孔径大小约为 0.6cm,经药物浸泡后防蚊虫效果好,且对视线影响不大。个人防护用网的大小为 70cm^2,防蚊网使用时覆盖在头、颈部可防止蚊虫叮咬。用于集体防护时,防护网的大小需要依据悬挂的门、窗的大小而定。驱蚊网浸药一次,能保障 20～30d 的防护效果,可再次浸泡药物后使用。

第三节　免疫防护

免疫防护是预防、控制传染病的重要措施,是医学预防最有效的措施,但其效果具有局限性:①疫苗或抗血清必须证明有效;②接种时机必须在生物战剂施放前或者在离发病时间足够长的潜伏期内。在生物战剂导致的疾病中,有些生物战剂所致疾病已经有成熟的疫苗和或抗病毒血清,有些生物战剂的疫苗仍在研制中(表 6 – 1)。

一、免疫防护的时机和方法

(一)免疫防护的时机

1. 平时依据国家卫生部门规定和部队驻地流行病学侦查情况,做好预防接种,如霍乱、伤寒、副伤寒甲乙三联疫苗、破伤风类毒素等接种。

2.战时针对敌人可能使用的生物战剂,如炭疽杆菌、鼠疫杆菌、黄热病毒、肉毒杆菌毒素等,做好重点人员相应的基础免疫接种。

3.战时针对遭受的可疑生物战剂袭击后,如敌人使用的生物战剂是我方已经进行过基础免疫的,污染区或疫区的人员仍需要加强免疫,以迅速提高机体免疫力。

4.执行特定军事任务时,依据任务目的地可能存在的疾病流行情况,做好预防接种,如去马里执行维和任务的部队必须进行黄热减毒活疫苗、重组 B 亚单位/菌体霍乱疫苗(3 粒)和 ACYW135 群脑膜炎球菌多糖疫苗的接种。

(二)免疫防护的方法

接种方法包括皮肤划痕法、皮下注射法、肌肉注射、气雾免疫法、口服法等。

1.皮肤划痕法　上臂外侧中部划痕接种,多用于活疫苗接种,如卡介苗、牛痘疫苗等,目前已基本不用。

2.皮下接种法　将疫苗接种到上臂外侧的皮下,这是最常用的接种方法。适用于多种免疫制剂,如麻疹疫苗、流脑疫苗、乙脑疫苗。为适应大量人群的疫苗接种,皮下接种可以采用无针头注射器进行。这种方法操作简单,速度快,由 2～3 人组成接种小组。每小时可以通过 600～800 人疫苗接种。

3.肌肉注射　如乙肝疫苗、百白破三联疫苗、破伤风抗毒素、狂犬疫苗及狂犬血清等。

4.气雾免疫法　又分为鼻腔吸入和雾化吸入法,主要用于呼吸道感染性疾病的预防,如流行性腮腺炎活疫苗、流感活疫苗等。是一种简便、快捷、无痛的接种方法,而且对某些微生物气溶胶攻击有较好的防护作用。在鼠疫、布氏杆菌、野兔热、炭疽、流感、麻疹等活疫苗和一些类毒素的接种可以使用气雾免疫法。气雾接种法存在剂量不易控制等局限性,不良反应事件的发生率高。

5.口服法　主要用于脊髓灰质炎活疫苗(糖丸及滴剂)。

二、免疫防护的措施

(一)主动免疫防护措施

主动免疫是指通过注射疫苗诱导机体产生特异性的免疫应答,从而使机体获得对病原体的免疫力。接种疫苗是预防病原体感染的有力措施,有效的疫苗对病原体的抵抗能力应该达到 75% 以上,有些疫苗可诱导机体产生免疫记忆反应,则会出现一次接种终身免疫的能力。虽然疫苗的研究在继续,目前可以用于生物战剂防护的疫苗仍非常有限。

(二)被动免疫防护措施

被动免疫是指注射特异性抗体迅速获得免疫力,理论上该措施与宿主的免疫状态无关。用于被动免疫的抗体有动物源性抗血清、人特异性免疫球蛋白和单克隆抗体。

动物源性抗血清包括血清和抗毒素两种。前者是将灭活或减毒病原、某种保护性抗原免疫马后,提取带有高效特异抗体的血清分离纯化而制成,如抗炭疽血清,后者是将类毒素免疫马而制备的高效抗体血清制品,如白喉抗毒素和破伤风抗毒素,用于治疗和紧急预防相应病原体导致的疾病。

人特异性免疫球蛋白来源于恢复期患者及高效价特异性抗体供血者血浆,以及接受类毒素或者疫苗者血清。与动物免疫血清相比较,人特异性免疫球蛋白在体内持续时间长,超敏反应发生率。单克隆抗体具有很强的特异性和均一性,分为鼠源性抗体、嵌合性单抗和人源性单抗。动物实验结果表明单克隆抗体治疗效果较抗血清等的多克隆抗体差。

有些生物病原体没有特异性免疫制剂,可以通过应用丙种球蛋白、细胞因子、某些中药提取物和化学合成剂等非特异性免疫方法来调节机体免疫状态,从而达到减轻病原体危害的作用。

表6−1　主要生物战剂所致疾病的疫苗及接种方法

疫苗名称	接种方法(成人剂量)	免疫获得时间(d)	免疫维持时间(年)
鼠疫活菌苗	皮肤划痕,一次接种 $50\mu l$,$(7\sim9)\times10^8$	10	$0.5\sim1$
炭疽活菌苗	皮肤划痕,一次接种 $50\mu l$,$(6\sim2.4)\times10^8$	$2\sim14$	1
土拉菌苗	皮肤划痕,一次接种 $50\mu l$	$14\sim21$	5
布氏菌活菌	皮肤划痕,一次接种 $50\mu l$,9×10^9	$14\sim21$	1
霍乱菌类毒素、全菌体疫苗	肌内注射,初次 0.5ml,4~8 周后第二针 0.5ml,每年流行前加强免疫一次	7	$0.5\sim1$
甲乙二联肉毒类毒素	皮下接种 2 次,初次 0.5ml 后,再次接种 0.5ml	20	$2\sim3$
Q 热疫苗	皮下接种 3 次,间隔 7d 分别 0.25ml,0.5ml,1ml	$7\sim14$	1
斑疹伤寒疫苗	皮下接种 3 次,间隔 5~10d 分别 0.25ml,0.5ml,1ml	14	1

（续表）

疫苗名称	接种方法（成人剂量）	免疫获得时间（d）	免疫维持时间（年）
黄热减毒活疫苗	皮下接种一次，0.5ml	14	10
天花疫苗	皮肤划痕法	14~21	3
委内瑞拉马脑炎病毒灭活疫苗	皮下接种2次，每次2ml，间隔7d	14~28	0.5
东部马脑炎病毒灭活疫苗	皮下接种2次，每次2ml，间隔7d	14~28	0.5
西部马脑炎病毒灭活疫苗	皮下接种2次，每次2ml，间隔7d	14~28	0.5
森林脑炎病毒灭活疫苗	皮下接种2次，间隔7~10d，分别为2ml，3ml，以后每年注射一次	14~21	3
肾综合征出血热灭活疫苗（1、2和双价）	肌内注射，基础免疫3次，分别是0，7，28d，1年后加强一次，剂量1.0ml	21（Ⅰ和Ⅱ）28（双价）	1
乙型脑炎病毒减毒活疫苗	皮下注射1次，剂量0.5ml，接种后的第2，7年各加强一次	30	2

三、免疫防护的注意事项

1.严格遵守疫苗或免疫血清等产品说明书的规定。

2.接种前必须进行健康检查，监测体温，排除接种禁忌证者。

3.接种时严格执行消毒和无菌操作。

4.接种后2日内不宜做剧烈运动。

5.在遭受核武器袭击后，不宜立即进行活疫苗接种。

四、疫苗规划效果评价

免疫规划的效果评价包括免疫效果、流行病学效果和免疫规划管理三个方面。

1.免疫学效果评价　通过测定接种后人群抗体阳转率、抗体平均滴度和抗体持续时间来评价免疫学效果。抗体阳转率越高越好。

$$抗体阳转率 = \frac{抗体阳转人数}{疫苗接种人数} \times 100\%$$

2.流行病学效果评价　可采用随机双盲对照的现场试验结果，来计算疫苗保护率和效果指数。

$$疫苗保护率 = \frac{对照组发病率 - 接种组发病率}{对照组发病率} \times 100\%$$

$$疫苗效果指数 = \frac{对照组发病率}{接种组发病率} \times 100\%$$

3. 免疫规划管理评价 免疫规划工作质量的考核内容包括组织领导、保障措施及社会动员、机构建设及专业人员培训、国家免疫规划工作的实施与管理、冷链管理及运转、疫苗的使用管理、国家免疫规划疫苗的接种率评价、国家免疫规划疫苗针对传染病的疫情监测及其控制、免疫监测完成情况、疑似预防接种异常反应报告、处理及安全注射管理等。

第四节 药物预防

由于生物战剂自身的特点,生物袭击后感染者不会即刻发病,通常从生物战剂暴露至出现临床症状会有一段时间的潜伏期,药物预防就是利用这段潜伏期时间对人员进行预防性服药或实施医疗干预措施,目的是为了预防发病或减轻发病症状,降低发病率和病死率。

一、药物预防的对象

药物预防针对重点人群应该包括以下 5 类。这些人员一旦确定,可以进行药物预防。不同生物战剂所用预防的药物、用药方法及时间等见表 6-2。

1. 与生物战剂有密切接触的人员。

2. 吞入或吸入生物战剂或生物战剂污染的食物、水源等人员。

3. 污染区或者疫区内被媒介昆虫叮咬的人员。

4. 参与护理和救治生物战剂伤病员的人员。

5. 可能在污染区或者疫区停留的人员。

表 6-2 重要生物战剂的药物预防方法

疾病名称	药物	用法	成人剂量	用药时间
鼠疫	四环素	口服	4 次/天,500mg	7d
	强力霉素 2	口服	2 次/天,100mg	7d
	环丙沙星	口服	2 次/天,500mg	7d
	磺胺嘧啶	口服	4 次/天,4g	第 1d
		口服	2 次/天,2g	2~4d

（续表）

疾病名称	药物	用法	成人剂量	用药时间
土拉菌病	炭疽四环素	口服	4 次/天,2g	5~6d
	青霉素	肌内注射	160 万单位,2 次/天	5~6d
	环丙沙星	口服	500mg,2 次/天	连续 4d
	强力霉素	口服	500mg,2 次/天	连续 4d
	链霉素	肌肉注射	1 次/天,1g	7d
	四环素	口服	4 次/天,500mg	14d
	强力霉素	口服	2 次/天,100mg	14d
	霍乱四环素	口服	4 次/天,1g	5d
	强力霉素	口服	第 1d 200mg,以后 100mg/d	3d
Q 热	呋喃唑酮	口服	2 次/天,200mg	4d
	氯霉素	口服	4 次/天,0.5g	5~7d
	四环素	口服	4 次/天,0.5g	5~7d
	强力霉素	口服	暴露前 8~12d 开始,2 次/天 50mg	连续 5d
落基山斑点热	多西环素	口服	2 次/天,100mg/次	退热后服至少 3d,也可连服 2 周,防止复发
	氯霉素	口服	4 次/天,0.5g	5~7d
	四环素	口服	4 次/天,0.5g	12d
	强力霉素	口服	暴露前 8~12d 开始,2 次/天 50mg	连续 5d
鸟疫	四环素	口服	4 次/天,0.25~0.5g	10~14d
	氯霉素	口服	4 次/天,0.5g	10~14d
	红霉素	口服	每天 2g	14d
布氏菌病	强力霉素 + 利福平	口服	(强力霉素 200mg + 利福平 750mg)/d	
天花	甲靛半硫尿	口服	2 次/天,3g,间隔 12h	3d
拉沙热	三氮唑核苷	静脉注射/口服	病程早期 10d 治疗,60mg/kg·d,连续 4d,以后 30mg/kg·d	

二、药物防护的原则

1. 针对性　预防药物不能杀灭或抑制所有已经侵入机体的生物战剂致病微生物,也不能预防所有的生物战剂致病微生物引起的疾病,选择预防药物需要有针对性。在紧急情况下一般选用广谱抗菌药物进行预防细菌类生物战剂引发的疾病。

2. 时效性　药物预防的实施有一定的时效性,在暴露生物战剂致病微生物后的 3~5d 内实施,不宜过 7~10d。如果延长服药或不规则服药,可能引起生物战剂致病微生物产生抗药性或耐药性,此外长期服药还带来潜在的不良反应事件发生。

3.抗药性或耐药性 在侦查和检验生物战剂病原体时,应该争取尽快获得该病原体的药物敏感试验结果,注意有无抗药性或耐药性。在进行药物预防时,针对性选用生物战剂病原体没有抗药性、耐药性的药物进行人群的药物预防。

4.用药剂量 药物预防虽然是一种预防性治疗,但是用药剂量还是需要接近治疗用药物剂量,用量太小不易产生预防效果。

5.免疫状态 在进行药物预防时,注意用药对象的全身免疫状态,若用药对象的免疫状态有障碍时,如某些白血病、丙种球蛋白缺失症、艾滋病等,化学治疗往往难以奏效,药物预防也没有效果。

6.重点性 在药物存量不足时,首先考虑留在污染区、疫区作业或执行任务的人员以及当地的儿童老人服用。

7.有序性 在进行群众性药物预防时,由于人群基数大,费用高,可能有药物不良反应事件等,因此在实施药物预防时,必须在医生的指导和监督下,有组织、有计划地进行,对药物的种类、剂量、反应及效果,需要做详细记录。

三、药物预防的注意事项

(一)掌握药物预防的用药

药物预防的用药包括用药方式及剂量。为了合理用药,在生物战剂已侵入机体而尚未被检出时,应对污染区或疫区易感人群及高风险人群给予广谱抗菌药物,如强力霉素或青霉素和链霉素配伍,可以用于预防各种革兰阳性或革兰阴性细菌感染。为了节省药物,减少药物使用次数可以采用长效磺胺类药物,如复方磺胺甲噁唑片等。

(二)注意药物的不良反应

1.过敏反应 药物预防人群中有人会对青霉素、链霉素或头孢菌素等过敏,接触该药物后,可以诱发荨麻疹、血管神经性水肿、发热、皮疹等,重者可导致休克,不及时救治可引起死亡。因此,在使用药物前需要询问有无药物过敏史,有些药物使用前需要按规定做皮内试验。

2.直接毒性 长期或过量服用磺胺类药物及氯霉素可损伤造血系统,严重者可以引起再生障碍性贫血。四环素可引起幼儿牙齿黄染等不良反应。

3.双重感染 长期服用抗菌药物后,可抑制口腔及肠道内的正常菌群,从而使原来不致病的条件致病菌,引起双重感染,如念珠菌导致腹泻及口腔糜烂等。

4.抗药性 长期使用四环素及磺胺类药物,可导致作为生物战剂的致病微生物发生变异,产生抗药性。

5.药物配伍禁忌 如磺胺类药物可导致口服降糖药物及肝素从血清蛋白变位而引起毒性。还需要考虑药物代谢及排泄所引起的问题,如夏天多汗,服用磺胺类药物时须同时服用小苏打并多饮水,以防磺胺类药物结晶滞留肾小管中,阻塞排尿导致血尿。

小 结

1. **生物战剂的防护包括**:物理防护(个人物理防护和集体物理防护)、免疫防护(主动免疫和被动免疫)、药物防护。

2. **防护原则**:军事斗争与政治斗争相结合的原则、军队防护和民众防护相结合的原则、专业保障和卫生宣教相结合的原则、"核、化、生"综合防护相结合的原则。

3. **免疫规划的效果评价包括**:免疫效果、流行病学效果和免疫规划管理三个方面。

4. **药物防护的原则**:针对性、时效性、抗药性或耐药性、用药剂量、免疫状态、重点性、有序性。

5. **药物预防的对象**:与生物战剂有密切接触的人员、吞入或吸入生物战剂或生物战剂污染的食物水源等人员、污染区或者疫区内被媒介昆虫叮咬的人员、参与护理和救治生物战剂伤病员的人员、可能在污染区或者疫区停留的人员。

(张维璐 王安辉 张 磊 贺 真)

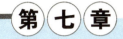

生物武器袭击时的人员处置

在生物战剂袭击情况下,根据其对生物战剂的接触情况和发病情况,可以将人员分为伤病人员、暴露人员和普通人员三种。伤病人员、暴露人员和普通人员由于具有不同感染、疾病状况和传播作用,需要根据自身的特点采取不同的处置流程进行分类处理。对生物战剂所致的伤病人员、暴露人员和相关工作应对人员主要做好两个领域的工作,首先及时积极治疗,其次防止对周围环境产生污染,再者防止发生新发传染。在人员处理措施方面主要包括:①感染者及时积极治疗;②对暴露人员要做好隔离和预防性治疗,防止感染扩散;③对非伤病和非暴露人员(普通人群和医护人员)做好防护工作,使其不受感染;④对污染区内、外的所有人员做好心理调节疏导,防止社会心理和社会稳定问题发生。因此生物武器攻击时人员的诊治与处理是一项系统工程,牵涉社会的各个层面,需要从大卫生观的角度充分调动和利用一切可以利用的自然条件和社会条件,采取预防和治疗相结合、军队和地方相结合、前方和后方相结合等综合措施,才能使人员的诊治与处理工作顺利开展,高效有序地进行。

第一节　生物武器袭击时伤病人员的处置

作为生物战剂的微生物一般具有极高的毒性或极强的传染性,对外界环境的抵抗力亦较强,可通过多种途径作为施放手段,对感染人群的危害极大。因此,需要尽早对现场进行处置,现场处置的"黄金时段"为30分钟。

一、现场应急处置

发生生物安全事件后,首先应确立"突发事件"的性质。分析其是"生物战剂的袭击",还是"突发事件",之后鉴别是哪一类恐怖源或灾害源。虽然作为生物战剂的微生物病原体种类繁多,但随着检测手段的不断进步和发展,利用核酸检测、生物芯片等技术已可快速检测出相关的病原体类型(详见第四章);也可根据现有的生物战剂所致损害的现场症候群资料以及人员伤亡的临床症状特点进行识别和初步判定。接收报告后,做好个人防护,迅速携带相应检测仪器或样本收集仪器赶赴事故现场进行侦察、采样,收集相关资料,对生物战剂的微生物病原体性质和事故现场的自然环境进行初步分析。如果判定为病原体或传播途径明确的生物恐怖事件,可针对性地采取相应应急措施;如果生物战剂性质尚不明确,紧急情况下应采取以下相应的处置措施。

(一)判定事件性质,封锁污染区或疫区

根据事件的经过、污染区或疫区的流行病学特征及涉及的范围,判定事件性质,确定现场处置措施。基于各类参数划定污染区或疫区范围(详见第三章),并立即封锁污染区或疫区,设立危险排除作业区、污染降解区和支援区(图 7-1),其功能和性质分别等同于传染病隔离病房中的污染区、半污染区和清洁区。根据风向要求,在各个区之间的相应位置设立出入关卡。①危险排除作业区外设立排除区控制线,只有穿戴规范化个人防护装备的人员方可进入,并展开现场侦察、采样、消杀灭和救治等工作。②污染降解区外设立污染降解区控制线,在污染降解区内进行使用过的个人防护装备和物品的洗消和处置。③支援区外设立公众人群控制线,支援区内为清洁区,是救援人员集结地,同时设立指挥部,统筹指挥全局工作。

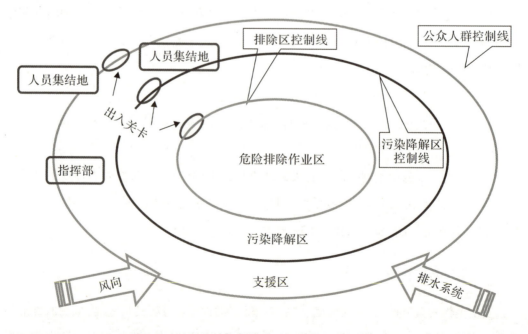

图 7-1　生物战时伤患者员现场处置分区作业示意图

(二)评估污染区或疫区的人员受染类型

根据其对生物战剂的接触暴露情况和发病情况,可以将人员分为伤病人员、暴露人员和普通人员三种。按类别做好标记,分别处置。

二、生物战伤病人员的就地处置

根据伤病人员症状的严重程度采取不同的处置原则。对于重症人员应立即进行就地抢救,待病情稳定后可后送至隔离医院。一般伤病人员或疑似伤病人员,可送至隔离医院或就地隔离治疗。治疗前必须先采集可疑标本,为后续诊断和治疗奠定病原学基础。将伤病人员送往隔离医院前,应选择合适的消毒剂进行擦洗或喷涂消毒,并更换专用服装,以便明确伤病人员身份特征。如果伤病人员在安全保护系统外被转运或进一步进行治疗,应该采取切实有效的措施防止进一步外环境暴露。

(一)大批生物战伤人员的处置

1.大批生物战伤人员入院处置流程　　大规模生物战剂袭击后,往往会产生大量的伤病人员。从污染区来的伤病人员,首先应进行分类检查,其次根据伤员是否由传染性生物战剂污染所导致,进行分别相应处理,其入院医疗护理流程见图7-2。

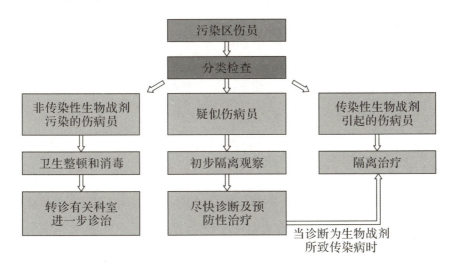

图7-2　生物战剂伤病人员的入院处理流程

2.标准化医疗服务处置　　生物战剂的医疗服务处置程序应该制定规范化的操作指导,其目标是能够最大限度减少医疗机构内各种传播因素所造成的生物战剂医院内感染传播。对于所有入住伤病人员,在能排除其患有生物战剂疾病之前,无论诊断情况和疾病状态如何,都应该按既定的标准程序进行,对于天花、肺鼠疫等疾病还应该考虑采取更多的措施以预防疾病的传播。严格禁止医务人员和其他工作人员在缺乏有效防护的条件下与患者的血液、分泌物、排泄物、皮疹和黏膜溃疡等接触,医务、检验等相关人员基本的操作程序包括:①不管是否戴有手套,在接触患者血液、粪便和体液后皆要规范洗手,在洗手之前禁止接触其他患者。②处理患者血液、粪便和体液时可以用干净的未灭菌手套,接触患者皮肤黏膜时应该用新的无菌手套。如果手与污染的材料或标本接触,即使是同一个患者也需要在不同操作程序中更换手套。③进行眼睛、口、鼻子和面部防护,以免通过污染空气和溅射污物等造成病原体传播。④穿着防护服和隔离衣,防护服和隔离衣要起到防护作用,并方便医疗操作,使用完毕后污染衣物应进行消毒或焚烧处理。

3.伤病人员的处所安置　伤病员的安置处理不仅是疫情控制的关键,而且还是维持当时社会稳定的重要因素。发生小规模生物袭击事件时,一般常规的医院配置根据标准处置程序执行就能够达到治疗和控制的效果。但是当大量伤病员出现时,如部队人员集体受袭、城乡居民广泛传播等,现有的医疗配置无法满足目前需求时,就必须采用临时的替代方案来安置伤病员,并要有利于后续的诊断、治疗和群体心理稳定。场所的确定需要当地疾病控制部门和(或)部队疾病控制部门确定,要考虑充分的通风,利于食物的供给和排泄物的处理,利于安置人员情绪稳定、利于心理咨询和服务工作的展开,并保持与医学检查和治疗相应的通道开放。

(二)生物战伤人员的隔离

针对不同传染性疾病的传染特性,需要采取不同的隔离措施。为了确保隔离措施既可以达到防止生物战剂所致疾病继续造成传播扩大的目的,又不至于增加不必要的工作量和占用更多的有限资源,需要明确三个问题:①是否需要隔离;②就地隔离,还是后送隔离;③选择何种隔离措施。在野战条件下,可以基于初步调查结果,参考以下评价参数:①生物战剂的传染性和传播途径;②军事行动任务目的;③现实的人力、物力和技术水平条件;④现场的自然环境,如地理位置和风向风速等;⑤现场的社会环境,如周围居民的居住情况等。通过各类参数评估综合制定隔离方案,包括:隔离范围;大、小隔离圈和警戒圈的设置建议;现场指挥者划分警戒区域和等级,为转移当地群众提供建议和参考,并报送当地政府应急办备案和批准。具体隔离措施的制定应从病原体的传播途径出发,采用切断传播途径、保护易感人群,从而防止病原体的进一步扩散,隔离防护类型按严密程度分为三类:空气隔离、飞沫隔离和接触隔离;他们可以联合为有多重途径传播的感染性疾病进行隔离防护。隔离的期限为该病的最长传染期。患者只有在被确定没有传染性时才能出院,同时医务人员应该给予患者详细的健康指导,并做好定期随访。部分战剂所致传染病的隔离要求见表7-1。

表7-1　部分生物战剂所致传染病的隔离要求

类别	战剂名称	所致疾病	隔离类型	隔离时间	潜伏期
细菌	鼠疫杆菌	腺鼠疫	接触隔离	直到培养阴性	2~8d
		肺鼠疫	接触隔离+飞沫隔离	直到培养阴性	数小时至3d
	炭疽杆菌	皮肤炭疽	接触隔离+空气隔离	直到培养阴性	1~5d(0.5~12d)
		肺炭疽	严格隔离	整个病程	
	霍乱弧菌	霍乱	接触隔离	整个病程	1~3d(数小时至7d)
	布鲁氏菌	布鲁氏菌病排脓病变	接触隔离+飞沫隔离	整个病程	2~3周(少数患者达数月或1年以上)
		其他	不需要隔离	…	
	类鼻疽杆菌	类鼻疽肺型	接触隔离	整个病程	
		类鼻疽肺外型有排脓窦	接触隔离	整个病程	4~5d
		类鼻疽肺外型无排脓窦	不需要隔离	…	
病毒	天花病毒	天花	接触隔离+空气隔离	直到所有痂脱落	12d(7~17d)
	埃博拉病毒	埃博拉出血热	接触隔离+空气隔离	整个病程	3~18d
	马尔堡病毒	马尔堡出血热	接触隔离+空气隔离	整个病程	3~9d
	登革热病毒	登革热	有纱门纱窗的病室隔离	7d	5~7d
	SARS冠状病毒	非典型性肺炎	接触隔离+空气隔离	整个病程	2~7d(2~12d)
	拉沙病毒	拉沙热	接触隔离+空气隔离	整个病程	6~21d
	森林脑炎病毒	森林脑炎	接触隔离	整个病程	10~15d(2~35d)
立克次体	普氏立克次体	流行性斑疹伤寒	接触隔离	整个病程	10~14d(5~21d)
	贝氏柯克次体	Q热	接触隔离	整个病程	17~20d(9~30d)
	立式立克次体	斑点热	接触隔离	整个病程	2~14d
衣原体	鸟疫衣原体	鸟疫	接触隔离	整个病程	6~15d
毒素类	肉毒杆菌毒素	肉毒中毒	不需要隔离	…	12~36h(2h~8d)

1. 空气隔离　空气传播主要是由于悬浮在空气中的、携带有病原体的微粒或气溶胶通过空气运动进入易感者体内,而引起疾病传播。微粒或气溶胶粒径多数小于5微米,能

在空气中悬浮较长时间,同时病原体抵抗力强。空气隔离措施是指所有通过空气传染的高度传染性疾病均要采取严格隔离措施。这是针对已诊断或疑有经空气传播或具有流行病学意义的病原微生物经由悬浮在空气中的气溶胶来传播的疾病预防。因此,需要依靠环境屏蔽、单人房间、专门的空气处理系统和通风设备以防止空气传播。条件允许时患者应住单人病房,条件不允许时也可将同一种疾病的患者安排在同一病室中。有病患时病房房门应关闭,病室最好连接一个缓冲带外间,设有洗手设备。所有进入病房的人员都必须穿隔离衣、戴口罩和手套;出入病室时均需要用消毒皂或清洁剂洗手。患者使用的医疗器械、床上用品、餐具等尽可能使用一次性医用产品,用过的物品须打包后送消毒处理;患者尿粪等排泄物也须进行消毒处理。

(1)适用对象　如果患者确诊或可疑感染了经空气传播的疾病,如结核、流行性脑膜炎、腮腺炎、水痘、麻疹、肺鼠疫、流行性出血热等,在标准预防的基础上还要采用空气隔离措施。

(2)隔离措施　隔离措施包括以下六点。①患者应单间安置,有条件的可采用负压隔离病房。负压是由密闭空间内进风量和出风量差异形成控制的。负压隔离病房具有以下三个特点:A. 不是洁净环境,但是密闭环境;B. 空气从洁到污,经高效过滤后方可排放;C. 三套式结构,卫生间不能设在缓冲间边上。(图7-3)②佩戴医用防护口罩、帽子。医务人员进入确诊或可疑传染病患者的房间时,应戴帽子、医用防护口罩。对麻疹、水痘有免疫者不必戴医用防护口罩,属于三级防护。③注意手卫生和戴手套,尤其接触患者及其血液、体液、分泌物、排泄物等物质时必须戴手套。④进行可能产生喷溅的诊疗操作时,应穿隔离衣。⑤禁止患者外出。⑥进行随时消毒和终末消毒,尤其是重点进行空气消毒。(详见第五章)

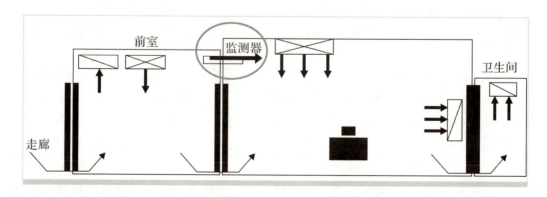

图7-3　美国 CDC 和 HICPAC 推荐的负压隔离病房结构和布局示意图

2.飞沫隔离　飞沫传播属于空气传播的一种,是指呼吸道黏膜分泌物在空气中悬浮时间不长,传播距离一般不超过1m的疾病传播。人在咳嗽、打喷嚏或谈笑时,医护人员在进行诊疗操作如支气管镜或吸痰操作均可产生许多含微生物飞沫(主要为呼吸道黏膜的分泌物),其中较大的飞沫在空气中悬浮的时间不长,喷射的距离不过1m左右,因此,专用的空气处理和通风设备不是必需的,也不需要采取空气隔离。但若易感者处于近处,接触到含致病菌的飞沫,即可引发感染。因此,飞沫隔离用于经飞沫传播的已诊断或怀疑是飞沫传播的疾病以及有重要流行病学意义的病原体经由飞沫传播所采取的措施,其防护程度较空气传播宽松一些。

(1)适用对象　如果患者确诊或可疑感染了经飞沫传播的疾病,如百日咳、白喉、病毒性腮腺炎、脑膜炎、多数呼吸道传染病H1N1、H7N9、SARS等疾病,在标准预防的基础上还应采用飞沫隔离。

(2)隔离措施　隔离措施包括以下6点。①单人隔离病房。无条件时相同病原体感染的患者可同室安置;不同病原体感染的患者应分开安置。②患者近距离(1m以内)接触时需配戴帽子与医用外科口罩。③注意手卫生和戴手套,尤其当接触患者及其血液、体液、分泌物、排泄物等物质时必须戴手套。④应穿隔离衣。在1m之内接触患者时或者可能产生喷溅的诊疗操作时,应穿隔离衣。⑤限制患者一定的活动范围,外出戴医用外科口罩。⑥进行随时消毒和终末消毒。

3.接触隔离　接触隔离是指直接接触伤口和严重污染物品而引起的传染需要采取伤口和皮肤隔离措施。①如条件允许,患者最好住单人病室。②与感染的伤口有直接接触的医护人员均应穿隔离服,除换药外,可以不戴口罩。③直接接触感染部位的医护人员必须戴手套;在出入病室时均需要用肥皂或清洁剂洗手;换药时医护人员要用两副手套,在除去脏敷料时戴一副,然后除去脏手套,洗手后,戴上另一副新手套,再为患者更换新敷料。

(1)适用对象　对确诊或可疑感染了接触传播病原微生物如肠道感染、多重耐药菌感染、皮肤感染等的患者,在进行标准预防的基础上,还应采用接触隔离。

(2)隔离措施　隔离措施包括以下5点。①单人隔离病房,无条件时可将同种病原体感染的患者安置于一室。隔离室应有隔离标志,并限制人员的出入。②手卫生和手套,尤其离开隔离病室前,接触污染物品后摘除手套,洗手和/(或)手消毒。③应穿隔离衣。一般用于工作服可能与患者有实际接触、或与污染环境表面有接触、或与感染的创面渗出物接触时,应穿隔离衣;离开病室前,脱下隔离衣,按要求悬挂,或使用一次性隔离衣,用后按医疗废物管理要求进行处置。④限制患者活动范围,减少转运;如必须转运时,应尽量减少对其他患者和外环境的污染。⑤进行随时消毒和终末消毒。

(三)生物战伤人员的治疗

1. 负压隔离病房设置 负压病房内设置有监控、可视对讲、电视、网络、电话系统,墙面顶面为彩钢板维护,地面为塑胶地面,病房门为电动感应平开门。医疗设备包括病床、双臂吊塔、设备带、物品柜、观片灯、医废桶、治疗车等。设立小型焖烧炉用于可燃性固体废物处理。按照国家医疗机构水污染物排放要求新建化粪池,负压病房的下水及污染区下水排入新建化粪池中,定期投消毒药,再排入污水总管。

2. 单个生物战伤人员收治流程 生物战伤人员进入负压病房后,医生进行病史采集、常规查体后进行病情评估分类,完善入院病例和首次病程记录,护士进行穿刺采血,并采集患者尿、粪等标本,送检验室进行血尿粪常规、肝肾功电解质、凝血系列等常规检查,并进行相关病原学;放射科技师应用移动 DR 进行影像学检查;超声诊断科医师进行心脏、腹部超声检测。待所有结果汇总后对生物战伤人员进行综合评估,将患者资料传送至医疗专家组,医疗专家组成员针对患者病情提供会诊意见,并随时进行病情评估。

3. 生物战伤人员治疗方案 任何一种生物战剂所引起的疾病发生后的治疗措施包括了病原特殊治疗、一般治疗、对症治疗或局部治疗,由于生物战剂涉及病原体类型广泛,因此治疗方案各不相同,但是针对病原体的特殊治疗尤为重要。根据生物战剂的微生物学分类,其特殊治疗主要包括:抗生素治疗、抗病毒治疗和抗毒素治疗,详见表7-2。

(四)患者及污染物洗消

针对患者及污染物要坚持"两消毒""一清洗"。对从污染区出来的人员要在病情稳定的情况下进行洗消,同时对患者所在环境和医疗用品等进行消毒。非一次性物品要用浸泡消毒法和(或)高压蒸汽灭菌法,一次性物品要经过消毒以后才能做废弃处理,患者用具应擦拭消毒,患者接触过的敷料和被服统一焚毁,病房开窗通风,定期紫外线照射消毒。生物战剂相关疾病患者如果发生死亡,需要进行尸检时,应按照有关规定程序组织相关人员通过尸检来收集医学资料,尸检时必须严格遵守隔离规定,避免污染尸体及感染自身。患者尸体应尽快安排火葬,并做好对死亡人员家属的心理疏导工作,避免引起不必要的纠纷。(洗消详见第五章)

表 7 - 2　主要生物战剂的治疗方案

类别	病原体	疾病	治疗方案
细菌	鼠疫杆菌	鼠疫	1. 病原治疗：我国推荐首选链霉素，世界卫生组织推荐使用四环素。治疗原则为早期、联合、足量。应用敏感的抗菌药物。在应用链霉素治疗的同时，为了达到更好的预后，常常联合其他类型的抗生素（如：喹诺酮、多西环素、β-内酰胺类、磺胺）。 2. 一般治疗：鼠疫治疗参照《鼠疫诊疗方案（试行）》执行，坚持就地、就近治疗原则，对疑似和确诊病例分别隔离。急性期绝对卧床，足量水分及流质饮食，按需静脉补液，吸氧，呼吸道支持。首选物理降温措施，慎用水杨酸类解热镇痛药。 3. 对症治疗：在维持机体内环境稳定与平衡的基础上，中毒症状重者可使用糖皮质激素，烦躁和局部疼痛者可使用适量镇静剂与止痛剂。腺鼠疫淋巴结肿的处置，可使用湿热敷或红外线照射，未化脓切勿切开，以免引起全身播散。
	炭疽杆菌	炭疽	1. 病原治疗：首选青霉素。皮肤炭疽成人用量：160 万～230 万 U，分次肌内注射，疗程 7～10d；肺炭疽、肠炭疽等成人用量：1000 万～2000 万 U，静脉滴注，联合应用氨基糖苷类（链霉素、庆大霉素、卡那霉素等），疗程应长至 2～3 周以上。 2. 一般治疗：给予高热量流质和半流质食物，必要时静脉内补液，出血严重者应适当输血。皮肤恶性水肿在青霉素保护下可用肾上腺皮质激素短期静滴。 3. 局部治疗：皮肤局部肿处可用 1：2000 高锰酸钾液冲洗浸，敷四环素软膏，用消毒纱布包扎。在病灶处取标本，但切忌挤压，也不适宜切开引流清创；防止感染扩散而发生败血症。
	霍乱弧菌	霍乱	1. 及时补液：及时补充体和电解质紊乱是治疗霍乱的关键。重症或意识丧失者在治疗初始阶段需静脉补液，症状较轻或意识较清醒的患者可以进行口服补液治疗。静脉补液首选 5% 葡萄糖格林液，同时添加适量的钾。口服补液首先口服补液盐（ORS）或减少 ORS。 2. 病原治疗：在霍乱中的作用是首次必要的。抗生素治疗主要用于中重型脱水的患者。可选用大环内酯类、喹诺酮类或四环素类。 3. 对症治疗：纠正酸中毒，纠正休克和心力衰竭，纠正低血钾。
	布鲁氏菌	布鲁菌病	1. 病原治疗：目前临床应用最多的是多西环素和利福平联合，多西环素 200mg/d，利福平 600～900mg/d，6～8MFK 为一个疗程，必要时可重复 2～3 个疗程。 2. 一般治疗：患者卧床休息，补液，给予足量的维生素 B 和 C，易消化饮食。
立克次体	普氏立克次体	流行性斑疹伤寒	1. 一般治疗及对症治疗：更衣、灭虱、卧床休息。保持口腔和皮肤清洁，重症患者应意护理，勤翻身防止并发症。有营养易消化饮食，补充大量维生素 B 和 C，足量补液，维持电解质平衡。高热患者以物理降温为主，必要时服用小剂量解热镇痛药，休克患者按感染性休克处理，可给予肾上腺素。 2. 病原治疗：特效药为多西环素。

（续表）

类别	病原体	疾病	治疗方案
	贝氏柯克斯体	Q热	1. 一般治疗及对症治疗：头痛、高热者给予解热镇痛药等。高热量、高蛋白流食或半流食，补充大量维生素B和C，入量不足者输液。 2. 病原治疗：(1)多西环素或特效药为特效药：2次/天，100mg/次，退热后再服至少3d，也可连服2周，防止复发。(2)四环素或氯霉素，3~4次/d，500mg/次，一般48h后退热，之后剂量酌减或减半，连用1周。(3)不能服用四环素的患者可使用红环丙沙星或其他喹诺酮类药物，治疗时间5~7d，退热后至少再服2d，儿童禁用。(4)慢性Q热患者，采用至少两种有效药物联合应用，可选用多西环素联合利福平，疗程至少3年，若疗效不佳，可考虑人工瓣膜置换术。
	立式立克次体	斑点热	1. 一般治疗及对症治疗：头痛、高热者给予解热镇痛药等。高热量、高蛋白流食或半流食，补充大量维生素B和C，入量不足者输液。 2. 病原治疗：首选特效药为氯霉素和四环素。
病毒类	天花病毒	天花	1. 一般治疗：充分补液，保持室内空气新鲜，温度适宜，湿度、温度适宜，经常变换体位，防褥疮。高热或烦躁者，给予退热剂及镇静剂。继发细菌感染或败血症，加用抗生素及全身支持疗法。 2. 局部治疗：保持局部清洁，减少疼痛及瘙痒，避免继发感染。 3. 病原治疗：既往报道使用美替沙酮治疗有效。2018年7月，美国获批特考韦瑞端(Tecovirimat)用于治疗天花。
	埃博拉病毒	埃博拉病毒病	1. 对症、支持治疗为主。 2. 针对埃博拉病毒的单克隆抗体混合制剂ZMapp和恢复期患者血清已经应用于埃博拉病毒病的临床治疗。
	马尔堡病毒	马尔堡病毒病	对症治疗和支持治疗。补液，纠正电解质紊乱。早期患者可注射恢复期患者血清，明显出血者应输血，适量抗凝血。高热量，适量维生素流食或半流食，适量抗凝血（提供血小板和凝血因子）；合并弥散性血管内凝血者可注射肝素抗凝血。尚无特效抗病毒药物。
	黄热病毒	黄热病	对症治疗和支持治疗。休息，补液，维持电解质平衡，足够热量。尚无特效抗病毒药物。
	登革热病毒	登革热	1. 对症治疗和支持治疗。休息，补液，止痛，退热，维持电解质平衡。 2. 重症登革热病的治疗以补液和治疗出血为主。
	裂谷热病毒	裂谷热	大多数患者症状较轻且持续短暂。对重症病例采取对症治疗，抗休克，预防和治疗出血症，不需特效治疗。严重病例的治疗方法为一般性支持疗法。
	委内瑞拉马脑炎病毒	委内瑞拉马脑炎	对症治疗和支持治疗。
	森林脑炎病毒	森林脑炎	早期患者在疾病初期可给予恢复期患者血清，20~40mL/d，肌内注射，直至体温降至38.5℃以下。对高热、昏迷、凉躁，呼吸衰竭等症状的处理与乙脑患者相同。瘫痪等后遗症可采用针灸、推拿、理疗等措施。病毒唑可用于早期使用。
毒素类	肉毒杆菌毒素	肉毒中毒	1. 休息，适当镇静，避免瘫痪加重。 2. 早期使用多价抗毒素血清对肉毒中毒有效，在起病后24h内或瘫痪发生前注射最为有效，剂量每次5万~10万U，必要时6h后重复相同剂量。

三、生物战伤人员的后送救治

为确保在发生生物战伤时能够及时、迅速、高效、有序处理疫情,应结合发生生物战伤的特点和战地实际情况,进行相应的患者转运、后送和救治工作。

(一)生物战伤人员的转移程序

生物战剂存在两种情况,一种是生物战剂能造成人与人之间的传播,另一种是生物战剂不能造成人与人之间的传播。所以,不同情况采取的转移程序也不同。

1. 当生物战剂不造成人与人之间的传播时,患者转移程序相对简单。依据中毒者的病情,选择适当的输送范围,适宜的运输工具,进行必要的先行抢救处理,然后送到相应的医院即可。

2. 当出现具有明显传播倾向的生物战剂时,如肺鼠疫、天花、水痘、麻疹等病原体袭击时,患者的转移就要谨慎,能够就地处理的尽量不要转移,以避免转移过程中造成疾病传播流行。如果必须转移,则需要采用移动运输隔离保护设备,如传染病员运送隔离担架。后送过程中,随时注意伤员的呼吸、脉搏、血压、神志情况及有无惊厥等。

(二)生物战伤人员的转运和后送

对于发生于具有隔离条件的传染病专科医院或传染科隔离病房附件的生物战伤重症人员,应使用负压救护车,按报批规定路线将患者转运至指定的医疗机构。制定转运过程中应急处置预案,确保有备无患,预防在先。协调做好人员配备、物资保障、负压救护车保障等准备工作,并与政府部门协调转运的路线规划、沿途道路封闭、警车护卫等工作。

对于发生于海外或路途遥远地区的生物战伤重症人员,应使用经过改造的飞机进行长途转运。根据《医院消毒隔离技术规范》等相关规定,以符合卫生学要求为目的改造机舱布局,使机舱具备隔离、预防的功能,分为清洁区、缓冲区和污染区,污染区设置负压舱、洗消区。严格按照医院感染控制流程和"三区两通道"进行管理。各区域之间界限清楚,标识明显。各区均应安装适量的非手触式开关的流动水洗手池。以民航常用的中长途飞机空中客车330型和波音777型飞机为例,将三区的位置和功能描述如下:

1. 清洁区　设置在客舱前部,为工作组人员休息的区域,使工作人员不易受到生物战伤患者的血液、体液及其他感染性物质污染,患者及处于医学观察期的人员不应进入的区域。

2. 污染区　设置在客舱后舱,全部座椅撤除,需安装负压舱。为患者接受治疗的区域,同时作为被其血液、体液、分泌物、排泄物污染物品暂时存放及处理的场所。

3.缓冲区　设在清洁区与污染区之间,为医务人员进入负压隔离舱的准备区域。

4.两通道　清洁通道和污染通道。清洁人与物的通道、出入口设在清洁区一端,污染的人和物的通道、出入口设在污染区一端。

根据生物战剂种类不同,具体详细布局需与执行飞行相关单位进行对接,制定详细缜密的布局规划,并对飞机按要求进行一定改造,安装负压隔离舱及其他患者隔离、处置和生物防护等相关设备,对个区域进行明确划界标识,共同制定与隔离和生物防护等相关的具体操作程序。如工作人员在执行任务过程中出现发热,应单独安置进行医学观察。

(三)转运和后送中的人员防护

所有工作人员必须做好各个环节的个人防护,防止工作人员受到感染,发生重大生物安全事故。

1.个人防护措施

(1)手卫生　所有人员日常工作中均应加强手卫生措施,进入污染区域戴手套和穿个人防护装备前,对患者进行无菌操作前,有可能接触患者血液、体液及其污染物品之后,离开污染区域、脱去个人防护装备后均应执行手卫生措施。

(2)手部防护　进入污染区域、进行诊疗活动和实验室操作时,至少需佩戴一层一次性使用医用橡胶检查手套(以下简称一次性手套),搬运有症状患者、进行环境清洁消毒或医疗废物处理时,加戴长袖橡胶手套,在接触不同患者、手套污染严重或手套破损时及时更换并进行手卫生。

(3)面部和呼吸道防护　进入污染区域时,至少佩戴医用外科口罩。与患者近距离(1m以内)接触,或进行可能产生气溶胶、液体喷溅的操作时,呼吸道有被血液、体液、分泌物、排泄物及气溶胶等污染的风险,应戴 N95 级别或以上的医用防护口罩,每次佩戴前应做密合性检查;眼睛、眼结膜及面部存在被血液、体液、分泌物、排泄物及气溶胶等污染的风险时,应戴全面型自吸过滤式呼吸器。

(4)皮肤防护　预计接触患者产生的血液、体液、分泌物、排泄物及气溶胶飞沫时需穿医用一次性防护服,在接触大量血液、体液、呕吐物、排泄物时应加穿防水围裙。

(5)足部防护　进入污染区域时,穿覆盖足部的密闭式防穿刺鞋(以下简称工作鞋)和一次性防水靴套,若环境中有大量血液、体液、呕吐物、排泄物时应穿长筒胶靴。

2.不同暴露风险等级时的防护措施　根据可能的暴露风险等级,采取相应的防护措施。

（1）低风险　对预计不会直接接触患者或患者的血液、体液、呕吐物、排泄物及其污染物品的人员，做好标准预防措施。

① 适用对象：污染区域外的一般医务人员或其他辅助人员，或在患者转运、诊疗、流调过程中预计不会接触患者或患者的血液、体液、呕吐物、排泄物及其污染物品的工作人员，如工作组织者、司机和引导员等。

② 防护装备：工作服、工作鞋、一次性工作帽和一次性外科口罩。

（2）中风险　直接接触患者或可能接触患者少量血液、体液、呕吐物、排泄物及其污染物品的人员，采用加强防护措施。

① 防护对象：对患者进行一般性诊疗工作的医务人员和清洁消毒人员。

② 防护装备：一次性工作帽、防护眼罩或防护面屏、医用防护口罩（N95 及以上）、医用一次性防护服、一次性手套、工作鞋、一次性防水靴套。

（3）高风险　可能接触大量患者血液、体液、呕吐物、排泄物等，或实施侵入性操作或易产生大量气溶胶操作的医务人员，采取严密防护措施。

① 防护对象：进行吸痰等操作的医务人员，进行大量血液、体液、排泄物、分泌物或污染物品操作的医务人员和清洁消毒人员，转运患者的人员。

② 防护装备：一次性工作帽、防护面屏、防护口罩（N95 及以上）、医用一次性防护服、一次性手套、长袖橡胶手套、工作鞋、一次性防水靴套、长筒胶靴、防水围裙等，戴全面型自吸过滤式呼吸器或动力送风呼吸器。

四、患者标本实验室生物安全流程

1. 标本采集及运输　无论是何种标本，必须采集于密封可靠的容器中，标本采集不可用玻璃制品且采血管质量必须得到保证，要求绝不发生渗漏且不会离心时破裂，采血过程中不可使用含正压或负压的采血管。标本采集需两名护士协作进行，护士甲标本采集完毕后，将标本管置于护士乙手中的洁净传送容器中，护士乙将容器密封后通过标本传递窗口递出。

2. 检验标本接收及检测　检验人员将护士采集的标本置于另一洁净容器，密封后送入相应生物安全柜，用 75% 的酒精消毒容器外表面。生物安全柜中打开第一层容器，用 75% 的酒精消毒传送容器。打开传送容器，取出采血管，用 75% 的酒精消毒采血管。操作严格按各个检验项目的操作规程进行,操作中注意动作轻柔,严禁剧烈震荡样本和用加样器吹打样本,严防产生气溶胶。

3.检测完成后的清洁及污物处理 标本密封容器及传送容器经酒精消毒处理后弃于医用垃圾桶,双层严密包装后焚烧处理。检测完成后的样本及其他废弃实验材料弃于加有1/3消毒液(有效氯含量为10 000mg/L)的污物缸中,丢弃时动作轻柔,严防飞溅。样本及其他废弃实验材料在污物缸中浸泡过夜,密封污物缸,用75%的酒精消毒污物缸外表面后,经严密包装后高压消毒处理。实验台面和仪器表面及检测部位用75%的酒精消毒三遍。关闭生物安全柜玻璃面板,开启紫外消毒灯消毒2h。实验后消毒液喷洒地面(有效氯含量为1000mg/L),紫外消毒灯消毒空气2h。

五、生物战伤人员收治医院感染控制方案

(一)医疗废弃物管理

从事隔离病区医疗废物收集、运送、暂存、处置的人员,应熟悉医疗废物管理的流程要求,并进行个人防护用品使用的培训。医疗废物收集、运送时,应穿戴必要的防护用品,包括工作服、防护服、帽子、口罩、橡胶手套、防水鞋。倾倒液体废物时戴护目镜/面罩。患者所有的废弃物均应按照医疗废物分类处理,使用防渗漏专用医疗废物袋和脚踏式医疗废物箱收集,并保持密闭。感染性医疗废弃物收集在专用医疗废物袋内,损伤性医疗废物装入锐器盒,盛装量达到3/4满时严格密闭,双层封扎。可燃性固体医疗废物(如一次性医疗用品),采用焖烧炉处理。非可燃性固体医疗废物(如玻璃制品)及病原体的培养物、菌毒种保存液等高危险废物先使用高压灭菌器就地灭菌后,再按医疗废物处理。液体医疗废物(如患者的粪便、尿液、呕吐物、剩饭剩菜等),可采用化学消毒方法处理,用1000mg/L含氯消毒剂浸泡,作用1h后倾倒下水道。医疗废物应每日由专人使用专用转运工具,按照规定的时间、路线及时清运及处理。运送工具、暂存场所等需及时清洁,遇污染时及时用1000mg/L的含氯消毒剂或0.2%的过氧乙酸消毒。对外运的医疗废物必须做好交接工作,并认真记录,内容包括医疗废物的种类、数量、交接时间、集中处置单位以及经办人签名。

(二)环境清洁和被服管理

1.处理人员个人防护要求 清洁环境和处理感染性废弃物时,穿戴耐用/橡胶手套、防渗透防护服和一次性防水胶靴。预计接触到血液和体液的清洁工作(如:清洁因呕吐物或血液脏污的表面,或对出现腹泻、出血或呕吐等症状患者在不到1m的区域进行清洁)

时,请穿戴面部防护用品(全面型自吸过滤式呼吸器/动力送风呼吸器)和一次性防水胶靴及一次性靴套。

2. 呕吐物、排泄物和血液污染的环境消毒 患者的分泌物、排泄物等建议用1000mg/L含氯消毒剂浸泡,作用1h后倾倒下水道。被血液污染的环境可选择含氯消毒剂,更建议使用亲脂类病毒敏感的乙醇溶液,在覆盖用的布或卫生纸上加75%的乙醇,用量以不滴水为宜,待液体吸收后,一起丢入黄色医疗废物专用袋,按感染性医疗废物处置。

3. 空气的消毒 病房内空气消毒根据相应面积使用静电负离子空气消毒,建议工作时间持续开启,使用时环境应清洁并关闭门窗。

4. 物体表面的消毒 病房物体表面如床头柜、水龙头、门把手以及各种台面等,用一次性表面消毒湿巾擦拭消毒;地面每天使用500～1000mg/L含氯消毒液湿式清扫、消毒,作用30min。如遇污染,随时消毒。接触患者的精密仪器设备表面使用75%的乙醇擦拭消毒两遍。

5. 工作人员及患者织物的消毒 工作人员污染的织物应放在使用地点的标识明确、防渗漏双层袋中,并直接转运至清洗地点,转运前应对其表面消毒(0.5%氯溶液),转运至清洗地点后,立即清洗并高压灭菌。患者所有的废弃物应当视为医疗废物,严格按照《医疗废物管理条例》的要求,双层封扎,标识清楚。相关医疗废物应当及时密闭转运,可燃性固体废物,用小型固体焚烧炉焚烧处理。

6. 终末消毒 患者出院、转院时应当按《医疗机构消毒技术规范》要求进行严格的终末消毒,病房物体表面用一次性表面消毒湿巾擦拭,空气使用过氧化氢干雾消毒机进行终末消毒,患者床单消毒机按规定时间消毒。

第二节 生物武器袭击时暴露人员的处置

根据生物武器袭击后污染区的划定范围,处于其中的人员都有可能存在生物战剂暴露,对于污染区内未发病人员都应按照暴露人员进行相应处置。

一、现场卫生检疫和生物战剂的现场消除

对于可疑遭受生物战剂攻击时,应对暴露人员进行留验和医学观察,并开展调查和检验,对可以污染的物品进行消毒。对于生物战剂攻击后的部队暴露人员,可对人员、服装、

装备设施分别进入洗消场进行洗消(图7-4)。对于确定遭受生物战剂攻击后,应根据生物战剂的性质,在报请当地政府批准后,采取包括疫区封锁等相应的现场卫生检疫措施。

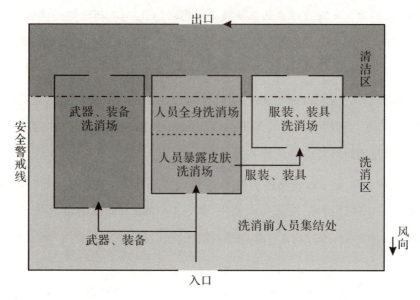

图7-4　暴露人员全面处置场地布局

(一)现场卫生检疫

经当地政府批准实施封锁的,应在通往污染区的路口设置警戒和检疫哨卡,限制人员和物资出入。如必须进出者,经有关部门或领导批准,严格实施进出登记制度。出入时应做好个人防护,并进行卫生处置。在污染区内实施包括杀虫、灭鼠和消毒等综合消杀灭措施。检查污染区内的粮食和饮用水,一旦被污染,必须彻底消毒后才能食用和引用。受污染人员应给予紧急处理,包括医学观察、预防接种或预防性服药等。

如查明生物战剂为细菌毒素类或传染性较弱的病原体,可解除封锁,但患者、带菌者和病畜必须加强管理,限制其出入和活动范围。如查明生物战剂为鼠疫杆菌、霍乱弧菌、天花病毒、埃博拉病毒等烈性传染性病原体,或发生鼠疫、霍乱、天花、埃博拉出血热等疫情时,应继续封锁或将封锁区划分为若干大、小封锁圈。各封锁圈之间应完全隔离,停止相互往来,对患者进行隔离治疗,对感染者和患者的密切接触者进行隔离观察。从最后一例患者发病起,经过该病的一个最长潜伏期,无新发病例时,可解除对疫区、污染区的封锁。解除封锁前须进行必要的外环境卫生处理,如对投放物彻底消毒、根据情况实施杀虫和灭鼠、小隔离圈的终末消毒等。解除封锁区应报请原批准封锁的主管部门批复。

(二)生物战剂消除

不同物品消毒所需的消毒剂和使用剂量应根据病原学检验结果确定。炭疽杆菌是各种生物战剂中最难消除的,以消除炭疽杆菌污染为例,说明消毒剂和使用剂量。患者排泄物用含氯消毒剂消毒,有效氯含量 12 000mg/L;患者的痰液、脓液、唾液等分泌物可用 1% 过氧乙酸或含氯消毒剂(含有效氯 5000mg/L)消毒;餐具消毒首选 1% 碳酸钠煮沸 30min,也可用 0.5% 过氧乙酸或含氯消毒剂(含有效氯 5000mg/L)浸泡 30min;可疑投掷物,若无再使用价值且可以燃烧的,可焚烧处理;室内污染空气的终末消毒,采用 15% 过氧乙酸 20mg 置于搪瓷或玻璃容器内加热熏蒸,或用超低量气溶胶雾化器喷雾,作用时间为 2h;患病动物应处死、焚烧。畜舍墙和地面用 1% 过氧乙酸或含氯消毒剂(含有效氯 12 000mg/L)喷雾消毒,水泥地面 200ml/m²、土质地面 500ml/m²,作用时间为 2h。实施消毒时,消毒人员应做好个人防护。

二、生物武器袭击时暴露人员的处置

生物武器袭击后,早期在污染区内的未发病人员,或者后期有疫情发生后感染者的接触者,均应视为生物战的暴露人员。暴露人员因生物战剂暴露剂量和传播途径不同,同时各自抵抗力、免疫力等状况不同,导致发病的状态、临床症状、发病时间也会存在差异,甚至有些人不发病,但是由于生物战剂的致病率和病死率高,大多数生物战剂感染者在潜伏期就具有传染性,因此,暴露人员也需要根据生物战剂的种类采取一系列科学的处置措施。

(一)暴露人员的卫生处理

生物战剂暴露人员的卫生处理是指用物理方法或化学消毒剂清除和杀灭人体与装备表面污染的生物战剂。暴露人员卫生处理包括局部处理和全面处理两种。(图 7-5)

1. 局部卫生处理　一般多见于个人不离开工作岗位的情况下进行的暂时处理,主要使用消毒剂消毒暴露部位皮肤和个人所持装备、器械等。暴露皮肤可以用毛巾或湿纸巾擦拭、肥皂水或清水冲洗、消毒液清洗等;个人所持装备、器械可采用清水冲洗、消毒液清洗和环氧乙烷熏蒸消毒等。

2. 全面卫生处理　是指在污染区外洗消场所进行的集体卫生处理。暴露人员的消毒由外至内逐层消毒:外部消毒、暴露皮肤消毒和全身淋浴。①外部消毒:主要针对随身装备和着装,采用物理消毒法、消毒液清洗和环氧乙烷熏蒸消毒等措施;②暴露皮肤消毒:肥皂水冲洗、消毒液清洗、0.5% 过氧乙酸擦拭等措施;③全身淋浴:一般人员在冲淋室、洗消帐篷内用肥皂水或沐浴液搓擦后用 38℃~40℃温水冲洗。

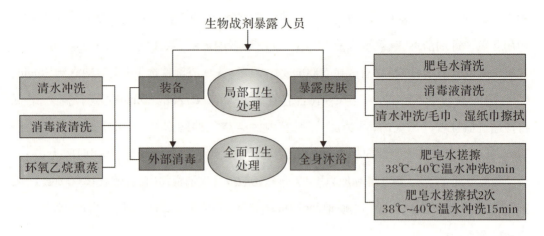

图 7 - 5　生物战剂暴露人员卫生处理的流程图

(二)暴露人员的分类管理

暴露人员的分类管理主要根据生物战剂病原体特点展开的,暴露人员可实施检疫。当人类、动物或植物等,由一个地方进入另一个地方,为防止带有传染病病原体,所以必须进行隔离检疫,尤其当地可能会发生传染。检疫是防止传染病传播的预防措施,是风险管理的一种设施,是为了确认某种对象达到一定要求和标准的评定过程;为了预防传染病的输入、传出和传播所采取的综合措施,包括医学隔离和留验。应根据微生物病原体的种类和传播途径采取相应的预防措施,检疫的期限为该病的最长潜伏期。

1. 医学隔离　是将疑似病例收留在指定的处所,完全与外界隔离,限制其活动并进行治疗,只有专职的医务人员消毒后方可入内,做好院内感染控制和医务人员的个人防护等工作。隔离治疗可以分为住院隔离、临时病室隔离和居家隔离。医学隔离一般用于甲类传染病。

2. 留验　又称为"医学观察",是指在传染病最长潜伏期内,将传染病疑似患者或疑似传染病患者的密切接触者,收留在指定场所进行诊察、检验或采取其他预防措施。留验期间除对其进行医学观察外,还要限制其行动,除医护人员以外不得与其他人接触。医学观察可以分为集中医学观察或居家医学观察。医学观察是医学隔离的前序作业。一旦发现可疑病例,应立即隔离。若发现生物战剂可能是天花、霍乱、鼠疫等烈性传染病病原体时,对生物战剂暴露人员应留验。医学观察主要用于乙类传染病。

三、生物武器袭击时暴露人员的预防性治疗

人在受到生物战剂污染暴露之后到感染发病之间存在一定潜伏期,如果在潜伏期给

予预防性治疗,可防止部分暴露人员发病或减轻病情。预防性治疗可根据不同情况采用药物预防、主动免疫、被动免疫或联合应用(详见第六章)。

1. **药物预防**　预防治疗中最有使用意义的是药物预防,特别是抗生素,对某些细菌类、立克次体类传染病有特效,作用迅速。不仅在病原体已确定的情况下可进行有针对性的预防,即使在病原体还没有鉴定的情况下,也可使用广谱抗生素(如四环素)预防。细菌和立克次体引起的传染病可用抗生素作预防性治疗,如果已鉴定或有明确药物敏感实验结果的病原体,宜使用有特效的抗生素;对于病毒战剂,只有天花已确认用美替沙腙做预防性治疗有效,对于接触者,此药的预防效果比种痘好。利巴韦林用于预防拉沙热可能有效,可考虑使用;干扰素对森林脑炎和黄热病病毒血症有一定的预防作用。(表7-3)

2. **主动免疫**　疫苗接种在预防性治疗中的作用很有限,一般用于潜伏期长而感染后早期接种。但在潜伏期进行免疫接种可能有不良反应,甚至加重病情,需慎重。

3. **被动免疫**　肉毒中毒后出现症状前,可用治疗剂量的一半的抗毒素作预防性治疗。对于接触天花病毒已有1周以上、用种痘和药物预防已来不及的人,可用牛痘免疫球蛋白预防。

四、生物武器袭击时暴露人员的心理干预

生物战剂袭击相关事件发生后,暴露人员和健康服务提供者都会产生恐惧心理,心理学的反应可能包括:恐惧、愤怒、惊慌、不切实际的想法、害怕传染、偏执、与社会疏远以及道德败坏等,心理学称之为心理应激。从临床心理学的角度分析,一般来说伴随心理应激的发生,既可以表现为情绪情感反应,也可表现为生理功能的紊乱或行为方式的变化。当人们面临某种困难或威胁,出现担忧、害怕和紧张焦虑的情况,主观上要做出很大努力去适应时,就会出现焦虑、恐惧。其发生概率与强度与个人易患因素、社会危险因素及心理问题持续存在有关,个人因素如家族史、性格胆小羞怯、缺乏自信或身体状况不佳、应对能力较差等;社会危险因素如突发性公共卫生事件、亲人病危、人际关系紧张等;如发生一些应激事件及持续存在的心理问题、不良的应付技巧等均可使人产生应激反应,通过神经-内分泌-免疫网络,使整个身体动员起来应付不良境遇而诱发焦虑、恐惧等情感。此时及时给予心理干预可以事半功倍。

表7-3 主要生物战剂的预防性治疗方案

类别	战剂名称	所致疾病	预防性治疗方案	
			药物	免疫
细菌	鼠疫杆菌	鼠疫	预防药物可选用四环素,多西环素,磺胺,环丙沙星等,必要时可肌肉注射预防素进行预防性治疗,疗程均为7d。	目前国内外已上市的鼠疫疫苗有鼠疫全菌灭活疫苗和鼠疫减毒活疫苗,免疫途径主要为皮内注射和皮上划痕。常用为EV无毒株干燥活菌苗,皮肤划痕法接种,即2滴菌液,相距3~4cm,2周后可获免疫。自鼠间开始流行时,对疫区及其周围的居民,进入疫区的工作人员,均应进行预防接种。目前的疫苗仍不能对腺鼠疫和肺鼠疫产生长久的免疫保护,因此,一般每年接种一次,必要时6个月后再接种一次。我国新研制的06173菌苗免疫动物后产生F1抗体较EV株效果高1倍。
	炭疽杆菌	炭疽	密切接触者应使用药物预防,美国CDC推荐生物恐怖相关炭疽的预防性治疗的一线药物是环丙沙星或多西环素。	减毒活疫苗每年1次/年,采用上臂皮肤划痕法,滴菌苗2滴/次,相距3~4cm。用消毒针在菌苗滴中划"井"字,以划破表皮而不出血为好,接种后2~13d可产生免疫力,可维持1年。
	霍乱弧菌	霍乱	可尝试使用大环内酯类、喹诺酮类或四环素类抗生素。	WHO已经批准了两种口服灭活霍乱疫苗,分别是:B亚单位-全菌体菌苗(BS-WC)、减毒口服活疫苗(CVD103-HgR)。通过2~3次口服即可实现免疫接种。初次免疫须服3次,分别于1,7,28d口服。
	布鲁氏菌	布鲁菌病	可尝试使用多西环素联合利福平。	人用19-BA菌苗疾104M菌苗均可用于预防接种,后者效果稍好,免疫期均为1年,需每年接种一次。
病毒	天花病毒	天花	口服氨甲环半硫尿。	接种疫苗(活疫苗、减毒活疫苗、亚单位疫苗),牛痘免疫球蛋白主要用于治疗天花疫苗接种后的严重不良事件,推荐剂量为6000U/kg,接种后2~3周可产生免疫力,可维持2年。
	埃博拉病毒	埃博拉病毒病	暂无明确预防性治疗方案	2017年10月由军事医学科学院研发的我国"重组埃博拉病毒苗"的新药注射申请完成。2019年11月,全球首款埃博拉疫苗Ervebo在欧盟获批上市。
	马尔堡病毒	马尔堡病毒病	暂无明确预防性治疗方案,无特异性疫苗	

（续表）

类别	战剂名称	所致疾病	预防性治疗方案	
			药物	免疫
	黄热病毒	黄热病	暂无明确预防性治疗方案	17D黄热病减毒活疫苗，皮下接种每次0.5ml，7～9d即可产生有效的免疫力，WHO推荐每10年加强免疫一次。
	登革热病毒	登革热	暂无明确预防性治疗方案	首个登革热疫苗CYD-TDV于2015年12月在墨西哥推广应用，为4价重组嵌合疫苗。
	裂谷热病毒	裂谷热	暂无明确预防性治疗方案	无特异性疫苗
	委内瑞拉马脑炎病毒	委内瑞拉马脑炎	暂无明确预防性治疗方案	病毒灭活疫苗，皮下接种2次，每次2ml，间隔7天。接种后2～4周产生免疫力，可维持0.5年。
	森林脑炎病毒	森林脑炎	暂无明确预防性治疗方案	接种森林脑炎疫苗，第一次肌注2ml，7～10d后再肌注3ml，可维持3年。
立克次体	普氏立克次体	流行性斑疹伤寒	可使用多西环素预防性治疗。	无特异性疫苗
	贝氏柯克斯次体	Q热	可使用多西环素、四环素等预防性治疗。	Q热疫苗，皮下接种3次，间隔7d分别是0.25ml、0.5ml和1ml，接种后1～2周产生免疫力，可维持1年。
	立式立克次体	斑点热	可使用多西环素、四环素等预防性治疗。	无特异性疫苗
毒素类	肉毒杆菌毒素	肉毒中毒	立即注射多价抗毒血清1000～2000μ防止发病。	无特异性疫苗，抗毒素：1次皮下注射或肌内注射1000～20 000IU（指1个型）。若情况紧急，亦可酌情增量或采用静脉注射

政府要通过社会活动和新闻媒体等对暴露人群提供咨询和信息援助服务,尽量创造有利于稳定的氛围;尤其在暴露人员隔离期间要由心理医师、精神病学专家和社会工作者等提供心理服务,采用国际上流行的认知行为疗法是很有必要的,相关人员把关于疾病的知识全面地介绍给他们,使之接纳生物战剂袭击的现实,对所暴露的病原体有客观的认识,改变不良应对方式;当暴露人员出现自我无法摆脱的焦虑和恐慌,并出现明显的寝食不安时,可以求助专业心理医生;在心理疗法无法对抗焦虑症状时,可以考虑采用抗精神焦虑的药物,如拉西泮、阿普唑仑等。

第三节 生物武器袭击时普通人群的管理

普通人群是位于生物武器袭击污染区或疫区之外的人群,但是生物武器袭击后产生的效应会呈几何倍数的扩大,因生物战受惊吓的居民人数与感染生物战剂的人群数的比例大约为10∶1,因此对己方普通人群的管理也需加强。

一、医学预防措施

虽然普通人群未发生生物战剂暴露或感染,但是由于生物战剂的生物学特点,还是要做好普通人群的医学预防措施。

1.严格控制传染源和阻断传播途径。

2.注意个人卫生、勤洗手,减少外出次数。

3.加强保护易感人群的措施。加强营养及均衡膳食,增强体育锻炼,提高身体素质。

4.必要时给予疫苗接种及药物预防,如免疫增强剂等。

5.有条件的地区可使用家庭检测设备或快检装置,通过自助检测和快检装置既可以在短时间内降低人群恐慌,又可以节约有限的药品。

二、宣教

(一)卫生宣传教育

生物袭击导致的经济损失和人员伤亡是有形的,但是对人民造成的内心创伤是无形的。通过实施媒体和社会平台的卫生宣传教育,减轻对生物袭击的恐惧本能。利用现代传媒技术,多方位主动与社会和公众交流,不断调整健康教育内容和方法,促进预防措施的落实,如宣传卫生防病及食品和饮水卫生管理知识、让民众了解疾病的临床特点和传播途径等,从而提高普通群众自我保护能力。

(二)心理健康辅导

生物袭击的突发性、威胁性、未知性等是造成个体心理应激的根本原因,医护人员要及时给予心理干预。还可通过实施媒体"心理干预"策略,进行团体性心理辅导。作为公众普遍认可和接受的媒体,有义务在危机时期为公众提供心理帮助,寻求疫情信息发布量的峰值和公众承受时机的结合点。疏通情绪宣泄渠道,引导潜在正能量意识形态的舆论,提高大众对危机的心理承受能力。为消除普通人群的疑虑和错误认知,给其以心理上的支持和适当的保证是非常有益的,但这种保证必须建立在全面了解突发事件的基础上,提出的保证要有足够的依据,使其深信不疑,这种信任感是心理干预取得成功的前提。

1.提供社会情感支持,及时给予安慰、同情、支持和开导。此种态度可极大缓解其心理压力,使其产生被理解感和被支持感。

2.提供生物战剂所致疾病的准确信息。对某种信息或某种事物的不确定状态是焦虑和恐惧的唤醒因素,信息的透明度可降低民众的焦虑或恐慌程度,消除大众的疑虑和错误认知。

总之,生物战剂袭击事件现场处置的"预警"和"响应"必须分秒必争,尽快识别、确定和鉴别突发事件性质,然后要严格按照预案中的应急处置流程进行指挥和先期处置。做到既有统一指挥,协同作战,又有各专业分队的专业处理,职责明确,各尽其责,有条不紊,特别是不会浪费现场处置宝贵的30分钟"黄金时段"。

小　结

在实战中,应根据人员对生物战剂的接触情况和发病情况进行分类。

1. 对于伤病人员,不但需要尽早对现场进行处置,封锁污染区或疫区,同时对伤病人员进行就地处置,对重症患者立即就地抢救,对一般患者或疑似患者,送至隔离医院或就地隔离治疗,根据生物战剂的传播途径进行空气隔离、飞沫隔离或接触隔离。根据感染控制要求对患者及污染物进行洗消,医务人员进行自我防护。

2. 对于暴露人员,进行现场卫生检疫和生物战剂现场消除,分类管理,并根据不同种类的生物战剂进行预防性治疗和心理干预。

3. 对于普通人员,给予医学预防措施和宣教。

（张　野　张维璐　邵昱璋　张　磊）

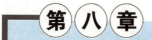

生物武器医学防护的卫勤保障

进入 21 世纪以来,恐怖活动日益猖獗,给世界和平与发展造成了严重威胁。生物武器是一种大规模杀伤性武器,可通过生物战剂的致病作用杀伤有生力量和毁伤动植物,具有便于实施、手段隐蔽、难以防范、杀伤力大、易达目的等特点,因此,研究如何有效应对生物武器袭击,减少生物武器给国民带来的危害,是军事医学研究的重要任务之一。生物武器医学防护卫勤保障工作担负着统筹全局、指挥协调、任务分工、资源调配等各项任务。提高生物武器医学防护中的卫勤保障能力,能够有效保障军民安全,最大限度地减少人员伤亡,提高部队战斗力和国家生存力。

第一节 ▎ 生物武器医学防护的卫勤保障特点

一、卫勤保障对象多元,医学防护工作范围广

从攻击方使用生物武器的目的和攻击目标看,前方和后方、军队和居民均可能受到生物武器的危害引起疾病,而且可以相互传染、蔓延流行,因此具有保障对象多、流行范围广的特点,这要求卫勤部门要有充分准备,既要组织好军队官兵防护,又要协助人民群众进行防护;既要保障前方作战部队,又要保障后方人员;既要对全体人员进行预防,又要对患者进行隔离、治疗;既要参加具体组织指挥,又要实际进行防护技术指导;既要对当前引起的危害进行防护,又要预防可能形成的疫源地所造成的长期危害。

二、卫勤保障任务艰巨,医学防护的技术性强

生物武器袭击条件下卫勤保障是战斗保障的一部分,除了需要开展一般的卫生防疫

工作,还要采取一些特殊的措施。例如要组织侦察、调查,及时发现生物武器袭击的情况,并迅速上报部队和地方卫生机构;尽快对污染区和疫区进行判定及处理,组织扑灭敌投物和消毒,对部队人员进行卫生处理和检疫等。实施过程中紧密结合战斗情况,周密地组织计划,规定明确的制度和要求。由于这项工作技术性强,需要组织大量卫生专业分队进行具体技术指导与保障。

三、杀伤效应持久性长,防护措施开展需尽早

由于疾病发生均具有一定潜伏期,生物武器没有立即杀伤作用,生物战剂主要是微生物及其产物可引起大规模疾病,受自然、社会因素影响大。因此,只要及时采取有效持久的预防措施,就可以避免或减少人员发病。这与核、化学武器相比,其防护手段和办法较多、效果好。所以卫勤部门应尽早明确战剂种类、污染范围,以便尽早采取有效措施。

四、伤病员传染性强,卫生检疫和留治任务重

生物战剂所引起的病员,多数具有传染性,无论前方或后方,只要条件允许,病员和接触者都要就地、就近组织隔离检疫、治疗,以免疾病在人群中发生传播。因此,各级救治机构任务较重,应严密组织、周密计划,努力完成任务。

第二节　生物武器医学防护的卫勤保障任务及要求

生物武器医学防护卫勤保障工作,由于涉及部门多、范围广,非卫勤部门独立行动所能解决。因此,必须在首长统一领导下,各部门密切协作,重视发挥专业技术骨干的作用。

一、主要任务

根据生物武器伤害及医学防护特点,卫勤部门的主要任务是侦、检、消、防、诊、救、治七个方面的工作。在实施过程中,战略、战役、战术三级卫勤保障机构各有侧重、各负其责。战略级卫勤保障机构主要承担组织落实全军"三防"医学应急救援建设规划和计划;组织其应急救援技术的培训和训练;组织协调军队应急救援力量和相关资源;了解掌握生物武器袭击事件及有关情报信息;负责与国家相关部门的联系及协调。战役级卫勤保障

机构其任务与战略卫勤部门基本相同,但保障范围为本系统,主要包括成立救援指挥机构、组织成立"三防"医学救援分队、组织开设传染病医院。战术级卫勤保障机构主要任务包括组织防护教育,制定防护计划;及时发现疫情,迅速报告上级;采集样品送检,提出处置建议;尽快救治患者,组织疫情调查。当部(分)队接到具体任务时,工作程序与内容示意图如下:

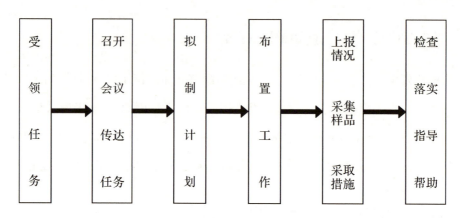

图 8 - 1 　工作程序与内容示意图

二、工作要求

当发生生物武器袭击时,上级卫生部门派出相关人员和专家,参加国家、军队或地方应急指挥部工作,组织指导生物武器袭击事件处置和伤病员救治工作。生物武器医学防护的应急指挥与处置,按照处置突发公共卫生事件指挥方式指挥,其基本要求有以下几点:

(一)预先准备,完善卫生防疫体制

卫生防疫保障的突出特点是要求快速而有效,尤其在生物武器袭击事件任务中,卫生防疫保障和救援任务急,事关重大,过程公开透明度高,情况复杂,影响面广,涉及国家安全、国家形象以及军民生命健康,时效性要求极强,需要预先准备,能够在第一时间做出反应。因而,必须加强平时针对性指挥训练,健全完善各类预案,在现有指挥与保障体制基础上,灵活调整指挥机制,灵活编组保障力量,使指挥、保障与任务相适应。在体制建设、预案完善、专业训练、物资装备上认真准备;在有关生物事件的卫生防疫保障预案基础上结合实际,建立卫生防疫、药材和物资申请供应、信息报告与通报等卫勤制度。建立健全具有快速反应能力的防疫体系,做到能快速反应,保障有力。

(二)任务牵引,建设机动防疫力量

应根据我军可能承担的非战争军事行动和可能发生的生物武器袭击事件,积极而认真地建设机动防疫力量。机动防疫力量可以从军事医学科学院、军医大学、军兵种、军区疾病控制中心抽组。明确人员、任务分工,多渠道筹措物资、装备,定期组织专业训练,在生物武器袭击想定下开展医学防护综合卫勤演练。既练指挥,又练技术,达到一旦有事,能够立即出动,展开迅速,操作熟练,配合协调之目的。

(三)军地协同,建立联合指挥机构

执行生物武器袭击事件任务时,军队和地方都将派出大批"三防"力量支援,但往往对情况、地形、道路、交通等情况不了解,防疫力量部署不科学,很难迅速有效地开展医学防护和救治工作,影响防疫力量作用的发挥。因此,各防疫机构之间的紧密联系和协同非常重要,军地卫生领导部门要联合组成权威性的防生指挥机构,统一指挥、统一实施卫生防护和救援的组织与协同工作。

(四)快速高效,充分利用信息技术

生物武器袭击事件事态复杂,变化迅速。为此,应实现信息化卫勤组织指挥,能够快速准确分析判断情况,定下保障决心和方案;快速启动应急体制和预案,快速抽组卫生力量;组织利用快速机动和运输手段,快速投送应急机动卫生防护保障和救援力量(含人力、物力);明确关键地域或地点及任务,组织快速展开和保障、救援行动。达到职责分明、渠道畅通、联系紧密、运作灵便,才能增强整体指挥功能,并真正实现卫生防护指挥的快速高效。应用现代信息技术和装备,提高监测预警、预判能力,实时掌握情况,实现自动化指挥,为精确、高效地指挥奠定基础。

第三节　生物武器医学防护的卫勤保障措施

为了完成生物武器医学防护卫勤保障任务,卫勤部门应针对生物战剂的种类、性质和方法,采取以下具体措施:

一、严格生物事件报告制度

部队作战地域和附近居民点中,发现可疑的昆虫、动物和其他杂物反常现象;凡敌机

过后空中有烟雾,地面弹坑周围有粉末、液滴媒介物等均应立即报告。卫勤部门接到报告后,应立即组织力量去现场调查,平时向军首长和卫勤部门报告,并通报所属部队和友邻部队。在敌人使用生物武器的情况下,发生传染病时应在确诊后立即向部队首长和上级卫勤部门报告,同时通报所属部队和友邻部队。疫情的报告要及时,应广泛地发动群众,自下而上地建立疫情报告网,采用一切可以利用的通讯工具和交通工具迅速进行。

二、组织侦察、调查和采样送检

搞好生物武器袭击的侦察、调查和检验鉴定工作,是正确判断敌情、定下决心和粉碎敌方生物战的首要条件,是为组织卫生防护、消除袭击后果提供科学依据的重要步骤,各级卫勤部门应充分发动群众,认真组织实施,具体可从以下几方面进行:

1. 空地侦察　主要是监视敌机飞行情况,发现其准备袭击的征象;观察其袭击情况,记录有关数据,迅速上报,以便进一步组织调查和检验、为组织实施防护和污染区处理提供依据(详见第二章)。

2. 疫区封锁　当怀疑敌方进行生物武器袭击时,对可能污染区实施暂时性封锁;当确定遭敌生物武器袭击(天花、鼠疫、霍乱等战剂)时,对污染区和疫区进行封锁,一般由卫生部门提出建议,上级机关批准方可实施(详见第三章)。

3. 现场调查　接到通报后,要迅速派出专业人员,携带检验器材至现场调查,要仔细观察现场,询问目击者及附近军民,了解情况;采集标本,迅速上送检验;访问受染人员,了解受染情况;经过调查做出敌方是否使用生物武器的结论(详见第二章)。

4. 采样检验　样本收集应按照先动后静、先近后远、先密后疏的原则,结合地形分片采集。采集工作要及时、迅速,要在消毒扑灭前及使用抗生素前进行。采集标本要足够数量,要分类,注明地点、时间并安全包装存放,迅速送检(最好在 2～3h 内),必要时采取冷藏或接种送检,敌投容器、助降器材应一并收集上送。凡送检样品,均应附侦察调查情况一份,以便分析判断结果(详见第四章)。

三、做好生物武器危害卫生防护

组织人员做好对生物武器卫生防护工作,是防止或减少部队生物武器减员的具体措施之一。可以通过免疫防护、药物预防、物理预防等方式做好防护工作(详见第六章)。

1. **免疫防护**　是指给人接种某种生物战剂的生物制品(疫苗等),刺激机体产生相应的特异性抵抗力,提高机体的免疫水平,从而达到防止机体发生传染病的目的。这是防生物战最积极有效的特异性防护措施。目前,我国已有鼠疫、炭疽等近20种主要生物战剂所致疾病的疫苗,接种的时机一般分为平时计划接种、生物武器袭击前接种以及生物武器袭击后接种。

2. **药物预防**　是对某些传染病或地方病的易感人群投服药物,以预防方式减少该传染病或地方病的发生。目前,我国有十几种生物战剂感染疾病的预防药物,通常是在生物战剂感染前或感染后的潜伏期内,给易感人群服用,以防止或减轻症状。但是药物预防不易普遍应用,仅适用于无特异性预防方法的传染病,或情况紧急来不及进行特异预防的传染病。

3. **物理预防**　指采取过滤除菌与隔离阻挡等方法防止生物战剂进入人体内,一般包括个人防护和集体防护。个人防护主要利用制式或"就便器材",如防毒面具,皮肤防护器材(防护斗篷、防护服、防护袜、橡皮靴、防护手套等),重点保护呼吸、消化道入口和黏膜,以及暴露的皮肤,防止直接接触战剂或被昆虫叮咬,并根据掌握的情况对人员进行预防接种或服药预防。集体防护主要是构造密闭并带有通风滤毒装置的工事,例如修建的永久性地下"三防"工事。

四、妥善处置生物武器及污染区

扑灭生物战剂和处理污染区,是在指挥部门统一领导下,广泛发动群众,在卫勤分队和专业人员指导下,做好个人防护的前提下,根据地形条件和敌投生物战剂的性质、分布特点,组织分工、分片、分段实施扑打、烧燎、消毒、杀虫与灭鼠,并根据已确定的污染区范围,组织好污染区的管理与消毒工作。重点要搞好重要工事、军队驻区、居民点、交通要道、通讯机构的消杀处理。应根据自然条件、人员分布和污染情况,选用不同的消毒方法,合理安排消毒顺序。一般先人后装备,先近后远,先驻地后野外,先重点后一般,有针对性地选择使用消杀药品器材。在保证效果可靠、人员安全的前提下,因地制宜,快速彻底做好污染区的安全处理工作(详见第五章)。

五、做好卫生检疫和卫生管理工作

对污染区和疫区进行卫生处理和疫情监督是早期发现患者,迅速隔离治疗,防止疫情蔓延,加速消除袭击后果的重要措施。当发现可疑生物战剂时,应立即保护隔离现场,迅速查明情况,做出判断。对接触人员注意随访观察。已确定遭受生物武器袭击时,应根据作战情况,请示首长,立即封锁污染区。封锁区工作在首长统一领导下,军民协同组织实施,在疫区周围主要道路布置警戒,限制人员、物资出入。对外来人员和物资,要在卫勤部门监督下通过检疫站实施区外交接,由区内人员运入。如查明敌投物为细菌毒素或传染性较弱的战剂时,在人员进行卫生处理后即可解除封锁,但对患者、病畜和带菌者仍要加强医疗监护和必要的限制活动。如为烈性传染病或发现烈性传染患者时,应继续严密封锁,对患者或疑似患者进行隔离治疗。严重受染者及有密切接触史者进行留验和医学观察,直至污染区或疫区经过彻底卫生处理,最后一例患者隔离经过一个最长潜伏期(鼠疫9d、霍乱5d)仍无新的病例发生时方能解除封锁(详见第三章)。

六、统筹隔离、治疗和后送工作

通过对污染区或疫区巡回医疗,及早发现患者。生物战剂所致传染病,一般多为烈性传染病,能直接或通过媒介昆虫传染给易感的健康人,故应早期诊断,早期隔离,隔离的基本原则是就地就近组织隔离、治疗。战时在旅(团)救治机构开始设置隔离室,战役后方地域展开传染病医院,执行机动隔离、治疗任务。隔离时,确诊与未确诊的病员、不同病种的病员、单一感染与混合感染的病员均应分区隔离,防止交叉感染。生物战剂所致的传染病病员,临床表现复杂,病情重,应及早采取就地特效治疗和对症治疗相结合的综合治疗措施,在病原体未查清前,应选用广谱抗菌药物;病原体查清后,选用最敏感抗菌药实施特效治疗。如作战情况不允许就地隔离治疗,在严格进行防疫措施后,按规定的后送办法,迅速组织后送。患者后送应使用专车,派卫生人员护送,车上应备有抢救、消毒及防护药品器材。不同病种的患者、确诊与未确诊的患者均应分车后送,护送人员应加强个人防护。后送用过的车辆、物品须彻底消毒后,方可再用或予以废弃。后送任务完成后,后送人员应进行全面卫生整顿(详见第七章)。

小　结

1. 生物武器医学防护卫勤保障的特点主要是卫勤保障对象多元,医学防护工作范围广;卫勤保障任务艰巨,医学防护的技术性强;杀伤效应持久性长,防护措施开展需尽早;伤病员传染性强,卫生防疫和留治任务重。

2. 生物武器医学防护的卫勤任务主要分三级(战略、战役、战术),工作要求为预有准备,完善卫生防疫体制;任务牵引,建设机动防疫力量;军地协同,建立联合指挥机构;快速高效,充分利用信息技术。

3. 生物武器医学防护的卫勤保障具体措施有:严格生物事件报告制度;组织侦查、调查和采样送检;做好生物武器危害卫生防护;妥善处置生物武器及污染区;统筹隔离、治疗和后送工作。

(陈活良　张洁琼　鱼　敏)

第九章

生物战剂检验中的实验室感染及其预防

生物战剂在恐怖主义活动中和非军事领域的非法使用对社会公共安全造成了严重的威胁,尽早发现生物战剂施放并确定其种类是生物武器防御与疫情控制的关键,而在实验室进行生物战剂的检验是应对生物威胁的重要举措之一。对生物战剂进行检验的实验室面临高风险:①生物战剂的传染性较强;②检疫标本所污染的微生物病原体的剂量较大;③多数生物战剂微生物为平时所罕见,对其性质及操作要求均不熟悉等。为避免实验室人员、来访人员及环境受到可能存在的损害,实验室的生物安全条件和状态不低于容许水平,加强实验室安全管理尤为重要。

第一节 生物战剂检验的危险性

生物战剂按微生物学可分六类,虽然有不同的特性,但是其都属于危险性极高的病原体。

一、细菌类

细菌类生物战剂"历史悠久",可以追溯到第一次世界大战期间,德国军队正式使用细菌类生物武器以攻击给协约国运输的牛马骡子;第二次世界大战期间,日本军队建立了细菌战实验室和大规模生产生物武器的工厂,并进行多次细菌战袭击;在朝鲜战场,美军对朝鲜北部和中国东北地区使用细菌武器达数百次之多,主要使用飞机投掷死鼠、跳蚤、蚊子、苍蝇、小动物及其他杂物,散布鼠疫杆菌、霍乱弧菌、炭疽杆菌、伤寒杆菌等,引起了朝鲜居民鼠疫、霍乱病的发生。最常见的细菌类生物战剂有:鼠疫杆菌、霍乱弧菌、炭疽杆菌、鼻疽假单胞菌以及伤寒杆菌等。

1.鼠疫杆菌　鼠疫杆菌为短小的革兰阴性球杆菌,新分离株以亚甲蓝或吉姆萨染色,显示两端浓染,有荚膜(或称封套)。鼠疫杆菌对外界抵抗力较强,在寒冷、潮湿的条件下不易死亡,在 -30℃仍能存活,于5℃~10℃条件下尚能生存。可耐日光直射 1 ~4h,在干燥咯痰和蚤粪中存活数周,在冻尸中能存活 4 ~5 个月,但对一般消毒剂、杀菌剂的抵抗力不强。对链霉素、卡那霉素及四环素敏感。鼠疫杆菌对啮齿动物和人有较强的致病性,且人类对鼠疫杆菌普遍易感。鼠疫细菌学检验必须在专用的 BSL - 3 实验室内进行,操作人员必须熟悉并遵守 BSL - 3 实验室工作制度,按照同等级别生物安全防护进行自身防护。凡进入实验室操作,必须两人以上同时工作,及时准确做好检验的各项实验记录。鼠疫杆菌的检验必须严格执行烈性菌管理规则,注意防止气溶胶感染或防蚤叮咬。动物实验应有防护设备,实验用过培养物及器材应及时消毒。

2.霍乱弧菌　霍乱弧菌所致的霍乱,为烈性肠道传染病,发病急、传染性强、病死率高,曾在世界上发生过几次大流行,至今仍未平息,因此,霍乱也是当今三种国际检疫传染病中最严重的一种,在我国属法定管理的"甲类"传染病。霍乱腹泻的主要病因物质是细菌繁殖过程中分泌出来的外毒素,即霍乱肠毒素 CT,生物活性极其强烈。霍乱弧菌的分离培养以及鉴定都需要在相应的 BSL - 3 实验室进行实验操作。

3.炭疽杆菌　炭疽是由炭疽芽孢杆菌引起的人畜共患传染病,目前世界各地频繁出现的炭疽暴发流行,对畜牧业及人类健康构成了重要威胁。目前认为炭疽杆菌不会以繁殖体形态引起任何形式的感染,而只以芽孢形式致病,炭疽杆菌属于需氧芽孢杆菌属,作为生物武器袭击时,以气溶胶方式散布的炭疽芽孢能够同时大面积污染空气、水源、食物。该病病死率较高,皮肤炭疽病死率在抗生素问世之前是20% ~30 %,使用抗生素后降至1% 以下,其他类型的炭疽病情凶险,病死率很高。炭疽细菌学检验必须在专用的 BSL - 3 实验室内进行,操作人员必须熟悉并遵守 BSL - 3 实验室工作制度,按照同等级别生物安全防护进行自身防护。

4.类鼻疽假单胞菌　类鼻疽假单胞菌又名类鼻疽杆菌是革兰阴性菌。本菌对外界环境抵抗力较强,在土壤中可存活 27 天,自来水中 44 天,尸体内 8 天,将土壤和水标本保存于暗处,可存活一年以上。加热56℃10 分钟即死亡,对一般消毒剂敏感。实验室动物以金黄地鼠最敏感,几个菌即可引起感染而死亡。豚鼠亦较敏感,雄性的可出现睾丸红肿、糜烂,小鼠、大白鼠在大量菌感染时出现慢性病程。其他动物如家兔、猫、狗、猴等可做实验感染。世界卫生组织组报告,斯德哥尔摩国际和平研究所《化学、生物战问题》,以及美军手册均认为类鼻疽杆菌有可能作为生物战剂,并且适于气溶胶方式散布。小鼠呼吸道感

染 2×10^6 ~ 3×10^7 个菌体细胞可杀死 3% ~70% 的动物,地鼠呼吸道感染 LD_{50} 为 160 个菌。类鼻疽杆菌的湿性气溶胶在相对湿度 70% 以上时存活较多。地鼠也可经口感染,饮用含 600 个菌/ml 的水,7 天内死亡。必须在专用的 BSL-3 实验室内进行。

二、真菌类

目前敌人最可能使用的真菌战剂包括粗球孢子菌与荚膜组织胞浆菌两种,但是它们都较易引起实验室感染。与其他病原性真菌相比,球孢子菌的传播性和致病性较强,因此在美国政府制定的潜在危险生物武器病原体列表中,其是唯一在列的真菌。粗球孢子菌在固体培养基上形成的孢子,极易扬起。容易经呼吸道吸入感染,也可因外伤后经皮肤感染而发病。感染后,50% ~60% 患者呈无症状隐性感染,40% 患者有自限性的感冒或流感样症状,10% 患者可发展为肺炎,<1% 患者发展为播散性感染。球孢子菌培养物的意外暴露是引起感染的重要方式,即使是非疫区的实验室也可能从输入性病例标本中培养到球孢子菌,因此微生物实验室需对此提高警惕。2016 年的美国感染病指南中专辟了一节,涉及实验室暴露的预防及暴露后的处理流程。重要的预防措施包括所有丝状真菌培养物均必须在生物安全柜内方可打开,当临床医师疑诊球孢子菌病时,应及时告知微生物实验室人员。一旦实验室暴露发生,应迅速撤离人员。对可能污染的空间,需先行封锁,再进行消毒灭菌处理。对所有可能暴露的人员进行登记,留取基线血样检测抗体,并行球孢子菌素皮试。对发生暴露的非孕期人员,给予氟康唑 400mg,每日一次,口服,预防性治疗 6周,并观察随访至少 6 周。粗球孢子菌与荚膜组织胞浆菌属于具有特殊危险的病原体,需要在 BSL-3 实验室进行实验操作。

三、毒素类

由动物、植物、微生物产生的有毒化学物质制成的生物战剂。按化学组成分为蛋白质毒素和非蛋白质毒素。美军曾列为标准毒素类生物战剂的有致死性的 A 型肉毒毒素和失能性的 B 型葡萄球菌肠毒素。在平时的毒素检验工作中,一般不需增殖,并且动物接种用量亦多低于人体感染剂量,所以工作者感染机会较少。

四、立克次体与柯克斯体类

作为生物战剂可能性较大的几种立克次体与柯克斯体,对人的感染力都比较强,一个立克次体就可以通过呼吸道感染,因此,发生实验室感染最多的是贝氏柯斯体(Q 热病原体)。Q 热病原体是常见的人畜共患病的病原体,其重要的传播方式是病原体气溶胶,已被一些国家列为生物战剂,可见其重要性。同时也可通过动物的叮咬将病原体播散出去,这也是其作为生物战剂最容易实现的传播途径之一。蜱类作为传播媒介,全世界分离到 Q 热病原的蜱类有 70 余种,这些蜱种分布在我国的有 19 种,即草原硬蜱(*Ixodes crenulatus*)、粒形硬蜱(*I. ovatus*)、全沟硬蜱(*I. persulcatus*)、边缘革蜱(*Dermacentor marginatus*)、网纹革蜱(*D. pictus*)、铃头血蜱(*Haemaphysalis campanula*)、刻点血蜱(*H. punctata*)、嗜群血蜱(*H. concinna*)、亚洲璃眼蜱(*Hyalomma asiaticum*)、亚东璃眼蜱(*H. asiaticum*)、残缘璃眼蜱(*H. detritum*)、嗜驼璃眼蜱(*H. dromedarri*)、囊形扇头蜱(*Rhipicephalus bursa*)、血红扇头蜱(*R. sanguineus*)、图兰扇头蜱(*R. turanicus*)、短小扇头蜱(*R. pumilip*)、特突钝缘蜱(*Ornithodoros tartakovskyi*)、乳突钝缘蜱(*O. papillipes*)、微小牛蜱(*Boophilus microplus*)。另外,我国在 Q 热调查工作中,分离出贝氏柯克斯体的蜱、螨,有铃头血蜱(*H. campanulata*)(四川)、亚洲璃眼蜱(*H. asiaticum asiaticum*)(新疆)、亚东璃眼蜱(*H. asiaticum kozlovi*)(内蒙古)、微小牛蜱(*B. microplus*)(海南)和毒棘厉螨(*Laelaps echidninus*)(福建)。在实验室操作过程中必须做好个人防护工作,避免实验动物的叮咬,在分离毒株的过程中要防止气溶胶的污染,另外,Q 热的特异性预防就是疫苗接种,一旦感染要及时治疗。

五、病毒类

近年来,因病毒引起的实验室感染不断增加,特别是一些新发现有可能用作生物战剂的病毒,如马尔堡病毒、埃博拉病毒与拉沙病毒,对人们的威胁较大。马尔堡病毒 1967 年首次发现于德国马尔堡市的一家实验室中发生传染而得名。当年 8 月,马尔堡、法兰克福和贝尔格莱德的几所医学实验室的工作人员中同时暴发出血热,有 31 人发病,其中 7 人死亡,这些患者大都接触过一批从乌干达运来的非洲长尾青猴,科学家们对患者的血液和组织细胞进行了培养,分离出一种以前没有见过的病毒,因此马尔堡出血热也称为青猴病。马尔堡病毒可通过直接接触传染,如体液、血液、呕吐物、排泄物等,以及被患者血液或体液污染的物品传染,也可以通过气溶胶感染,所以开展马尔堡等高危病毒的研究工作时,必须在生物安全四级实验室进行。

六、衣原体类

鹦鹉热衣原体是目前可能用为生物战剂的衣原体。

第二节 实验室感染的原因

由于实验室所使用的仪器设备多、操作步骤多，微生物病原体传播的方式也多，实验室感染原因最多的是由于仪器或操作不当产生微生物气溶胶而感染。其他方式包括误吸、误食、解剖动物、打碎毒种管或玻璃器皿、洗刷与清扫工作、昆虫叮咬、动物抓咬与针刺事故等。此外，因玻璃器皿碎片划破皮肤、尸体解剖割伤手指、研磨污染物造成皮肤磨伤、培养液溅出等原因而引起的感染亦屡见不鲜。

在实验室感染中，除气溶胶感染外，还有一部分可能是由于原来认为是"干净的"而实际上是污染的器材和操作方法所引起的。例如：①经革兰染色或沙黄、美兰等染色后，玻片上的细菌仍有生存者；②在冷冻干燥时，工作者的手，机器的排气口、冷凝器、导管以至真空泵都可被污染；③经腹腔注射豚鼠，即使小心操作，局部仍有污染的可能；④离心时虽未发生破裂事故，但用棉花拭子在离心管外壁涂抹采样，仍可找到病原体；⑤由疫苗瓶中用注射器抽取菌液，以70%酒精棉球保护手指，事后检查手指仍可有污染；⑥在对小白鼠脑内接种时，即使注射部位用碘酊消毒，谨慎操作，事后检查手指与桌面上仍有污染，用注射器自鸡胚尿囊膜、羊膜腔中吸取培养液时有50%的机会污染双手；⑦在接种鸡胚时，即使用酒精涂擦，每接种100次仍有4只蛋壳可被污染；⑧用乳钵研磨鼠脑时亦可造成双手和桌面的污染。

一、气溶胶

发生实验室感染的主要原因是由气溶胶污染导致的。气溶胶是指悬浮在气体介质中的固态或液态颗粒所组成的气态分散系统。这些固态或液态颗粒的密度与气体介质的密度可以相差微小，也可以相差很大。例如：花粉等植物气溶胶的粒径为 $5 \sim 100\,\mu m$、木材及烟草燃烧产生的气溶胶粒径为 $0.01 \sim 1000\,\mu m$ 等。气溶胶的消除，主要靠大气的降水、小粒子间的碰并、凝聚、聚合和沉降过程。

气溶胶据颗粒物的物理状态不同，可将气溶胶分为以下三类：固态气溶胶，如烟和尘；

液态气溶胶,如雾;固液混合态气溶胶,如烟雾(烟雾微粒的粒径一般小于1μm)。

气溶胶按粒径大小又可分为:

(1)总悬浮颗粒物(total suspended particulates,TSP) 用标准大容量颗粒采样器(流量在1.1~1.7m³/min)在滤膜上所收集到的颗粒物的总质量,通常称为总悬浮颗粒物,它是分散在大气中各种粒子的总称。

(2)飘尘 可在大气中长期飘浮的悬浮物称为飘尘,其粒径小于10μm的微粒,飘尘是最引人注目的研究对象之一。

(3)降尘 降尘是指粒径大于10μm,由于自身的重力作用会很快沉降下来的微粒。单位面积的降尘量可作为评价大气污染程度的指标之一。

(4)可吸入粒子(inhalable particles,IP) 可吸入粒子是指易于通过呼吸过程而进入呼吸道的粒子。国际标准化组织(ISO)建议将IP定为粒径Dp≤10μm的粒子。这里的Dp是空气动力学直径,其定义为与所研究粒子有相同终端降落速率的,相对密度为1的球体直径。它反映出粒子的大小与沉降速率的关系,所以可以直接表达出粒子的性质和行为,如粒子在空中的停留时间,不同大小粒子在呼吸道中沉积的不同部位等。

二、微生物气溶胶

微生物气溶胶通常指含有病毒或细菌等病原体的气溶胶。微生物气溶胶按其形成组分可分为病毒气溶胶、细菌气溶胶和真菌气溶胶等。

(一)特点

微生物性气溶胶具有以下特点:①气溶胶中病毒、细菌的浓度较雾化前母液的浓度高。②气溶胶中病毒、细菌的死亡速度通常有两个阶段,气溶胶形成最初几秒钟内死亡较快,约有半个数量级的微生物遭到灭活。此后的死亡速度较慢并受微生物种类、性质和气象条件(相对湿度、日照、温度等)影响。③生物性气溶胶可因风向、风速而飘离其原发地区。细菌性气溶胶可扩散至下风向1km处仍保持其生物活性;肠道病毒在下风50m处也可检出。

(二)危害

微生物气溶胶是一种特殊的气溶胶,是由悬浮于空气中的微生物所形成的胶体体系,包括病毒、细菌、真菌以及它们的副产物。病毒是最小的微生物,直径在0.02~0.3μm,虽然只能在寄主细胞内繁殖,但在没有寄主细胞的条件下仍可附着在如呼吸道分泌物等液滴上形成病毒气溶胶而通过空气传播,能导致传染病的发生,如流感、腮腺炎、麻疹等;细菌气溶胶通常是单独存在或由其他粒子所携带,病原性细菌易对人体健康造成危害;真菌气溶胶常在潮湿的环境中发生,室内环境中的霉菌等易导致哮喘、过敏性鼻炎等。微生物气溶胶可如细颗粒物一样,进入人体呼吸系统,在呼吸道甚至肺部中阻留或沉降,其生物活性又使得微生物气溶胶较普通气溶胶对人类威胁更大。

(三)产生

在实验室检验工作中产生的微生物气溶胶可分为两大类,一类是飞沫核气溶胶,这种气溶胶是因外力作用于含有微生物的液体;一类是粉尘气溶胶,因受外力作用于干燥培养物、干结的带有微生物的硬壳、皮肤毛发碎屑,或沉落于物体表面、地面的灰尘等等,使之形成细小微粒悬浮于空气中而形成。气溶胶危害的程度除取决于微生物本身的毒力外还涉及颗粒的多少、大小以及当时室内的微小气候条件。总体而言,颗粒愈多,直径愈小,环境愈适合微生物的生存,引起感染的可能性就愈大。

三、实验室气溶胶感染的特点

1.生物气溶胶无色无味、无孔不入,不易发现,实验人员在自然呼吸中不知不觉吸入而造成感染。若治疗控制不及时会造成严重后果。

2.与其疾病自然感染相比,有些微生物气溶胶感染的症状不典型,病程复杂,难以及时诊治,影响预后。

3.有些气溶胶感染只有呼吸道黏膜免疫才有预防作用,非呼吸道免疫途径预防作用效果欠佳。现有常规疫苗的预防效果不理想,如肺炭疽疫苗。

4.呼吸道传染病所传播的微生物特别是高致病性病毒常常发生变异,尤其是其抗原性、致病性都可能发生改变,在空气中存活力也可能增强。

5.气溶胶传播容易发生病原体在人与人、人与动物、动物与动物之间的传播。

6.气溶胶可以远距离或较远距离传播。

第三节 实验室检验中安全防护的基本原则

实验室检验中需要处理大量患者和生物的血液、体液和分泌物等,这些标本通常含有不同类的微生物,如细菌、病毒、衣原体、支原体等。在处理感染性标本时,每个环节都可能产生感染性气溶胶,一旦吸入,极易发生实验室感染,甚至还可能造成感染扩散。因此,检验操作人员要充分意识到感染性气溶胶的产生,并做好安全防护。

一、微生物病原体的安全分类

不同的微生物病原体危险程度有差异,其危险程度可按以下几方面考虑:①病原微生物对人体致病能力的大小;②所致疾病的严重程度与病死率的高低;③本地区有否该病的疫源,能否引起社会上的流行;④微生物本身在自然环境中存活的时间的长短与消毒的难易;⑤工作中进行的试验项目(如是否进行动物试验);⑥操作该类微生物工作人员的知识与经验如何;⑦有无疫苗及其效果的优劣;⑧有无特效治疗药物。目前,将人体病原微生物分为四类:

1. 在一般情况下没有或只有极小危险者。

2. 具有一般潜在性危险,包括在普通实验室技术事故中穿透皮肤能引起发病者。

3. 具有特殊危险性,或需经政府批准才能从国外引入而又不属于高一级类别者;要求特殊条件防止扩散者。

4. 对实验室人员极端危险,或可引起严重流行,需要最严格条件防止扩散者;第3类中由国外引入用于昆虫试验,或同一实验室内正在进行其他昆虫学试验者。

世界卫生组织亦将微生物分为四类,其标准是:Ⅰ组,对个人与社会危害性都低;Ⅱ组,对个人危害中等,对社会危害有限;Ⅲ组,对个人危害高,对社会危害低;Ⅳ组,对个人与社会危害性都高。我国对微生物的安全分类尚未做出具体规定。本书所列均为与战剂有关的微生物,根据生物战剂检验工作的特点,分为三大类:甲类,极度危险者;乙类,中度危险者;丙类,一般危险者(表9-1)。

表9-1　有关生物战剂病原体的安全分类

病原体	美国分类	英国分类	生物战剂检验分类	病原体	美国分类	英国分类	生物战剂检验分类
霍乱弧菌	2	B	乙	普氏立克次体	3	B	乙
炭疽杆菌	2	B	乙	鹦鹉热衣原体	3	B	乙
鼠疫杆菌	3	B	乙	黄热病毒	3,4*	B	甲
类鼻疽杆菌	3	B	乙	天花病毒	3,4*	A	甲
土拉杆菌	3	–	乙	东方马脑病毒	3	B	乙

（续表）

病原体	美国分类	英国分类	生物战剂检验分类	病原体	美国分类	英国分类	生物战剂检验分类
布氏杆菌	3	B	乙	西方马脑病毒	3	B	乙
军团杆菌	-	-	丙	委马病毒	4	A	甲
粗球孢子菌	3		乙	森林脑炎病毒	4	B	乙
组织胞浆菌	3		乙	立夫特山谷热病毒	-	B	乙
肉毒杆菌	2	B	丙	登革热病毒	3	B	乙
葡萄球菌	2		丙	马尔堡病毒	4	A	甲
单端孢霉毒素	-	-	丙	伊博拉病毒	-		甲
贝氏柯克斯体	3	B	乙	拉沙病毒	4	A	甲
立氏立克次体	3	B	乙	未知标本	-	-	甲或乙

注:-未分类, * 名录未列入

二、安全防护的有效措施

通过一系列研究和经验总结,在微生物病原体安全分类的基础上,制定了实验室检验中安全防护的基本原则。

（一）制定严密的安全规章制度

实验室必须建立健全实验室标准化操作程序文件。

（二）配套严格的生物安全实验室

根据微生物及其毒素的危害程度不同,分为四级,一级最低,四级最高。生物安全防护一级实验室一般适用于对健康成年人无致病作用的微生物;二级适用于对人和环境有中等潜在危害的微生物;三级适用于通过呼吸途径使人感染上严重的甚至是致死疾病的致病微生物或其毒素;四级适用于对人体具有高度的危险性,通过气溶胶途径传播或传播途径不明、尚无有效疫苗或治疗方法的致病微生物或其毒素。随着医疗科技的进一步发展,在条件允许的前提下,我国进行生物战剂病原体检测要求在生物安全三级及以上实验室方能开展。生物安全防护三级实验室（BSL-3 实验室）,简称 P3 实验室,P 代表 Physical containment。整个实验室完全密封,室内处于负压状态,从而使实验室内部的气体不会泄漏到外面而造成污染。生物安全防护实验室是指实验室的结构和设施、安全操作规程、安全设备能够确保工作人员在处理含有致病微生物及其毒素时,不受实验对象侵染,周围环境不受污染。同时,对实验室内部布局有相应严格要求。

(三)提供良好的防护装备设备

进入实验室,工作人员应穿工作服,操作时应穿戴防护隔离衣、护目镜、口罩、帽子和手套。各种产生感染性气溶胶的操作尽量在生物安全柜内操作。正确使用生物安全柜,以有效地减少实验室获得性感染和由于气溶胶暴露而导致的培养物的交叉感染,并能保护环境。此外,若发生突发生物安全事件,实验室配备有相应应急处置设备。

(四)深入强化的生物安全培训

实验室技术人员必须经过生物安全培训方可上岗,并定期进行培训考核。对工作人员的安全实验操作进行规范化,例如标本容器最好用螺口旋盖;移液时不要用力吹出移液管内最后一滴液体,不要用注射器移液;稀释菌液时,吸管针管要缓慢插入试管或烧瓶底部,小心操作避免产生气溶胶;离心时,确保样品容器牢固盖紧;使用匀浆器、摇床振荡器时,最好覆盖一个结实、透明的塑料盖等措施。

(五)定期进行的医学监测

对实验室工作人员要进行定期医学检查,对实验环境要采取定期采样检测。

(六)采取有效的消毒方法

对感染性废弃物和污染物品、实验室内部环境、污染空气和污水等进行每日有效消毒处理,并抽样评估消毒效果。

第四节　实验室检验中安全防护的措施

生物战剂的实验室检验处于高风险状态,严格执行安全防护措施可以防止生物战剂检验中的实验室感染。安全防护的措施包括三个方面:①实验室的配套设备及设施;②标准微生物操作;③特殊安全操作。我国进行生物战剂病原体检测要求在生物安全三级及以上实验室方能开展,故本书针对生物安全三级和四级实验室进行描述。

一、生物安全三级实验室及其相关操作

(一)安全设备(第一道屏障)

1.进入实验室时,要穿上实验防护服,如,前襟一体或后系式大褂、干净的外套或连裤服。不得在实验室外穿防护服。重复使用的衣服在清洗前要消毒,衣服被明显污染后应

更换。

2.在处理传染源、感染动物及被污染的仪器时,必须戴手套。

3.建议经常更换手套和洗手,一次性手套不能重复使用。

4.有关传染源的所有操作、感染动物的验尸、从感染动物或胚胎卵采集组织或液体等,都应在Ⅱ级或Ⅲ级生物安全柜中进行。(表9-2)

表9-2 不同级别生物安全柜操作的注意事项

分级	注意事项
Ⅰ级生物安全柜 Ⅱ级生物安全柜	Ⅰ、Ⅱ级生物安全柜只适宜用于产生气溶胶不多,或危险性不大的微生物操作。为减少气流的干扰,此类生物安全柜应放在远离门窗、风扇、暖气、人行道等处。操作时要稳,在室内走动时行动要缓慢。
Ⅲ级生物安全柜	不能在生物安全柜内进行剧烈的实验操作、不能在柜内点酒精灯、说话、咳嗽等,这些行为会扰乱柜内的气流,产生不利影响。

5.当操作不能在生物安全柜中进行时,应适当综合使用个人防护设施(如口罩、面罩等)和物理遏制设施(如戴安全罩或密封转头的离心机)。

6.当进入内有感染动物的房间时,应采取呼吸和面部保护措施。

(二)实验室设施(第二道屏障)

1.实验室要离开建筑物内的行走区,禁止随便进入实验室。进入走道后,至少需要经过两道自动门,才能进入实验室。所有的门都应有锁,过道里可以设计一个更衣室。

2.每个实验室有一个洗手池,洗手池的操作应该是免接触式或全自动的,洗手池应安装在门口附近。

3.处理 BSL-3 病原体的区域内,墙面、地面、天花板应易于清洗、消毒;若有接缝,应密封;表面应光滑防水;对实验室常用化学试剂和消毒剂具有耐腐蚀性。地板应整体、防滑,建议在地板凹处使用掩蔽罩。墙面、地面、天花板都不应留有缝隙,或在设施消毒时能够密封。

4.实验台表面应能防水、耐热、耐有机溶剂、耐酸碱和用于工作台面及设施消毒的其他化学物质。

5.实验室的操作台应能承受预期的重量。实验台、安全柜以及设备间的空间便于打扫。实验室使用的椅子及其他器具,应覆盖易于清洗的非织物。

6.所有的窗门必须关闭和密封。

7.有实验垃圾处理设施及其使用方法,该设施最好设在实验室内(即,高压锅、化学消毒剂、焚烧炉、其他可行的消毒方法）。应有消毒设备使用方法。若垃圾运出实验室,应适当密封,并不应通过公共通道运送。

8.应配置生物安全柜,安全柜放置地点应远离门、房间通风百叶窗、实验室内行走区。

9.应有管道化的排气系统,该系统进入实验室的风向应从"洁净区"到"污染区"。排出的空气不再循环至建筑物内的任何其他区域。排出的空气需要通过高效过滤网过滤,要依所处场所的要求、特殊病原操作、使用条件而定。外部排气口要远离有人区、进风口,否则需经过 HEPA 过滤。实验人员必须证实进入实验室的风向是正确的。建议在实验室的入口处设置可视的监视装置,表明和证实进风的风向。要考虑安装 HVAC 控制系统。防止实验室持续正向增压。应安装声音报警装置,警告实验人员 HVAC 系统出了问题。

10.若生物安全柜至少每年经过第三方测试和确证,则二级生物安全柜排出的、经过HEPA 过滤的空气,可进入实验室循环。当二级生物安全柜通过建筑物排气系统排出空气时,安全柜的排气管路的连结,应避免对安全柜的空气平衡或建筑物排气系统的空气平衡产生干扰(如,在安全柜排气管和排气管道间形成空气隙)。当使用三级生物安全柜时,要和排气系统直接连结。若三级安全柜和供气系统相连,应避免安全柜正向增压。

11.会产生气溶胶的连续流离心机及其他设备应在一个装置中,该装置通过 HEPA 过滤器排出空气,而避免直接排入实验室中。至少每年测试 HEPA 系统。另外,当远离有人区或进风口时,该设备排出的空气可以排到外面。

12.真空管路由液体消毒剂汽水阀和 HEPA 过滤器及类似设备保护。需要时,要更换过滤器。另外,可以使用手提真空泵(也需要由汽水阀和过滤器正确保护)。

13.实验室内应有眼睛冲洗装置。

14.光线适宜于开展所有的工作,避免反光和闪光,以免妨碍视觉。

15.BSL－3 设施的设计和操作程序必须文件化,因此设施必须反复测试,每年至少一次。

16.若有关病原陈述(根据风险分析、场所条件、其他有关法规而定)中要求,则应采取其他环境保护措施(如,实验人员淋浴、排出空气的 HEPA 过滤、其他管道设施的遏制处理、液体消毒剂的供应)。

(三)标准微生物操作

1.实验时,由实验室主任决定限制或禁止进入实验室。

2.接触传染源的人员在离开实验室取下手套后,要洗手。

3.实验室内严禁饮食、吸烟、清洗隐形眼镜和化妆。实验室内戴隐形眼镜的人,也要戴眼镜和面罩。食品要存放在工作区外专用的橱柜和冰箱中。

4.不能用嘴移液,只能用机械装置移液。

5.制定锐器安全使用规范。

6.所有的操作过程应尽量细心,避免产生气溶胶。

7.至少每天一次、或有活体洒出时,对工作台面进行消毒。

8.所有的培养物、储存物及其他规定的废物在释放前,均应使用可行的消毒方法进行消毒,如高压灭菌。转移到就近实验室消毒的物料应置于耐用、防漏容器内,密封运出实验室。来自 BSL-3 实验室的传染性废物转移至他处释放前应消毒。

9.实施控制昆虫和龋齿动物的程序。

(四)特殊安全操作

1.实验时,关闭实验室的门。

2.实验室主任对进入实验室人员进行控制,限制项目有关人员及辅助人员进入。一般情况下,易感人员或感染后会出现严重后果的人员,不允许进入实验室或动物房,例如,患有免疫缺陷或免疫抑制的人,其被感染的危险性增加。实验室主任对每种情况的估计和决定谁能进入实验室或动物房工作,负有最终责任。未成年人不得进入实验室。

3.实验室主任应制定规章和程序,只有告知潜在风险并符合进入实验室特殊要求(如,经过免疫接种)、遵守进出程序的人,才能进入实验室和动物房。

4.当实验室或遏制设施中有传染源和感染动物时,所有实验室和动物房入口处,应贴有危险警告标志和常用的生物危险符号,并显示以下信息:有关病原体、实验室主任和有关责任人的姓名和电话表、进入实验室的特别要求(如,必须免疫、戴口罩、或采取其他的个人防护措施)。

5.实验室人员接受适当的、和实验室中处理或将要处理的病原体有关的免疫接种或测试(如乙肝免疫接种或 TB 皮试),并建议根据所处理的病原体定期进行皮试。

6.根据所处理病原体或实验室的功能,应定期收集其他血清样品。

7.实验室主任应制定实验室专用生物安全手册,标准操作程序中要包括生物安全预防措施。要告知实验人员特殊风险,实验人员要阅读,并在操作和程序中遵照执行。

8.实验人员及其辅助人员应接受适当的培训。当程序必须改变时,有关人员必须每年更新知识,接受附加培训并考核,包括实操考核。

9. 实验室主任有责任确保在涉及 BSL－3 的微生物工作开展之前,所有人员熟练掌握标准微生物操作及技能,熟练掌握特殊实验室设施的操作和运行,其中可能包括人致病菌或细胞培养物处理的重要技术,或由实验室主任或其他熟悉于微生物安全操作及技能的、称职的科研工作者提供的特殊培训课程。每次进入之前应做好详细的实验方案,并提交实验室审核。

10. 必须经常对所有污染的锐器采取高度预防措施,包括针头和注射器、玻片、移液管、毛细管和手术刀。

11. 所有与传染源有关的开放操作,都应在遏制设施内的生物安全柜或其他物理遏制设备中进行。不许在开放的实验台上、并在开放的设施中开展工作。用背面为塑料质地的纸擦拭生物安全柜内的无孔台面,便于清洁。

12. 按日常程序在有关传染源的工作结束后,尤其是传染源洒出或溅出后、或受到其他传染源污染后,实验室设备和工作台面应当使用有效的消毒剂消毒。洒出的传染源需由专业人员、或由经过适当培训且配有装备的处理高浓度传染源的人员进行消毒、处理、清洗。制定并公布可能造成溅洒的实验程序。污染的设备在离开设施送去修理、维护或打包运输前,要按照有关规定消毒。

13. 培养物、组织、体液标本,或具有潜在传染性的废物要放入容器中,以防在收集、处理、储存、运输或装卸过程中泄露。

14. 实验室里所有可能被污染的废弃物品(如手套、实验室外套等),在丢弃或重新使用之前,必须经过消毒。

15. 洒漏或偶然事件中,明显或可能暴露于传染源时,要立即向实验室主任报告。进行适当的医学评估、观察、治疗,保留书面记录。

二、生物安全四级实验室及其相关操作

有些危险的外源性病原体,具备因气溶胶传播而致实验室感染和导致生命危险疾病的高度个体风险,有关工作应在 BSL－4 实验室中开展。和 BSL－4 病原体有相近或特定抗原关系的病原体,也应在该级别中开展工作,在该级别的连续工作和低级别的工作中得到足够数据的病原体除外。实验室成员应在处理特别危险的传染源方面受过特殊和全面的训练,应了解标准和特殊操作中一级和二级遏制的作用、遏制设备、实验室设计性能。实验由在有关病原体方面受过训练、并有工作经验的、有资格的科学工作者监督。实验室

主任严格控制进入实验室。设施应在独立的建筑物内;或在建筑物的一个控制区内,但和建筑物内的其他区域完全隔离。应制定、实施特殊设施操作手册。在设施的工作区内,所有工作应限制在三级生物安全柜中;或在二级生物安全柜中,但得使用装备生命支持系统的一体正压防护服。BSL-4实验室经过特殊设计,是一个特殊的工程,可以防止微生物向环境中扩散。

(一)安全设备(第一道屏障)

设施内的所有程序都在三级生物安全柜中进行,或者穿装备生命支持系统的一体的正压个人防护服、在二级生物安全柜中进行。

(二)实验室设施(第二道屏障)

BSL-4实验室有两种模型:生物安全柜实验室,所有的病原体处理均在三级生物安全柜中进行;防护服实验室,实验人员穿防护服。也可以在同一设施中,两种模型结合。若结合使用,每种模型必须符合该模型的所有要求。

1. 生物安全柜实验室

(1)BSL-4实验室为独立的建筑物或建筑物内有明确界线的独立区。设施内的房间作如下安排,至少通过两道门后,才进入有三级生物安全柜的房间(生物安全柜室)。供进出生物安全柜室用的外、内更衣间通过淋浴室隔开。不能通过更衣间进入生物安全柜室的材料、用品、设备,可通过设有双门高压锅、浸泡缸、烟熏消毒舱、或通气间的遏制屏障处(用于消毒)进入。

(2)实验开始前,每天检查所有的控制参数(如气流方向)和生命支持系统,保证实验室按照其运转参数运转。

(3)生物安全柜室和内更衣间的墙面、地面、天花板建成密封的内壳,以便于烟熏、防止动物和昆虫进出。地板整体密封、覆盖。内壳的内表面耐液体和化学试剂,便于该区域清洁和消毒。有关结构和表面的所有裂缝均密封。进入生物安全柜室和内更衣间的门框尽量小、能密封,便于消毒。生物安全柜室地板上的任何排水管直接通入废液消毒系统中。下水道开口和其他管道含有HEPA过滤器,防止动物。

(4)实验台表面一体或密封,防水、耐热、耐有机溶剂、耐酸碱和用于工作台面及设施消毒的其他化学物质。

(5)实验室的操作台开口结构简单,能承受预期的重量并符合使用要求。实验台、安全柜以及设备之间的空间应便于打扫、消毒。实验室使用的椅子及其他器具,应覆盖易于消毒的非织物。

(6)有免接触式或全自动操作的洗手池,洗手池应安装在生物安全柜室和外内更衣间的门附近。

(7)若有中央真空系统,生物安全柜室外的区域不需要抽真空。生物安全柜室的其他液体和气体供应系统,应有防回流装置保护。

(8)若有喷水池,应设在实验室外的走道里,自动或脚动操作。喷水池的供水系统和实验室区域的供水系统分开,设防回流保护器。

(9)进入实验室的门可自动关闭,并且可锁。

(10)任何窗户不会打破,并密封。

(11)对于传递出三级生物安全柜和生物安全柜室的需要消毒的物料,备有双门高压锅。向遏制屏障外开口的高压锅必须密封在遏制屏障的墙上。高压锅门自动控制,使得向外的门只有在高压灭菌过程完成后,才能打开。

(12)具备通过浸泡缸、烟熏消毒舱消毒、或类似的消毒手段,使得不能在高压锅中消毒的物料和设备,能安全地从三级生物安全柜和生物安全柜室中转出。

(13)污染的内更衣间(包括厕所)和生物安全柜室中的洗手池、地面排水管(若使用)、高压舱、其他来源的液流,通过可行的方法消毒(最好是热处理)后,才能排入污水管中。来自淋浴室、无污染厕所的液流。

(14)设有明确的非循环的通风系统,平衡系统的供风和排风装置,保证气流方向从小危险区到潜在的大危险区。表明、证实各生物安全柜室的气压。监视供气和排气装置气流,HVAC 控制系统可避免实验室持续正向增压。三级生物安全柜应直接接入排气系统。若三级安全柜和供气系统相连,应避免安全柜正向增压。

(15)生物安全柜室、内更衣间、通气间的供气和排气通过 HEPA 过滤器。在空气入口处进气,从所用空间排气。HEPA 过滤器离供应源应尽可能近,以减少可能污染的管道长度。所有 HEPA 过滤器需要每年测试和确证。HEPA 过滤器装置,应适于过滤器取下前就地消毒,或可将过滤器转入密封、不漏气的一级容器中,然后消毒和/或焚毁。HEPA 过滤器装置的设计应适于过滤器的安装和使用。使用前预先确证的 HEPA 过滤器是有利的。排气 HEPA 过滤器的使用寿命,可以因对供气适当预过滤而延长。

(16)BSL－4 设施的设计和操作程序必须文件化。设施必须经过测试以确证设计和操作参数在系统运转前已达到要求。因操作经验,会修改操作程序,所以设施必须每年确证。

(17)实验室和外部应有适当的通讯系统(如传声器、传真、计算机)。

2.防护服实验室

(1)BSL-4实验室为独立的建筑物或建筑物内有明确界线的独立区。设施内的房间做如下安排,通过更衣区和消毒区,进入开展有关 BSL-4 病原体工作的房间(防护服实验室)。供进出防护服实验室用的外、内更衣间通过淋浴室隔开。在设施内保持一个特殊设计的防护服区,为实验人员提供类似于三级生物安全柜的保护。进入该区的人员,穿一体正压防护服,防护服装备生命支持系统,通过 HEPA 过滤供应空气。生命支持系统包括充足的呼吸空气压缩罐、报警器、紧急备用呼吸空气罐。通过装于空气密封门上的气塞进入该区。

工作人员离开该区前,用消毒剂淋浴对防护服表面消毒。可自动启动应急供电,至少保证排气系统、生命支持系统、报警、灯光、进出控制和生物安全柜运转。对于周围实验室,防护服内的气压是正的。相对于相邻区域,防护服区内的气压是负的。备有应急光源和通讯系统。防护服实验区、消毒剂淋浴区、气塞的内壳的所有缝隙都密封。

(2)实验开始前,每天检查所有的控制参数(如气流方向、消毒剂淋浴)和生命支持系统,保证实验室按照其运转参数运转。

(3)对于传递出防护服实验室的需要消毒的废料,可使用遏制屏障上的双门高压锅。向防护服实验区外面开的高压锅门,必须密封在防护服实验区的外墙上,门自动控制,使得外面的门只有在高压灭菌过程完成后,才能打开。配备用于消毒的浸泡缸、烟熏消毒舱、或通气气塞,以传入不能通过更衣间进入防护服区的物料、用品、设备。这些装置也可用于不能高压消毒的物料、用品、设备从实验室安全传出。

(4)防护服区的墙面、地面、天花板建成密封的内壳,以便于烟熏、防止动物和昆虫。内壳的内表面耐液体和化学试剂,便于该区域清洁和消毒。有关结构及表面的所有的裂缝均密封。防护服区地板上的排水管设有存水弯,内有对目标病原体显效的化学消毒剂,并和废液消毒系统直接相连。下水道开口和其他管道合用 HEPA 过滤器。

(5)防护服区的内部设施配件,如灯固定器、通气管道、公用管道的安装,应尽量减少水平表面积。

(6)实验台表面可防水、耐热、耐有机溶剂、耐酸碱和耐受用于工作台面及设备消毒的化学物质。

（7）实验室的操作台开口结构简单，能承受预期的重量并符合使用要求。实验台、安全柜以及设备之间的空间应便于清洁、消毒。实验室使用的椅子及其他器具，应覆盖易于消毒的非织物。

（8）防护服区设有免接触式或全自动操作的洗手池。应风险评估要求，外内更衣间应有洗手池。

（9）若有中央真空系统，防护服区外的区域不需要抽真空。在线的 HEPA 过滤器应安装在离使用点和供应阀尽可能近的地方。过滤器的安装要便于就地消毒和更换。防护服区其他液体和气体供应系统，应有防回流装置。

（10）进入实验室的门可自动关闭，并且可锁。消毒淋浴室的内外门和气塞的内外门互锁，防止两房间的门同时打开。

（11）任何窗户不会打破，并密封。

（12）洗手池、地面排水管（若使用）、高压舱和遏制屏障内其他来源的液流，通过可行的方法消毒（最好是热处理）后，才能排入污水管中。来自淋浴室、厕所的液流，可不经过处理而排入污水管中。用于废液消毒的程序，必须在物理上和生物上均有效。

（13）设有明确的非循环的通风系统，平衡系统的供风和排风装置，保证气流方向从小危险区到潜在的大危险区。建议有备用供气扇，要求有备用排气扇。能对相邻区之间各自的气压/气流方向监视并报警，以指明系统故障。在无污染的更衣间入口处设有适当的气压可视监视装置，表明、证实各防护服区的气压。监视供气和排气装置气流，HVAC 控制系统可以避免实验室持续正向增压。

（14）防护服区、消毒淋浴间、消毒气塞的供气通过 HEPA 过滤器。来自防护服区、消毒淋浴间、消毒气塞的普通房间排气，通过两个排列的 HEPA 过滤器处理，然后向外释放。

（15）供气和排气点的布置，应当以减少防护服房间内通气空间死角为原则。

（16）在穿正压防护服工作人员工作的设施内，经过处理的、来自二级生物安全柜的空气，可以释放到房间中或通过设施的排气系统向外排放。若通过设施排气系统向外排放处理后的空气，在和排气系统连接时，应考虑避免干扰生物安全柜或设施排气系统的空气平衡。

（17）BSL-4 设施的设计和操作程序必须文件化。设施必须经过测试以确证设计和操作参数在系统运转前已达到要求。因操作经验，会修改操作程序，所以设施必须每年确证。

(18)实验室和外部应有适当的通讯系统。

(三)标准微生物操作

1.实验时,由实验室主任决定限制进入实验室。

2.要制定锐器的安全使用规范。

3.所有的操作过程应尽量细心,避免产生气溶胶。

4.至少每天一次、或有活体洒出时,对工作台面进行消毒。

5.所有废物在释放前,应使用可行的方法消毒,如高压灭菌。

6.实施控制昆虫和龋齿动物的程序。

(四)特殊安全操作

1.只有在实验过程中或辅助需要而必须进入设施或独立实验室的实验人员,才能授权进入。患有免疫缺陷或免疫抑制的人,存在被感染的危险。另外,对于感染风险大的人、因感染而会致特殊危险的人,如儿童或孕妇,不准进入实验室或动物房。

监督者对每种情况的估计和决定谁能进入实验室工作负有最终责任。通过安全措施(如锁上门)限制进入实验室。实验室主任、风险控制负责人、设施物理安全负责人有权控制人员进入。进入前,要告知潜在危险,通知采取适当安全防护以保证安全。授权进入者要执行通知规定,执行现行所有其他进出程序。所有人要做工作日志,记录每次进出日期、时间。应建立实用有效的紧急情况处理应急预案。

2.当实验室或动物房中有传染源和感染动物时,所有入口处的门上应贴有危险警告标志和常用的生物危险符号,并标明以下信息:有关病原体、实验室主任和其他责任人的姓名表、并标明进入该区的所有特别要求(如必须免疫或戴口罩)。

3.实验室主任有责任确保在涉及 BSL-4 的微生物工作开展之前,所有人员非常熟练掌握标准微生物操作及技能,熟练掌握特定实验室设施的特殊操作和运行,其中可能包括人致病菌或细胞培养物处理的重要经验,或由实验室主任或其他熟悉于独特的微生物安全操作及技能的、有资格的科研工作者提供的特殊培训课程。

4.实验室人员接受有效的、和实验室中处理或将要处理的病原体有关的免疫接种。

5.适当时,收集和储存适合于所有实验室人员和其他有风险人员使用的基本血清样品。根据所处理病原体或实验室的功能,应定期收集其他血清样品。决定建立血清学监督程序时,应当考虑能否得到有关病原体的抗体测试方法;程序中,收集一段时间后,应进行血清样品的测试,并将测试结果通知参与者。

6. 实验室主任应制定、使用生物安全手册。要告诉实验人员特殊风险,实验人员要阅读,并在操作和程序中遵照执行。

7. 实验人员及其辅助人员应接受适当的培训,包括和工作有关的可能存在的风险、防止暴露的必要措施和暴露评估程序。当程序必须改变时,有关人员必须每年更新知识,接受附加培训。

8. 人员只有通过更衣间和淋浴室进出实验室。每次离开实验室时,淋浴消毒。仅在紧急情况下,使用气塞进出实验室。

9. 在外更衣间脱掉并保存日常衣服。所有进入实验室的人员,应有并使用整套实验服,包括内衣、紧身长衬裤和衬衫或连衣裤工作服、鞋子、手套。当离开实验室并进入淋浴区前,在内更衣间脱掉实验服。衣服清洗前高压杀菌。

10. 设施中所需用品和物料通过双门高压锅、烟熏消毒舱、或气塞送入。每次使用后,要对这些装置适当消毒。双门高压锅、烟熏消毒舱、或气塞外面的门牢固的关上后,设施内的人员打开里侧的门取出物料。物料送入设施后,门上保险。

11. 必须经常对所有污染的锐器采取高度预防措施,包括针头和注射器、玻片、移液管、毛细管和手术刀。

(1)针和注射器或其他锐器应限制在实验室内,类似灌肠、静脉切开放血、或实验动物液体吸出等,可以用其他器具的,就不要用锐器。可能时,用塑料器具代替玻璃器具。

(2)注射和吸取感染材料时,只能使用针头固定注射器或一次性注射器(即注射器和针头是一体的)。用过的一次性针头必须弯曲、切断、破碎、重新套上针头套、从一次性注射器上去掉,或在丢弃前进行人工处理,或将之小心放入不会被刺穿的、用于收集废弃锐器的容器中。非一次性锐器必须放置在坚壁容器中,转移至处理区消毒,最好高压杀菌。

(3)适当时,使用带针头套的注射器、无针头的系统和其他安全设施。

(4)打碎的玻璃器皿不能直接用手处理,必须用其他工具处理,如刷子和簸箕、夹子或镊子。盛污染的针头、锐器、碎玻璃的容器在倒掉前,应按照有关规定进行消毒。

12. 从三级生物安全柜和 BSL－4 实验室转移的活的或完整的生物材料应转入不易破碎的、密封的第一级容器中,然后由不易破碎的、密封的第二级容器包裹。通过专用的杀菌浸泡罐、烟熏消毒舱或气塞转移出设施。

13. 除了需要保持活性或完整状态的生物材料外,除非在离开实验室前高压杀菌或消毒,任何材料不得转移出 BSL－4 实验室。可能被高温或蒸汽毁坏的设备和材料,可通过气体或烟雾的方法在专用气塞或舱中消毒。

14. 在有关传染源的工作结束后，尤其是传染源洒出或溅出后、或受到其他传染源污染后，实验室设备应当进行日常消毒。设备送去维修或保养前应消毒。

15. 洒出的传染源需由适当的专业人员、或由经过适当培训且配有装备的处理高浓度传染源的人员进行处理、清洗。在实验室内，制定并公布可能造成溅洒的实验程序。

16. 建立一个体系，报告实验事故、暴露、员工长期旷工以及潜在的和实验室相关的疾病的医疗监督。做好并保存书面记录。和报告 - 监督体系关系重大的是，有检疫、隔离、和对潜在或已知患实验室相关疾病的人员进行治疗的设施。

17. 和所进行的实验工作无关的材料（如植物、动物和衣服）不允许带入设施。

三、具体安全操作技术

在实验室内空气传播和感染主要有三个过程：微生物气溶胶的产生、微生物气溶胶的扩散、微生物气溶胶的人体暴露和吸入。为此要想控制或减少实验室内微生物气溶胶传播和感染，当然要考虑具有针对这种危害的生物安全措施，以便控制实验室微生物气溶胶传播与感染。实验室人员在进行操作时，预防事故的重点有三：一是规范工作人员操作过程和操作技术，防止意外发生；二是做好个人防护，防止微生物进入口鼻中；三是熟练掌握操作技术，尽量避免操作失误，并改进传统的操作方法，防止或减少产生微生物气溶胶。以下从几方面介绍防止微生物气溶胶产生的安全操作技术：

（一）注射器的使用

使用注射器和针头是最有危害的实验室操作，当使用者推进空气调整注射器容量时会产生气溶胶，当从橡皮塞中拔出针头时会产生气溶胶，当在注射过程中针头从注射器突然脱落下来时会产生气溶胶。因此，在使用注射器和针头时要特别注意以下几点：

1. 针头必须牢固安装在注射器上，防止用力注射时针头突然脱落产生气溶胶，最好是使用带锁扣的针头与注射器。

2. 从带橡皮塞瓶中抽取微生物悬液时应用棉球将瓶口与针头围住，以防向内注入空气或拔出针头时产生的气溶胶逸出。

3. 抽取微生物悬液时，尽量减少泡沫产生，推出气体时必须用棉球包住针头，吸有悬液注射器的针头亦应用棉球包好，以防不慎推动管芯将悬液喷出。

4. 动物必须确实固定后才能注射。注射时受阻，应改换部位或检查原因排除故障，不得用力推动管芯。

5.动物(或蛋壳)的注射部位,在注射前后都应用碘酊涂抹消毒,防止微生物悬液污染皮毛(或蛋壳)后产生气溶胶,或造成其他污染。

6.操作者手的位置一定要保持在针头的后面,以防误伤。

7.注射完毕,应将注射器管芯抽出并全部浸入消毒液内。

(二)加样器的使用

移液是另一种具有潜在危害的实验室技术。当使用加样器混匀微生物悬液时,能够产生气溶胶;当加样器中的微生物悬液滴落在硬桌面或工作台面上时,可以产生气溶胶。使用加样器是吸入产生的气溶胶的实验室潜在危险之一。防止使用加样器产生气溶胶应注意以下几点:

1.尽量不使用加样器混匀微生物悬液。必须使用时,应尽量将加样器的管口置于液面以下吹吸,尽可能地不产生或少产生气泡。

2.加样器中液体应依靠重力沿容器壁流下,不得垂直滴入容器和用力吹出,以免产生气溶胶。

3.在使用加样器材移液时,工作台面上应铺一层浸有消毒液的毛巾,以防加样器中的微生物悬液滴落到工作台面产生气溶胶。

(三)吸管的使用

吸管亦可作为移液的一种工具,防止使用吸管时产生气溶胶应注意以下几点:

1.禁止用口吸吸管,可用橡胶乳头或特制橡胶吸球代替。

2.吸管上口应塞有棉塞,以防不慎将微生物悬液吸出污染橡胶吸球。

3.吸管中的液体应依靠重力沿容器壁流下不得用力吹。

4.尽量不用吸管吹吸法混匀微生物悬液。必须使用时,应将吸管口置于液面下吹吸,勿产生气泡。

5.用过的吸管插入筒时应小心谨慎,勿将剩余菌液滴出,亦勿触及筒的边缘。消毒液应将吸管全部浸没。最好将吸管横放于扁平容器中,这样易使吸管全部浸没在消毒液内。

(四)病原微生物的接种

微生物接种环的使用是实验室常见的一种产生气溶胶的来源。接种环上液体的自然流出、接种环在固体培养基上划线(特别是在粗糙界面上划线)、把"热"的接种环放入培养液中冷却和在开放的火焰上加热接种环等操作都能够产生气溶胶。在使用接种环接种微生物时应注意以下几点：

1.打开菌(毒)种管时,应用挤干酒精的棉球围在管颈部防止气溶胶散出。

2.带螺旋盖培养瓶的瓶口易被培养物污染,开启时应以浸有消毒液的纱布包住盖子再旋转打开。

3.琼脂平板要选用表面光滑的,不用表面粗糙的平板。

4.接种环应用弹性较小的金属丝制作。丝杆要短。环不宜过大,划板动作要轻。

5.接种后试管(或瓶)口应在火焰上烧灼 5s 以杀灭污染于试管口的微生物。

6.沾有菌液的接种环应在毛巾上吸干后再放到火焰上烧灼,以减少气溶胶的产生。为防止热接种环放入菌液中产生气溶胶,可用两个接种环轮换使用。

7.混匀微生物悬液时,用旋转的方式摆动代替左右摆动可减少气溶胶的产生;摇动时不要使悬液弄湿试管塞,最好在试管塞外再包一层消毒纸巾,以防止气溶胶外逸。

(五)含有病原微生物液体的离心

离心引起的实验室相关感染相对较少,但有一种事故经常使许多人暴露于感染性病原微生物,那就是在离心过程中没有意识到的气溶胶释放,它可能与实验室获得性感染有关,但缺乏可证明的来源。使用标准实验室离心时产生的微生物外逸,是由于离心管破裂或泄漏所致。为了防止离心过程产生气溶胶应采取以下几点措施:

1.最好使用塑料离心管,离心管用前应检查与套管是否配套,有无破损。

2.离心管用时必须密闭,外壁不得有病原微生物污染,以免离心时产生气溶胶。

3.安放离心管前应将套管内留存的杂物如玻璃碎屑等清除干净,以免离心时损伤离心管。

4.套管中可以加入适当的消毒液,即使离心过程中离心管破裂,也可以减少感染性气溶胶的产生。

5.离心机转速应逐渐调整,不得突然加速或停止。

6.由于离心后离心管内形成大量气溶胶,必须在生物安全柜中打开离心管。

(六)实验室动物管理

动物实验中的安全保障是通过控制动物实验中操作环节、防止病原物质污染环境和人员实现的。容易忽视的环节包括以下方面:

1.带进实验室的动物应检查处理,勿带有体外寄生虫。

2.已接种动物不得与健康动物混合饲养。

3. 接触动物时,特别是猴,狗等大动物,要戴防护手套、穿防护靴。

4. 血液样本采集时,应严格实验操作规程,防止发生血液、体液外溅。

5. 实验室内任何死亡动物必须经技术人员鉴定后才可处理。

(七)其他注意事项

1. 在实验室中使用搅拌机、匀浆机、振荡机、超声波粉碎仪和混合仪处理含有感染性微生物的材料时,必须在生物安全柜中进行。也可以把感染性材料放入塑料袋中,密闭塑料袋口后,再用这些仪器进行相应的处理。

2. 进行微生物操作时,在台面应铺以浸有消毒液并拧干的毛巾以减少培养物滴落形成的气溶胶。

3. 养成在实验室中双手不接触口、鼻、眼、面的习惯。

4. 接触危险性较大的微生物或生物战剂标本(包括血清诊断标本)时,应戴乳胶防护手套。

5. 玻璃器照应尽量用塑料制品代替,以减少打碎或外伤事故。

6. 养成工作后清理环境的习惯,不要在工作台上或污染盘中遗留污染物品。

7. 定期检查清理存放菌(毒)种和标本的冰箱、液氮罐或其他容器,将不需要的东西消毒处理。

8. 密闭性自动化检验设备一般有助于减少污染,但须试验证明确实安全后再予推广。

四、人体防护

人体防护是防止实验室感染的最后一道防线,通常有物理性防护和医学防护两种。

物理性防护主要是呼吸道和眼睛的防护,通常使用的防护为戴风镜、口罩、防护面罩和正压头盔和正压服等。口罩是最常用的呼吸道防护器材,在没有条件使用生物安全柜或正压服时,口罩的作用就更加突出。我国用氯乙烯高效滤材制作的 64 型口罩,过滤性能好,与面部吻合较为严密,滤效可达 99.9% 以上。防毒面罩对微生物气溶胶有较好的滤效,但在使用时不太方便。正压头盔是用金属和塑料制成的,戴用时可以将头和肩部罩住,新鲜而洁净的空气从头顶向下输送,从肩部排出。头盔内是正压,可防止微生物气溶胶进入。全身密封式正压服是用防渗材料制成的,用通气管或气瓶供应新鲜空气,可调温调湿。正压服可较好地保护工作人员的安全,穿着舒服,操作方便,可淋浴消毒后再用。

医学防护包括接种相应的疫苗进行预防和服用药物进行药物预防。

在危险评估的基础上,按不同级别的防护要求选择适当的个人防护设备。各类实验室个人防护应采取"三级防护"原则,防护效果应逐级提高。

一级防护着装标准:工作帽、16层纱布口罩、隔离裤(或连体工作服)、工作服(或连体工作服)、工作鞋、乳胶手套。防护使用范围:BSL-1(可适当简化)实验室、BSL-2实验室。

二级防护着装标准:N95拱形防护口罩、护目镜、二层防护服、一次性防护帽、外层一次性防水隔离衣、二层乳胶手套、防护鞋及鞋套。防护适用范围:BSL-3实验室、发烧门诊医护人员、医院检验和接触样品人员、传染患者和尸体运送人员、污染物处理人员、实验室维修人员。

三级防护着装标准:在二级防护着装标准上,加有效防护面罩或正压头盔、正压防护服。适用范围:BSL-4实验室、ABSL-4实验室。

第五节　实验室检验中的消毒处理

消毒是去除微生物污染的根本措施,如果处理不当,反会引起意外感染。对于生物安全来说,消毒灭菌有以下特点:①消毒对象种类多,包括实验室内部环境(物体表面)、感染性废弃物和污染物品、污染的空气、排出的污水;②影响消毒效果的因素多;③消毒效果的最终确认需要较长时间;④各种消毒措施实施前需要进行验证评估。

一、感染性废弃物和污染物品的消毒

湿热灭菌法主要采用压力蒸汽灭菌器,是实验室中处理废弃或污染物品使用最多的方法。可适用于耐高温、耐高湿物品的灭菌。在三级或四级生物安全实验室应选用双扉压力蒸汽灭菌器,可用于防护区的废物、废水、动物尸体、培养基、器皿、无菌衣、医用敷料等多种物品的原地灭菌。

对不耐热物品,可用化学消毒液浸泡或擦抹。杀菌作用最强的是过氧乙酸,其缺点是对物品的腐蚀性较强,消毒剂本身的稳定性差,不耐长时间贮存。

对不耐湿、热的物品,可用甲醛或环氧乙烷熏蒸。环氧乙烷气体对各种微生物都有较好的杀灭作用,而且对大多数物品损害轻微,是一种比较好的消毒剂。

二、实验室内部环境的消毒

对实验室建筑物内部污染的消毒有三种方法。一是喷洒消毒液;二是喷洒消毒剂气溶胶;三是用气体消毒剂熏蒸。对实验室喷洒消毒液进行全面消毒,因药液颗粒大,不易均匀,且对物品损害亦较重,因此已经较少使用。目前使用气体熏蒸消毒的方法最多,喷洒消毒液气溶胶的方法亦正在发展与推广中。

对于地面、实验台面、桌子、椅子、柜子、门把手、实验记录夹等,通常可采用 $2\sim5g/L$ 过氧乙酸或有效氯为 $1\sim2g/L$ 含氯消毒剂进行喷洒、擦拭消毒,作用时间 15min 以上。

贵重仪器如显微镜、离心机等局部轻度污染可使用 75% 乙醇或醇类复方消毒剂重复擦拭两次以上消毒。污染严重时,可集中采用甲醛熏蒸消毒。

实验室一旦发生微生物污染地面或实验台面,应立即停止实验,进行消毒处理。可首先使用含氯吸湿材料覆盖,根据目标微生物选择喷洒有效氯 5000mg/L 含氯消毒剂或过氧乙酸溶液消毒作用 30min,小心将吸湿材料与实验样品、液体一起放入耐高压污物袋中。

三、污染空气的消毒

实验室空气消毒的方法很多,诸如过滤、加热、紫外线照射、静电沉降与消毒液洗涤等。其中使用最多,效果最好费用最低的是过滤法,其次为紫外线照射法。

(一)室内空气的消毒

循环使用的空气一般用过滤法消毒。过滤时须用 HEPA 滤器。

对于局部地区空气的污染,使用紫外线照射法消毒较为方便。紫外线可直接照射,要求 $\geq1.5W/m^2$,照射时间在 $30\sim60min$;紫外线灯离物体表面不宜超过 1m,照射过程中人员不得出入。紫外线灯管表面要保持干净,每 $1\sim2$ 周用纱布或棉球擦拭 1 次。

(二)生物安全柜的消毒

生物安全柜内空气量较少,常规消毒方式主要采用紫外线照射和消毒剂擦拭,可根据目标微生物选择含氯消毒剂或 75% 乙醇或乙醇复合制剂,在每次使用前后进行工作台面和内壁的擦拭消毒,开启紫外灯照射消毒 30min。但该方法无法彻底清除潜在污染。当污染事故发生、生物安全柜移动以及更换过滤器之前,必须进行生物安全柜内表面和空气的消毒,及时清除污染,防止实验室内感染事件发生。通常可采用过氧化氢蒸汽雾法进行消毒。使用过氧化氢发生器,选择 $12ml/m^3$ 喷雾器(30% 的过氧化氢),密闭消毒作用

120min,即可对生物安全柜内的枯草杆菌黑色变种芽孢达到良好的消毒效果,对物品无腐蚀,对人体、环境无残留毒性。

四、污水的消毒

实验室排出的污水应集中在贮水池中待消毒后再排出,消毒方法使用最多的是化学处理,一是向污水中通以氯气;一是通以臭氧。传统的消毒方法一般是加氯和超强度光辐射,都存在着一定的缺陷。加氯会产生致癌物,对人体有害,并且具有一定的臭氧负荷,而紫外线杀菌对粪便大肠杆菌的去除较差。臭氧通过氧化作用,除可杀菌外还可使其他污染物质无害化,故使用日渐增多。

小 结

1. 实验室气溶胶感染的特点:生物气溶胶无色无味、无孔不入,不易发现;有些微生物气溶胶感染的症状不典型,病程复杂,难以及时诊治,影响预后;有些气溶胶感染只有呼吸道黏膜免疫才有预防作用,非呼吸道免疫途径预防作用效果欠佳;呼吸道传播的传染病的微生物特别是高致病性病毒常常发生变异;气溶胶传播容易发生病原体在人与人、人与动物、动物与动物之间的传播;气溶胶可以远距离或较远距离传播。

2. 安全防护的有效措施:制定严密的安全规章制度;配套严格的生物安全实验室;提供良好的防护装备设备;深入强化的生物安全培训;定期进行的医学监测;采取有效的消毒方法。

3. 实验室检验中安全防护的措施:(1)实验室的配套设备及设施;(2)标准微生物操作;(3)特殊安全操作。

4. 实验室检验中的消毒处理特点:①消毒对象种类多,包括实验室内部环境(物体表面)、感染性废弃物和污染物品、污染的空气、排出的污水;②影响消毒效果的因素多;③消毒效果的最终确认需要较长时间;④各种消毒措施实施前需要进行验证评估。

（付 婷 贺 真 严 敏 张 磊）

下篇

>>>

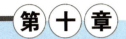

细菌类生物战剂

第一节　鼠疫耶尔森菌

鼠疫耶尔森菌(*Yersinia pestis*)是鼠疫(plague)的病原体,亦称为鼠疫杆菌。鼠疫是一种自然疫源性疾病,以发病急、传播快、病死率高、传染性强为特征,是人类历史上最严重的烈性传染病之一。鼠疫在人类历史上曾引起三次世界性大流行,给人类带来深重的灾难。鼠疫是《中华人民共和国传染病防治法》规定的甲类传染病,居 39 种法定传染病之首,又被称为"一号病"。1894 年在香港发生淋巴结鼠疫期间,法国的亚历山大·耶尔森(Alexandre Yersin)分离出该菌,因此而命名。鼠疫是我国重点监控的自然疫源性传染病。

【病原特征】

(一)形态与染色

革兰阴性短小杆菌,长 1～2μm,宽 0.5～0.7μm,散在、成双排列,在液体培养基中生长呈短链排列。在渗出液涂片或 37℃ 液体培养形成荚膜,无鞭毛,无芽孢。在陈旧培养物等中具有多形态性,可见梨形、球形或哑铃状等。病变组织涂片经亚甲基蓝染色可见特征性的双极浓染现象。

(二)培养特性

兼性厌氧菌,0℃～45℃均可生长,最适生长温度为 28℃～30℃。在含血液或组织液的培养基上生长 24h 可形成细小、半透明、灰白色的粗糙型菌落。培养 48h 后菌落增大,呈现中心灰黄色致密、边缘灰白色半透明且不整齐的花边样菌落。在液体培养基中培养 24h 开始出现絮状沉淀物,48h 肉汤表面形成菌膜,向管底生长出垂状菌丝,呈"钟乳石"状下沉。麦康凯(MacConkey)琼脂上培养 2～3d 可发生自溶。

（三）抗原性

至少含有 18 种抗原,主要包括菌体热稳定的抗原以及其他热不稳定抗原和荚膜。其中重要的有 V/W、荚膜相关的 F1、鼠毒素和外膜蛋白等抗原。

1. V/W 抗原　由 70～75kb 的质粒 plcR 编码。V 抗原(Virulence)位于细胞质,为可溶性蛋白,其对应抗体具有保护作用。W 抗原位于菌体表面,为脂蛋白,其对应抗体不具有保护作用。两种抗原总是同时存在,V/W 抗原结合物促使荚膜形成,具有抗吞噬作用,与细菌毒力有关,还可在细胞内保护细菌生长繁殖,因此也与侵袭力有关。

2. 荚膜 F1 抗原　鼠疫杆菌的荚膜中有两种抗原组分,一种是多糖蛋白质(Fraction1,F1),另一种为蛋白质。F1 抗原由 pMT 编码,是一种不耐热的糖蛋白,100℃ 15min 可失去抗原性。F1 抗原具有抗吞噬的作用,与毒力相关。F1 抗原的抗原性强,其相应抗体有免疫保护作用,可制成类毒素。

3. 鼠毒素(murine toxin,MT)　由质粒 pMT 编码产生的一种外毒素,位于细胞质,为可溶性蛋白。鼠毒素对鼠类有剧烈毒性,鼠致死剂量为 1μg。鼠毒素主要作用于心血管系统,抑制辅酶还原,损害心肌细胞线粒体呼吸,并对末梢血管系统和淋巴管内皮细胞造成损伤,引起毒血症、血压下降及休克,还可引起肝、肾及心肌组织变性、出血、坏死。但对人的致病作用尚不清楚。鼠毒素具有良好的抗原性,经处理可制成类毒素。

4. 外膜蛋白(outer membrane proteins,OMP)　编码基因与 V/W 基因共同存在于 pLcr 质粒上,外膜蛋白使细菌抵抗宿主的防御机制,在鼠疫杆菌的致病性等方面具有重要作用。

5. 内毒素　与肠道杆菌内毒素相似,但毒性较强,耐热,能引起发热、弥漫性血管内凝血和中毒性休克等。

（四）抵抗力

对外界抵抗力强,寒冷、潮湿环境下不易死亡,在低至 −30℃ 仍能存活。直射日光 1～4h 仍能存活,在自然环境的痰液中能存活数周,在冻的尸体中可存活 4～5 个月,在蚤粪和土壤中能存活 1 年左右。鼠疫杆菌对理化因素抵抗力弱,对一般消毒剂和杀菌剂抵抗力不强。湿热 70℃～80℃ 10min 或 100℃ 1min 可杀死鼠疫杆菌。10g/L 苯酚溶液 20min 内可将痰液中的鼠疫杆菌杀死。对链霉素、卡那霉素及四环素敏感。

（五）变异性

鼠疫耶尔森菌可由于自发和诱发因素引起生化特性、毒力、耐药性和抗原构造等变异。野生菌株的菌落呈粗糙(R)型,毒力强,经人工传代培养后菌落逐渐转变为光滑(S)型,其毒力也随之减弱,与多数细菌S型菌落致病性强的特征有所不同。

【临床特征】

临床上鼠疫主要分为腺鼠疫、肺鼠疫、败血型鼠疫及轻型鼠疫四型。起病急骤,除轻型外,各型初期的全身中毒症状相似,有畏寒、发热、呼吸急促、发绀、血压下降等症状,也可有呕吐、腹泻、身体各部位出血及全身衰竭等。鼠疫杆菌感染潜伏期一般为2~5d,各型鼠疫临床表现不同。

(一)腺鼠疫

最常见,占病例的85%~90%。潜伏期2~7d,常急性发病,伴有全身乏力,高热,随后出现急性淋巴结炎。由于下肢被蚤叮咬机会较多,腹股沟淋巴结炎最为多见,约占70%,其次为腋下、颈部及颌下,多为单侧,多个部位淋巴结也可同时受累。局部淋巴结出现肿痛,病后2~3d症状加剧,出现剧烈触痛、波动感及坏死,4~5d后淋巴结化脓溃破,随之病情缓解。部分患者出现皮肤损害,表现为脓疱、丘疹、水疱及结痂等。若治疗不及时,3~5d内可发展成败血症、严重毒血症及心力衰竭或肺鼠疫而死,使用抗生素治疗后,病死率可降至5%~10%。

(二)肺鼠疫

最严重,可原发或继发于腺鼠疫,病死率极高。原发性肺鼠疫潜伏期短,数小时至3d,而预防接种者再感染者,潜伏期可长至12d。病原体经呼吸道感染,起病急,患者出现乏力、高热、寒战等全身毒血症症状,很快出现咳嗽、呼吸短促、胸痛、初期为少量黏液痰,随后出现咳泡沫状或鲜红色痰,肺部体征较少并与严重的全身症状不相称,患者常因心力衰竭、出血、休克等死亡,病程2~3d。

(三)败血症型鼠疫

最凶险,又称暴发型鼠疫,可原发或继发于肺鼠疫或腺鼠疫。因宿主免疫功能差、菌量多、毒力强,所以败血症型鼠疫往往发展迅速。起病急骤,患者出现寒战、高热或体温不升、神志不清、谵妄或昏迷,继而发生广泛皮肤及黏膜出血、便血或血尿、DIC、休克及心力衰竭等,病情发展迅速,多在发病后1~3d死亡,病死率100%。

(四)轻型鼠疫

又称小鼠疫,全身症状轻微,患者有不规则低热,局部淋巴结轻度肿大,伴压痛,偶见化脓。血培养可阳性。多见于鼠疫流行初期、末期以及预防接种者。

(五)其他少见类型

1. 皮肤鼠疫　鼠疫杆菌侵入局部皮肤,可见疼痛性红斑点,数小时后发展成水泡,形成脓疱,表面继而形成黑色痂皮,周围暗红色,基底为坚硬溃疡,与皮肤炭疽相似。偶见全身性脓疱,类似天花,因此有"天花样鼠疫"之称。

2. 脑膜脑炎型鼠疫　多继发于腺鼠疫或其他型鼠疫,患者出现脑膜脑炎症状及体征,脑脊液为脓性,涂片或培养可检出鼠疫杆菌。

3. 眼型鼠疫　罕见。鼠疫杆菌侵入眼结膜,引起化脓性结膜炎,伴有眼睑水肿和脓性炎症。

4. 肠炎型鼠疫　除全身中毒症状外,有腹泻及黏液血样便,并有呕吐、腹痛、里急后重症状,粪便中可检出鼠疫杆菌。

5. 咽喉型鼠疫　鼠疫杆菌侵入口腔,引起急性咽炎和扁桃体炎,可伴有颈部淋巴结肿大,也可为隐性感染,无症状,但从鼻咽部可分离出鼠疫杆菌。多见于预防接种者。

【流行史】

人类历史上,曾有3次鼠疫世界性大流行。第一次鼠疫大流行在公元六世纪(527—565年),首先发生在中东、地中海附近地区,然后流行遍及全欧洲和非洲北部,中国的东部沿海也有发生,全世界约有1亿人死于鼠疫。第二次鼠疫大流行发生于十四世纪(1346—1665年),主要流行于欧洲发达国家,约有2500万人死亡。第三次鼠疫大流行发生于十九世纪末,起源于我国云南与缅甸边境一带,之后沿广西相继传到广州和香港。1894年香港鼠疫暴发流行后,由于香港海运业的发展,使香港的鼠疫传播到世界各地。此次流行受染国家32个,直到第二次世界大战结束后才逐渐终息,约有1500万人死于鼠疫。20世纪中叶(50—70年代),由于城市家鼠鼠疫流行被控制,人间鼠疫呈下降趋势。全球鼠疫病例多发生在有鼠疫自然疫源地存在的地区,呈散发或较小范围的爆发。20世纪80年代以来,鼠疫在世界范围内又逐渐活跃。尤其是90年代,偶有暴发流行。如1994年印度暴发较大规模的鼠疫,876例发病、54例死亡。2010年以后,全球鼠疫发病率明显下降,人间鼠疫病例主要分布在撒哈拉以南、非洲、亚洲、北美洲和南美洲,其他地区报告人间鼠疫病例极少。2017年8月马达加斯加共和国发生肺鼠疫的流行疫情,597例确诊病例,死亡55例。2019年5月1日,在与中国和俄罗斯接壤的蒙古巴彦－洛吉亚省,有2人死于败血症型鼠疫。

19世纪末到新中国成立,我国发生过6次大流行,波及20多个省(区),发患者数约115万,死亡约100万人。新中国成立后,鼠疫得到有效控制。但由于我国多个省区仍然存在不同类型的鼠疫自然疫源地,一直有人间鼠疫病例发生。1991—2000年,中国人间鼠疫的疫情呈明显上升趋势,主要原因是南方家鼠疫源地动物鼠疫复燃波及人间所致。

2003 年以后,随着南方家鼠疫源地疫情的控制,中国人间鼠疫发患者数呈现明显下降趋势,鼠疫疫情趋于平稳,多散发在西部旱獭疫源地,偶有小疫情发生。如 2004 年青海囊谦县发生鼠疫流行,发病 14 例,死亡 6 例;2009 年青海兴海县再次发生鼠疫,发病 12 例,死亡 3 例;2010 年西藏朗县、甘肃省酒泉市阿克塞县发生人间鼠疫,朗县发病 5 例,死亡 1 例,阿克塞县发病 1 例,死亡 1 例。2014—2018 年,我国偶有人间鼠疫病例发生,共报告鼠疫发病 5 例,死亡 4 例。

【流行病学特征】

(一)流行环节

1. 传染源

传染源主要是啮齿动物,蚤类是鼠疫的主要传播媒介。鼠疫杆菌传染源(储存宿主)还包括野鼠、地鼠、狐、狼、猫、豹等,其中黄鼠属和旱獭属最重要。与人接触密切的牧犬、家猫、马鹿、牦牛、兔等动物传播鼠疫的发生率增加。我国有 13 种鼠为鼠疫的宿主动物,如草原黄鼠和旱獭。我国有 51 种蚤可以感染鼠疫杆菌,其中 14 种为主要媒介。此外,存在蜱类传播鼠疫的可能性。

各型鼠疫患者均可作为传染源,肺鼠疫患者痰中可排出大量鼠疫杆菌,是重要的传染源。人感染鼠疫杆菌的主要途径有:一是接触患有鼠疫病的动物,如剥皮、煮食等;二是被带有鼠疫杆菌的跳蚤叮咬;三是肺鼠疫患者传播。

2. 传播途径

不同菌株的感染力存在一定差异,一般 30～100 个活菌可致人感染,呼吸道吸入 1 000～2 000 个细菌可引起肺鼠疫。人鼠疫流行前一般先有鼠间鼠疫流行,由野鼠传家鼠,家鼠死亡后,鼠蚤另觅宿主叮咬人而造成人间鼠疫。

(1)鼠蚤叮咬　当鼠蚤吸取感染鼠疫杆菌的鼠血后,细菌在蚤胃中大量繁殖,形成菌栓堵塞前胃,当蚤再吸血时,细菌随吸进之血反吐,注入动物或人体内。鼠蚤叮咬是主要的传播途径,啮齿动物→蚤→人的传播是腺鼠疫的主要传播方式。

(2)呼吸道感染　主要见于肺鼠疫患者,鼠疫杆菌经呼吸道飞沫传播,可造成人间鼠疫流行。也可由吸入污染鼠疫杆菌的尘土而患病。

(3)消化道感染　食用污染了鼠疫杆菌的食物而感染。

(4)皮肤感染　带有鼠疫杆菌的蚤类可将含细菌的粪便散布于皮肤,通过抓痒导致的皮肤伤口侵入人体;当人将鼠蚤打死压扁时,蚤体内细菌也可能通过伤口侵入。直接接触鼠疫患者的痰液、脓液或生病动物的皮、血、肉,经过破损的皮肤或黏膜也可感染。

3. 易感人群

人群对鼠疫普遍易感,无性别、年龄及种族的差别。病后可获持久免疫力。

（二）流行特征

1. 地区分布　有鼠疫感染动物的地区称为鼠疫自然疫源地,鼠疫疫源地分布于北纬60 和南纬35 之间的广阔地域,主要分布于亚洲、非洲和美洲等 53 个国家,具有牢固、持久的地方性。至 2006 年,我国鼠疫的疫源地分布在 19 个省（区）、286 个县（市、旗）,疫源地面积达 115 万平方公里。

2. 时间分布　鼠疫的流行时间因地域的不同而差异显著,但是总体具有明显季节性,其季节性与鼠类活动和鼠蚤繁殖情况有关,人间鼠疫多在 6 ~ 9 月,肺鼠疫多在 10 月以后流行。我国南北气温差异,鼠疫流行的时间分布也存在差异。著名的微生物学专家伍连德分析我国南方的鼠疫流行集中于每年的 5 ~ 8 月,我国北方的鼠疫流行则集中于 6 ~ 9月,其他月份也有发生。

3. 人群分布　由于存在鼠疫的自然疫源地,因此具有一定的职业分布特征,高暴露人群发生率高,如农民、狩猎者、考查人员、施工和军事等人员进入疫区者。

【诊断】

依据病史和一些特殊临床表现,一般可作出诊断,轻型病例需与急性淋巴结炎、恙虫病、钩端螺旋体病、野兔热等区别,主要依赖细菌学检查。

（一）流行病学史

患者发病前 10d 到过鼠疫动物病流行区,或者接触过鼠疫疫区内的疫源动物、动物制品以及鼠疫患者,进入过鼠疫实验室或接触过鼠疫实验用品等。

（二）临床特点

鼠疫杆菌感染潜伏期一般为 2 ~ 5d。根据各型鼠疫的临床表现进行判断。如突然发病,具有高热,白细胞剧增,未使用抗菌药物（青霉素无效）情况下,病情迅速恶化,并出现下列症候群之一者:急性淋巴结炎,肿胀,剧烈疼痛并出现强迫体位;出现重度毒血症、休克而无明显淋巴结肿胀;咳嗽、胸痛、咳痰带血或咯血;重症结膜炎并有严重的上下眼睑水肿;血性腹泻并有重症腹痛、高热及休克;皮肤出现剧痛性红色丘疹,然后逐渐隆起,形成血性水泡,周边呈灰黑色,基底坚硬,水泡破溃后,创面也呈灰黑色;剧烈头痛、昏睡、颈部强直、谵语妄动、脑压高、脑脊液浑浊等,可诊断为疑似病例。

（三）实验室检查

因鼠疫为法定甲类传染病,标本应送到有严格防护措施的专用实验室检测。取血检测白细胞总数及中性粒细胞数增多。对疑似鼠疫的患者,应在服用抗菌药物前,按不同症状或体征,可采取淋巴结穿刺液、痰、血液、咽喉分泌物等。人或动物尸体应取肝、脾、肺、淋巴结和心血等,分别装入无菌容器。样品涂片进行各种染色(包括荧光抗体染色)后镜检,分离培养后挑取可疑菌落进行涂片镜检、生化试验、血清凝集试验等鉴定,也可用噬菌体裂解试验、血凝试验、动物接种等方法分型。血清学检查常用被动血凝试验(passive he-magglutination assay,PHA)检测 F1 抗体。患者间隔 10d 采集血清,PHA 法检测血清抗 F1 抗体效价呈 4 倍或 4 倍以上升高时,有诊断意义。

此外,采用反向间接血凝试验、ELISA 等方法检测鼠疫杆菌抗原或核酸,具有快速、敏感的特点,可用于鼠疫病的紧急检测。

【治疗】

鼠疫是烈性传染病,一旦发现患者应严格隔离,就地治疗,直至症状消失。

1.一般治疗　急性期卧床,给予流质饮食,保证热量供应,补充足够的液体。对于高热,采用药物及物理退热,给予疼痛及烦躁不安者止痛及镇静剂。中毒症状严重者可给予肾上腺皮质激素短期应用。呼吸困难、循环衰竭及合并 DIC 者,应给予吸氧、抗休克及应用肝素治疗。

2.病原治疗　早期、联合、足量、应用敏感的抗菌药物为降低死亡率所必须。首选药物为氨基糖苷类链霉素,也可用庆大霉素。世界卫生组织推荐使用四环素。氨基糖苷类若与四环素或氯霉素合用,则剂量可酌减。磺胺药可用于轻症及腺鼠疫。双嘧啶或复方新诺明、β-内酰胺类、喹诺酮类等药物也具有治疗鼠疫的作用。

3.其他治疗　腺鼠疫淋巴结可用抗菌药物外敷,其周围组织内注入链霉素,或红外线照射,切忌挤压。如脓肿形成可切开排脓,应在足量抗生素治疗 24h 以上进行。皮肤病灶可局部用抗生素软膏外敷、抗生素溶液湿敷和冲洗,眼鼠疫可用四环素、氯霉素眼药水滴眼。

【预防与控制】

(一)严格控制传染源

重视鼠间鼠疫的报告,消灭鼠传染源。一旦发现患者应尽快隔离,制止无关人员与患者或疑似患者接触,并且对直接接触者进行医学观察,以阻断人间鼠疫流行。一旦确诊,鼠疫患者原则上应就地就近隔离治疗。患者应隔离在孤立建筑物内,病区内应做到无鼠、无蚤,患者须经仔细灭蚤、淋浴后方可收入。由专业人员对患者用过、接触过的物品及房间进行消毒。患者应隔离至症状消失且病原学检查结果为阴性。

(二)切断传播途径

灭鼠、灭蚤是切断鼠疫传播的重要措施。尽量不去鼠疫疫源地旅行。对进出鼠疫疫源地的车辆、飞机、火车应进行严格筛查并灭鼠灭蚤。警惕鼠疫可作为生物武器施放,平时应加强国境、海关鼠疫的检疫。

（三）保护易感者

进入疫区或在疫区生活的人员加强个人防护,防护用品包括防护服、口罩、眼罩、医用乳胶手套或医用一次性乳胶手套、鞋套等。与患者接触者、短期进入疫区的游客可口服四环素或磺胺嘧啶预防。对具有潜在感染可能性的人群,如在流行地区从事高危职业者、接触鼠疫杆菌的实验室工作人员,我国目前使用减毒活菌苗皮肤划痕接种,免疫力可持续8~10个月。

（四）鼠疫疫情控制

发现疑似鼠疫患者或急症死亡患者,各级卫生人员必须立即报告所属单位并转报上级。防疫人员迅速到达现场后,对危害程度和后果做出评价,并划定污染范围:高度污染区为当地居民50%以上发病;中度污染区为30%以上发病;轻度污染区为30%以下发病。根据污染范围制定相应的应急反应措施,包括隔离和治疗患者、切断传播途径、保护易感人群及污染消除等。同时,对鼠疫发生地进行流行病学调查,确定鼠疫的传染源、病例分布、可能传播途径和流行爆发的人群特征等。

（五）宣传教育

目前,尚无消灭野生动物鼠疫的可行措施。加强疫区鼠疫控制措施的宣传,对疫区居住环境经常性的消毒、灭鼠和灭蚤,有助于控制鼠疫的人间流行。

小 结

鼠疫是由鼠疫耶尔森菌(鼠疫杆菌)感染引起的烈性传染病。鼠疫杆菌为革兰阴性杆菌,染色后有特征性两端浓染现象,在液体培养基中呈现"钟乳石"状下沉现象,对寒冷和潮湿抵抗力较强。鼠疫杆菌含有多种抗原,其中 V/W、荚膜相关的 F1、鼠毒素和外膜蛋白等抗原与致病性关系密切。鼠疫曾在人类历史上曾引起三次世界性大流行,是我国重点监控的自然疫源性传染病。传染源主要是啮齿动物,蚤类是鼠疫的主要传播媒介。鼠疫杆菌可通过鼠蚤叮咬、伤口、呼吸道和消化道感染。根据临床表现,鼠疫在临床上主要分为腺鼠疫、肺鼠疫、败血型鼠疫及轻型鼠疫四型,其中肺鼠疫和败血症鼠疫病死率高。依据流行病学资料和一些特殊临床表现,一般可诊断鼠疫。鼠疫的治疗包括一般治疗、病原学治疗及对症治疗。鼠疫控制措施包括:严格控制病鼠、患者等传染源,灭鼠、灭蚤和加强检疫等措施切断传播途径,加强个人防护、预防服药及疫苗接种等。

（柏银兰）

第二节　霍乱弧菌

霍乱弧菌（*Vibrio cholerae*）是引起霍乱的病原体。霍乱是一种烈性肠道传染病，发病急、传染性强、病死率高，为我国法定的甲类传染病。霍乱弧菌目前有 155 个血清群，其中 O1 群和 O139 群引起霍乱，其余的血清群可引起人类胃肠炎等疾病，但从未引起霍乱的流行。O1 群分为两个生物型：古典生物型（classical biotype）和埃尔托生物型（El Tor biotype）。自 1817 年以来，全球共发生了七次世界性霍乱大流行，其中前六次都是由古典生物型引发，而第七次是由埃尔托生物型所致。1992 年，引起霍乱流行的新血清型 O139 群在印度和孟加拉一些城市出现，波及亚洲的多个国家和地区，这是首次由非 O1 群霍乱弧菌引起的流行。

【病原特征】

（一）形态与染色

革兰染色阴性。菌体宽为 $0.5 \sim 0.8\mu m$，长为 $1.5 \sim 3\mu m$。从患者体内新分离出的细菌形态典型，呈弧状或逗点状，但经人工培养后常呈杆状。粪便直接涂片染色镜检，可见其排列如"鱼群"状。菌体一端有单根鞭毛，有菌毛，有些菌株有荚膜（O139 群），无芽孢。取患者粪便或培养物作活菌悬滴观察，可见细菌运动极为活泼，呈"快速飞镖样"或"流星"样穿梭运动。

（二）培养特性与生化反应

兼性厌氧，在氧气充分的条件下生长更好，营养要求不高。生长的温度范围较广（$18℃ \sim 37℃$），耐碱不耐酸，在 pH $8.8 \sim 9.0$ 的碱性蛋白胨水或碱性琼脂平板上生长良好。因其他细菌在此 pH 中不易生长，故初次分离霍乱弧菌常用碱性蛋白胨水作为选择性增殖培养基。在碱性琼脂平板上培养 24h 后，形成圆形、透明或半透明 S 形、无色、偏平菌落。可在普通盐浓度培养基中生长，在含有硫代硫酸盐、枸橼酸盐、胆盐和蔗糖的 TCBS（thiosulfate – citrate – bile – sucrose）培养基上因可分解培养基中的蔗糖，使菌落呈黄色，培养基呈暗绿色。

氧化酶或触酶试验阳性；能发酵葡萄糖、蔗糖和甘露醇等糖和醇，产酸不产气；不分解阿拉伯糖；能还原硝酸盐，吲哚反应阳性。

（三）抗原构造与分型

有耐热的 O 抗原和不耐热的 H 抗原。根据 O 抗原的不同可进行分群，已发现超过

200个血清群,其中O1群、O139群能产生霍乱毒素,引起霍乱;其余的血清群分布于地面水中,不产生霍乱毒素,可引起人类胃肠炎等疾病,但从未引起霍乱流行。H抗原无特异性,为霍乱弧菌的共同抗原。

O1群的O抗原由三种抗原因子(A、B、C)组成,据此O1群又分为3个血清型:小川型(Ogawa)(AB)、稻叶型(Inaba)(AC)和彦岛型(Hikojima)(ABC)。小川型和稻叶型多见且可以互变,拥有两者抗原特性的彦岛型为中间过渡型,且不稳定。

根据表型和基因型差异,O1群霍乱弧菌的每一个血清型还可分为两个生物型,即古典生物型和El Tor生物型,后者因其在埃及西奈半岛El Tor检验站首次分离而得名。古典生物型不溶解羊红细胞,不凝集鸡红细胞,对50U的多粘菌素B敏感,可被第IV群噬菌体裂解,而El Tor生物型则完全相反。

在抗原性方面,O1群与O139群之间无交叉,序列分析发现O139群失去了O1群的O抗原基因,出现了一个约36kb的新基因,编码与O1群不同的脂多糖抗原和荚膜多糖抗原,但与O22和O155等群可产生抗原交叉反应。遗传学追踪研究发现,O139群起源于El Tor生物型。

(四)抵抗力

对热、干燥、日光、化学消毒剂和酸很敏感,耐低温、耐碱,不耐酸。55℃湿热15min,100℃煮沸1~2min,水中加0.5ppm氯作用15min均能杀死霍乱弧菌。El Tor生物型和其他非O1群霍乱弧菌在外环境中的生存力较古典生物型强,在河水、井水、海水中可存活1~3周,黏附于藻类或甲壳类动物形成生物膜后存活期延长。0.1%高锰酸钾浸泡蔬菜、水果可达到消毒目的,25%次氯酸钙处理患者排泄物或呕吐物1h可达到消毒目的。

【临床特征】

O1群和O139群霍乱弧菌感染引起烈性肠道传染病霍乱。非O1群和非O139群霍乱弧菌致病力较弱,可引发轻症腹泻。

霍乱弧菌经口进入体内,到达小肠后,黏附于肠黏膜表面并迅速繁殖,不侵入肠上皮细胞和肠腺,细菌在繁殖过程中产生肠毒素而致病。O1群霍乱弧菌感染可导致从无症状或轻型腹泻到严重的致死性腹泻。古典生物型霍乱弧菌所致疾病较El Tor生物型严重。一般在摄入污染细菌的食物或水后2~3d,突然出现剧烈腹泻和呕吐,多无腹痛。在疾病最严重时,每小时失水量可高达1L,排出含有黏膜、上皮细胞和霍乱弧菌组成的如"米泔水"样的腹泻物。由于大量水分和电解质丧失,导致患者失水、代谢性酸中毒、低碱血症、低血容量性休克、心律不齐、肾衰竭和意识障碍。如未经治疗处理,患者可在 12 ~ 24h 内死亡,死亡率高达 60% ,但若及时补充水和电解质,死亡率可小于 1% 。O1 群霍乱弧菌流行高峰期,儿童病例约占 60% 。O139 群霍乱弧菌感染比 O1 群严重,表现为严重脱水和高死亡率,成人病例大于 70% 。病愈后一些患者可短期带菌,一般不超过 3 ~ 4 周,个别 El Tor 型病例病后可带菌长达数月或数年之久,病菌主要存在于胆囊中。

霍乱患者病后可获一定的免疫力,至少可维持 3 年以上。O1 群获得的免疫不能交叉保护 O139 群的感染。

【流行史】

目前明确记载的有 7 次霍乱世界性大流行。19 世纪霍乱流行十分猖獗,从 1817 年到 1896 年就发生了 5 次霍乱大流行,流行范围从印度波及亚洲其他地区及欧洲、非洲和美洲,造成了全球性的巨大灾难。第 6 次大流行是在 1899—1923 年,之后是 40 年的流行间隔期。对于前 5 次的流行普遍认为与古典型密切相关,第 6 和第 7 次大流行分别是由古典型和 El Tor 型引起的。1961 年第 7 次大流行开始,从印尼苏拉威西岛向毗邻地区蔓延,波及五大洲 140 多个国家和地区,报告病例 350 万例以上。这次流行中古典型开始减少,慢慢消失,El Tor 型逐渐替代了古典型在大流行中的位置。直到今日,El Tor 型第三波流行株依旧在全球范围内传播,每年仍有约 10 万人死于该病。在 1982—1990 年,古典型在孟加拉国又重新出现,这一菌株虽与第 6 次大流行的古典型很相似,但仅在孟加拉国流行。1992 年 10 月,由 O139 群霍乱弧菌引起的霍乱席卷印度和孟加拉国,已波及许多国家和地区,有取代 El Tor 生物型的可能,有人称其为霍乱的第 8 次世界性大流行。近年,非洲许多国家及海地等也出现了霍乱暴发疫情。海地 2010 年 10 月至 2018 年 2 月,报告 818 000 例病例。也门 2016 年 9 月 28 日至 2018 年 7 月 19 日,报告 112 万例病例,2311 人死亡。据 WHO 专家估计,在世界范围内每年大约有 130 万 ~ 400 万例霍乱病例,导致 2.1 万 ~ 14.3 万人死亡。

在新中国成立后的初期(1949—1960 年),古典霍乱在我国几乎完全绝迹。但自 1961 年世界第 7 次霍乱流行开始后,El Tor 生物型霍乱即在我国广东省西部开始出现,至当年底,共发生患者 4319 例,死亡 429 例,病死率 9.94% ,并由广东省扩展至沿海的 10 个省市(自治区)。之后全国霍乱病例时多时少,但一直没有停止。1993 年 5 月我国新疆发现 O139 群霍乱的患者,拉开了我国 O139 群霍乱流行的序幕。2002 后全国再次出现了持续、且相对稳定的低水平发病与流行的趋势。至 2018 年,全国除青海和西藏外,其他各省市几乎都有病例发生。2014—2018 年,我国霍乱病例每年报告约 20 例左右,共 106 例,无死亡病例。

【流行病学特征】

(一)流行环节

1. **传 染 源** 主要是患者和带菌者。

2. **传播途径**

(1)经水传播 水在传播霍乱时起主要作用。在卫生条件差的地方,江河、河渠、池塘、湖水、井水和港湾海水等极易受到污染。我国农村夏秋季人们有喝生水、用生水漱口、洗刷具、浸泡蔬菜、水产品等的习惯,这些增加了经水传播的机会。经水传播呈现暴发性流行,患者多沿污染的水源分布,在水体含菌浓度较低或细菌毒力较弱、人群免疫力较高的地区,也可继续出现散发病例。

(2)食物传播 霍乱可以通过食物传播。食物传播霍乱的作用仅次于水,但在已有安全饮用水的地区,轻型和临床型患者,污染食物而引起传播的作用可能更为突出。

(3)生活接触传播 与患者或带菌者直接接触或接触了被 El Tor 生物型弧菌污染的物品也可发生霍乱。接触传播多在人员密集、卫生条件差的情况下发生,常在小范围内引起感染。如出现一户多例现象。但接触传播与食物传播、经水传播不易截然分开。不应只因多发疫源地的出现即断定为日常接触传播。

(4)经媒介昆虫传播 本病流行时苍蝇可以带菌。有人曾从染有霍乱的疫船以及从疫区中捕获的苍蝇身上检出 El Tor 生物型弧菌。

3. **易感人群** 人类是霍乱弧菌的唯一易感者,人类普遍易感,一般渔民、船民、农民等发病较多。感染霍乱弧菌后是否发病取决于机体免疫力,病后可获得一定的免疫力。

(二)流行特征

1. **地区分布** 霍乱的分布属于地方性疫源地,一般以沿海地区为主,特别是江河入海口附近的两岸和水网地带,每次世界大流行都是由印度和印度尼西亚的苏拉威西岛扩散而来的。近年来,随着交通的发达、经贸的交流、人口的流动,内陆和开放地区也时有外源性霍乱的发生、暴发和流行。近年来,霍乱暴发多见于安哥拉、埃塞俄比亚、索马里、苏丹和越南北部。在 2018 年津巴布韦发生的霍乱流行长达约 1 年之久,蔓延全国,并扩散至赞比亚和南非等邻国。

2. **时间分布** 在热带地区全年均可发病。我国发病季节一般在 5 月 ~11 月,而流行高峰多在 7 月 ~10 月。同时,自然因素如泥石流、地震、海平面的上升以及水温的升高和社会经济发展水平等也可影响霍乱的流行,如 2010 年海地地震后出现的霍乱大流行。

3.人群分布　有暴发型及迁延型两种形式。暴发型常为经水或食物传播引起暴发流行,多见于新疫区,成人发病较多。迁延型多发生在老疫区,儿童发病较多。

【诊断】

霍乱是甲类传染病,对首例患者的诊断应快速、准确,并应及时作出疫情报告。疑似霍乱患者的诊断主要依据流行病学史和临床表现,而确诊还需依据病原学检查结果。由于霍乱弧菌属于生物安全危害二类微生物,对标本进行处理、活菌培养和鉴定时需注意实验室生物安全。

（一）标本

取患者"米泔水"样粪便、肛拭子、呕吐物等标本,流行病学调查还包括水样。标本最好就地接种碱性蛋白胨水增菌,不能及时接种者应置于 Cary – Blair 保存液中保存和运送。

（二）快速诊断

1.直接镜检　样本直接涂片染色呈革兰染色阴性弧菌;悬滴法观察细菌动力特征呈穿梭样运动。

2.免疫学快速诊断

（1）制动试验　取检材或新鲜碱性蛋白胨水培养物一滴,置于载玻片上,再加霍乱弧菌多价诊断血清,加盖玻片,用暗视野镜观察,3min 内运动被抑制的即为阳性,此法优点是快速而特异,操作简便,但必须有数量较多的弧菌才能被检出。

（2）凝集试验　采用抗 O1 群和 O139 群的单克隆抗体进行凝集试验可快速诊断。

3.分离培养　标本首先接种至碱性蛋白胨水增菌,37℃孵育 6 ~ 8h 后,直接镜检并作分离培养。目前常用的选择培养基为 TCBS,37℃培养 24h 可形成黄色菌落。也可用四号琼脂或庆大霉素琼脂。挑选可疑菌落进行生化反应试验,同时与 O1 群和 O139 群多价和单价抗血清作玻片凝集,并与其他弧菌进行鉴别。

4.核酸检测　用 PCR 等技术检测霍乱毒素基因 ctxA、O1 和 O139 特异 rfb 基因进行诊断。该方法可对霍乱弧菌进行基因分型与鉴定、分子进化与病原追溯等。

【治疗】

治疗霍乱的关键是快速大量补充水和电解质,以预防低血容量休克和酸中毒。使用抗菌药物治疗可加速细菌的清除,减少持续腹泻和外毒素的产生,用于治疗霍乱的抗菌药物有四环素、多西环素、呋喃唑酮等。目前多重耐药质粒的菌株在增加,且 O139 群的耐药性强于 O1 群,给治疗带来一定困难。

【预防与控制】

(一)加强传染源的管理

1. 及时发现、处理霍乱患者、疑似患者和无症状带菌者 医疗机构应设立专门的肠道门诊,加强对腹泻患者的检测,必须做到"逢泻必检",并能快速检测。一旦发现霍乱患者、疑似患者或无症状带菌者要立即进行隔离治疗,避免造成疾病的扩散蔓延。同时还应按国家对甲类传染病的管理规定,在 2h 内对疫情进行上报。

2. 加强疫点和疫区的监测管理 对与霍乱感染者一起就餐或密切接触的人,应采集粪便或肛拭检查,以确定是否感染。应停止疫区的一切宴请聚餐,并对疫区进行水源、食品和环境卫生等的流行病学监测,防止疾病的流行传播。

(二)切断传播途径

1. 对患者、带菌者的个人物品和排泄物严格消毒。

2. 建立良好的社区卫生环境,加强社区食品、水源、垃圾和粪便等的管理,杀蛆灭蝇。

3. 培养良好的个人卫生习惯 饭前便后要洗手,各种食品要煮熟,不生食贝壳类海产品,不喝未煮的生水,隔餐食物要熟透,生熟食品分开,未消毒(霍乱污染)物品不碰,出现症状及时就诊等。

(三)接种疫苗

对霍乱流行地区人群和易感人群如渔民、船员和农民等可接种疫苗预防霍乱。以前曾使用 O1 群霍乱弧菌灭活疫苗肌肉注射进行预防接种,但因保护力维持时间短而放弃。目前可使用的霍乱疫苗有 2 类:①Dukoral 疫苗:采用经甲醛溶液和高温灭活的重组霍乱毒素 B 亚单位加霍乱弧菌 O1 全细胞(O1 群 El Tor 生物型和古典生物型)制备而成。为避免毒素 B 亚单位被胃酸破坏,该疫苗必须与重碳酸盐缓冲剂同时摄入。②Shanchol 和 mORCVAX 疫苗:不含霍乱毒素 B 亚单位,为二价口服疫苗(基于 O1 群 El Tor 生物型和古典生物型及 O139 群研制)。上述两种霍乱口服疫苗已被 WHO 批准,可用于流行地区人群的预防,每 2 年加强免疫一次。

(四)宣传教育

加强对社区和个人良好卫生习惯的宣传教育。加强对霍乱知识的科普宣传。教育引导个人在有呕吐、腹泻症状,尤其是剧烈的无痛性水样腹泻(米泔样排泄物)的情况下,应马上到医院就诊。

霍乱弧菌引起的霍乱是一种烈性肠道传染病,为我国法定的甲类传染病。霍乱弧菌形态呈弧形或逗点状,具有单根鞭毛,运动活泼。目前霍乱弧菌主要流行的是O1 群和 O139 群细菌,O139 群细菌的致病性高于 O1 群。O1 群细菌有三个血清型:小川型、稻叶型和彦岛型,每一个血清型又有两个生物型:古典生物型和埃尔托生物型。有霍乱发生,应及时做出疫情报告。人类是霍乱弧菌的唯一易感者,患者和带菌者是重要传染源,经粪-口途径传播。霍乱患者的主要临床症状是剧烈腹泻和呕吐,腹泻物呈"米泔水"样。采取患者标本如"米泔水"样便或呕吐物进行检查时,可进行样本直接涂片染色镜检,细菌排列如"鱼群"状;也可以作活菌悬滴观察,可见细菌呈快速飞镖样或流星穿梭运动;还可以采用免疫血清进行特异性制动试验等。及时补充液体电解质和抗菌治疗是治疗霍乱的关键策略。目前有口服疫苗可以接种预防霍乱。

(王丽梅)

第三节 炭疽芽孢杆菌

炭疽芽孢杆菌(*Bacillus anthracis*)是芽孢杆菌属的主要致病菌,引起动物和人类的炭疽病(anthrax),是人类历史上第一个被发现的病原菌。炭疽病属于典型的人兽共患病,牛和羊等食草动物的发病率高,人可通过摄食或接触患炭疽的动物及其产品,经破损的皮肤、黏膜、呼吸道或消化道等多种途径感染。

【病原特征】

(一)形态与染色

致病菌中最大的革兰阳性粗大杆菌,宽 $1.5 \sim 3\mu m$,长 $5 \sim 10\mu m$。两端平截,无鞭毛。新鲜标本直接涂片显示单个或短链状排列;经人工培养后形成竹节样排列的长链。在有氧条件下,形成椭圆形芽孢,芽孢位于菌体中央,小于菌体宽度。有毒菌株在体内或含血清的培养基中可形成荚膜。

(二)培养特性

需氧或兼性厌氧,最适生长温度为 30℃ ~35℃。营养要求低,在普通琼脂培养基上培养 24h,形成灰白色粗糙圆形,低倍镜观察可见卷发状边缘。在血琼脂平板上不形成溶血环;在肉汤培养基中呈絮状沉淀生长。在明胶培养基中经 37℃ 培养 24h 可使表面液化呈漏斗状,由于细菌沿穿刺线向四周扩散而成为倒松树状。有毒菌株接种于含 $NaHCO_3$ 的血琼脂平板或含 5% 血清的营养培养基,置 5% CO_2 孵箱 37℃ 培养 24 ~48h 可出现荚膜,形成黏液型菌落。炭疽芽孢杆菌接种于含微量青霉素培养基培养,菌体可肿大形成圆珠,称为"串珠反应"。这也是炭疽芽孢杆菌特有的反应。

(三)抗原结构

炭疽芽孢杆菌的抗原分为两部分,一部分是结构抗原,包括荚膜、菌体和芽孢等抗原成分,另一部分是炭疽毒素复合物。

1. 荚膜多肽抗原由多聚 D - 谷氨酸多肽所组成,免疫原性较弱,所产生的抗体无免疫保护性。具有抗吞噬作用,与细菌的毒力有关。

2. 芽孢抗原有芽孢的外膜、皮质等组成的芽孢特异性抗原,具有免疫原性和血清学诊断价值。

3. 菌体多糖抗原由 D - 葡萄糖胺、D - 半乳糖组成,与毒力无关。由于耐热,此抗原在病畜皮毛或腐败脏器中经长时间煮沸仍可与相应抗体发生沉淀反应,称 Ascoli 热沉淀反应,有利于对炭疽芽孢杆菌病原的流行病学调查。

4. 炭疽毒素是由保护性抗原、致死因子和水肿因子三种蛋白质组成的复合物,由质粒 PXO1 的基因(*pagaA*、*cya*、*lef*)编码。实验动物注射炭疽毒素可出现炭疽病的典型中毒症状。致死因子和水肿因子单独存在时不会发挥生物学活性,两者必须与保护性抗原结合后才能引起实验动物的水肿和死亡。炭疽毒素具有抗吞噬作用和免疫原性。

(四)抵抗力

繁殖体抵抗力不强,易被一般化学消毒剂杀灭。芽孢抵抗力强,在干燥土壤或皮毛中能存活数年至数十年,牧场一旦被污染,传染性可持续数十年。芽孢对化学消毒剂的抵抗力也很强,如用 5% 苯酚需 5d 才被杀死,但对碘及氧化剂等较敏感,1∶2 500 碘液 10min、0.5% 过氧乙酸 10min 即可杀死。高压蒸汽法 121℃、15min 能杀灭芽孢。炭疽芽孢杆菌对青霉素、红霉素和氯霉素等抗生素敏感。

【临床特征】

潜伏期一般为 1～5d，最短 12h，最长 12d。因细菌侵入部位不同可分为皮肤炭疽、肺炭疽和肠炭疽。

(一)皮肤炭疽

最为常见，约占所有病例的95%以上。不治疗者病死率为20%，治疗后可降至5%。人因接触患病动物或受污染皮毛而引起。感染部位多发生于面、颈、肩及脚等裸露部位，感染后 3～10d 在受染处出现约 1cm×1cm 的无痛丘疹，继而形成水疱，周围组织硬肿 5～20cm 不等，不痛而痒，不化脓，可有局部淋巴结肿大，发热及头痛等全身反应，并随皮疹发展。少数病例无原发性疱疹而迅速发展成恶性水肿，多数在眼睑等皮肤松弛处。重度毒血症者可发展为败血症而死亡。

(二)肺炭疽

吸入含有大量炭疽芽孢的尘埃可发生肺炭疽。在吸入病菌芽孢后 1～5d 发病。初期为轻微的上呼吸道感染、低热、轻咳和肺部干啰音，随后病情加重，表现为严重呼吸窘迫、喘鸣、血痰、发绀、大汗、高热、速脉，胸颈部可有皮下水肿，肺部有湿啰音或捻发音。胸腔大量积液，X 线胸片除显示肺炎外，典型表现为纵隔增宽，可发生休克，在24h 内死亡。

(三)肠炭疽

较少见，在非洲、亚洲和美国等国家有报道。多因食入未煮熟的病畜肉类、奶或被污染食物而引起，潜伏期为 2～5d。表现为急性肠胃炎，发热、恶寒、呕吐，继有较重腹痛，血性腹泻，可有腹水。有时表现为急腹症，频繁呕吐和腹泻，呈血水样，腹胀、腹痛，有腹膜炎体征，常并发败血症休克而死亡。

上述三型均可并发败血症。偶见炭疽性脑膜炎，病死率极高。

炭疽感染后机体可获得持久性免疫力。一般认为与机体针对炭疽毒素保护性抗原产生的保护性抗体及吞噬细胞的吞噬功能增强有关。

【流行史】

炭疽呈世界性分布，各大洲均有炭疽发生或流行的报道，尤以中东、非洲、中亚、南美洲和海地较多见，呈地方性流行。在中国，以西部地区炭疽的发病较多，其中贵州、云南、新疆、广西、湖南、西藏、四川、甘肃、内蒙古和青海等省为高发地区，西部高发省的炭疽病例约占全国总病例数的90%以上。

新中国成立前和成立初期，炭疽遍及全国各省，畜间炭疽时有暴发或流行，并造成人间炭疽不断发病。1950 年安徽省太和县发生畜间炭疽,牛发病 4 889 头,并有 3 180 人因感染炭疽死亡。1956 年河北省涿鹿县因挖泥积肥造成肺炭疽流行,发病 46 例,死亡 34 人。50 年代以后,大约每 8 ~ 10 年有一个流行周期。1957 年、1963 年和 1977 年为 3 个发病高峰,年发病率分别为 0.54/10 万、0.65/10 万、0.54/10 万。80 年代后,也曾发生个别省的炭疽暴发流行。如 1989 年西藏自治区昌都地区发生炭疽流行,疫情波及 5 个县 34 个村寨,发病 507 例,死亡 162 例。90 年代中期以来,我国炭疽疫情总体呈波动性下降趋势。2014—2018 年,我国每年炭疽病例约 300 例左右,共报告炭疽 1564 例,以皮肤炭疽为主,死亡 10 例。

【流行病学特征】

(一)流行环节

1. **传染源** 主要是患病或带菌的食草动物,尤以牛、羊和马的发病率最高。动物传染源在我国北方主要是羊,南方主要是牛。猪多呈隐性感染,狼、狗、猫若食入大量的病畜肉,也可发病而成为次要传染源。患病和带菌动物的血液、分泌物、排泄物、污染物都含有病菌,可使人直接或间接感染。患者作为传染源较少见,尤其是皮肤型炭疽患者,但肺炭疽患者体内含有大量病菌,传染的危险性较大。

2. **传播途径** 炭疽杆菌可以通过皮肤、呼吸道和消化道等途径感染人体,引起人类炭疽病。破损的皮肤或黏膜直接接触病畜或污染的皮、毛、肉等畜产品可致皮肤炭疽,是人类感染炭疽的主要途径。在加工接触皮毛或挖掘病畜掩埋地时吸入含炭疽芽孢的扬尘或生物恐怖袭击时吸入炭疽芽孢的气溶胶可引发肺炭疽。进食未充分烹饪的带菌肉或奶可引发肠炭疽。应用未消毒的毛刷或被带菌的昆虫叮咬,也可发生炭疽芽孢杆菌感染。目前尚无人与人直接传播的报道。

3. **易感人群** 人群普遍易感,牧民、农民、兽医、屠宰和皮毛加工人员是主要感染人群。

(二)流行特征

1. **地区分布** 炭疽呈世界性分布,多分布在牧区、半农牧区和农区,尤以南美洲、亚洲及非洲等牧区较多见,呈地方性流行,为一种自然疫源性疾病。近年来由于世界各国的皮毛加工等集中于城镇,炭疽也暴发于城市。炭疽芽孢在适宜的野外环境中能长期生存,如牧场、农场、潮湿、低洼和易涝地区,干枯水道、傍山渗水区、皮毛加工业周围等。

我国炭疽多见省份为云、贵、川、湘、青、桂、甘、藏、内蒙古和新疆,尤其是贵州和辽宁,近年均有疫情发生。

2. 时间分布 炭疽一年四季可发病,以5月份至10月份为发病高峰季节。在干旱和洪涝灾害之后,因炎热多雨季节利于炭疽芽孢发芽、繁殖,大雨、洪水易促其扩散。

3. 人群分布 有明显的职业性,畜牧饲养人员、皮革业、羊毛加工业、屠宰业工人、肉食品加工、兽医人员等多发,农牧民为主要受害者,占90%以上。此外,青壮年发病率较高,男性发病比例高于女性。

4. 流行形式 有散发和暴发两种流行形式。散发多见,感染多发生于牧民、农民、兽医、屠宰及皮毛加工工人等特定职业人群。在发展中国家,一般未进行预防接种,对家畜管理相对较差,终年都有一定数量的散发病例。而在发达国家偶然发生病例,多为受畜产品上的芽孢感染所致。炭疽暴发点呈灶状分布且具有移动性,畜牧所有者由于经济因素和缺乏对炭疽知识的了解,大多将病死牲畜屠宰贩卖,因而成为目前人暴发疫情的根源。小型暴发多因宰杀病畜受染,少数为施工过程中挖掘到病死动物掩埋地,吸入含有炭疽芽孢的尘埃所致。

【诊断】

根据患者典型的临床表现,结合是否到过疫区及是否与病畜接触的情况等流行病学史资料,诊断一般不难。患者的职业、工作和生活情况,如与牛、马、羊等有频繁接触的农牧民,含芽孢尘埃环境中的皮毛和皮革加工厂的工人等,对炭疽病的诊断有重要参考价值。但确诊仍需通过对各种分泌物、排泄物、血和脑脊液等的涂片检查和培养,有关操作应在生物安全三级实验室中进行。

(一)标本的采集

皮肤炭疽早期取水疱、脓疱内容物,晚期取血液;肠炭疽取粪便、血液及畜肉等;肺炭疽取痰、病灶渗出液及血液等。采取标本时要注意个人防护,炭疽动物尸体严禁在室外解剖,避免芽孢污染牧场及环境,应在无菌条件下割取耳尖或舌尖组织送检。

(二)显微镜检查

取渗出液、血液涂片进行革兰染色,显微镜检查发现有荚膜和竹节状排列的革兰阳性大肠杆菌,或用特异性荧光抗体进行染色镜检、免疫组织化学染色技术等,结合临床症状可初步诊断。

(三)分离培养与鉴定

将标本接种于血琼脂平板和碳酸氢钠琼脂平板,培养后观察灰白色、粗糙型、边缘不整齐、非溶血性菌落;用青霉素串珠试验、噬菌体裂解试验等进行鉴定。青霉素串珠试验的原理是炭疽芽孢杆菌在含微量(0.05~0.5U/ml)青霉素的培养基上,其形态变异为大而均匀的圆球形,呈串珠状排列,而其他需氧芽孢杆菌无此现象。半固体培养基上无动力,含重碳酸盐的培养基上形成荚膜,需 5%~7% CO_2。必要时还可以把检材或培养物接种于小鼠或豚鼠,2~3d 动物发病,在内脏及血液中可检测出带荚膜的炭疽芽孢杆菌。

另外,还可以采用免疫荧光法检测荚膜抗体,ELISA 方法检测炭疽毒素的抗体效价,PCR 技术检测细菌核酸。

【治疗】

治疗包括常规对症处理,局部治疗和病原治疗。局部可用 1:2 000 高锰酸钾冲洗,敷以四环素软膏,用纱布包扎。病原治疗主要为抗生素和抗血清治疗,抗生素以青霉素 G 为首选药物,可与庆大霉素或链霉素联合使用,青霉素过敏者可用环丙沙星及红霉素等。抗血清治疗需做过敏试验,并应与抗生素联合使用。

【预防与控制】

(一)控制传染源

1.加强和健全动物检疫和炭疽病的监控工作,对输入输出的畜产品和皮毛等必须进行严格的检查,做到及时发现严格处理。在炭疽高发区要进行有计划地监控,重点监控家畜感染和牧场的污染。当发现牲畜或其他食草动物死亡,死亡牲畜的口鼻及其他腔道开口处有血流出时,应即刻隔离病畜并报告。短期内出现多数发热患者,其中一些患者的皮肤上出现有黑色坚硬焦痂、不痛的溃疡,溃疡周围水肿明显时,应立即隔离患者并上报。

2.炭疽患者和病畜应予以隔离和及时治疗。对其分泌物、排泄物和所在的环境应及时消毒,患者和病畜痊愈或死亡后均需终末消毒处理。及时消毒炭疽患者的衣服、手套等可能被感染的物品。炭疽病畜的农产品,如肉和奶等制品应进行高压灭菌处理。

3.炭疽患者尸体应动员家属火化。炭疽病畜尸体应焚烧,不应掩埋,以免日后成为新的疫源地。炭疽死畜严禁剥皮或煮食。

(二)保护易感人群

1.改善炭疽高发人群的劳动条件。如加强皮毛车间的通风降尘,建立出车间的洗手洗澡、更衣等消毒制度。做好穿工作衣、戴帽、口罩、手套等的个人防护,严禁在车间吸烟和吃食饮水。

2.定期为高危人群进行带菌检查和预防接种。炭疽疫苗为减毒活疫苗,免疫力可持续一年,因此应做到有计划的免疫。

3.在经常发生炭疽及受威胁地区的易感动物,应多年连续用炭疽疫苗进行预防接种。

(三)警惕炭疽生物袭击

1.警惕不明来源的飞行物或可疑人员进行不合理的喷洒活动。

2.当发生炭疽生物袭击时,对袭击发生的环境应立即封锁、消毒控制。

3.对接触过污染物品的人员应予以药物治疗,并及时焚毁或高温消毒可能污染的衣物和物品。

4.由于生物攻击的特殊性质,炭疽患者受到感染的途径与平常不同,发生吸入性炭疽的比例可能高,发生人与人传播的危险也较大,因此应注意人与人之间的传播。对炭疽患者的接触者应予以医学观察,并给予口服抗菌药物治疗。

小 结

炭疽芽孢杆菌引起动物和人类的炭疽病,是人类历史上第一个被发现的病原菌。炭疽病在牛和羊等食草动物的发病率最高,人可通过摄食或接触炭疽病的动物及畜产品等多种途径而感染。炭疽芽孢杆菌是致病菌中最大的革兰阳性粗大杆菌,具有典型的形态特征,如菌体两端平截、经培养后形成竹节样排列的长链,有氧条件下可形成芽孢。在普通固体培养基上炭疽芽孢杆菌形成灰白色、粗糙型菌落,有卷发状边缘;在肉汤培养基中呈絮状沉淀生长。炭疽毒素是炭疽芽孢杆菌的主要抗原,由保护性抗原、致死因子和水肿因子构成,其中致死因子和水肿因子必须与保护性抗原结合后才能发挥生物学活性。对炭疽病患者采取标本时要注意个人防护,其菌体多糖抗原较耐热,可发生 Ascoli 热沉淀反应,可用于炭疽的流行病学监测。青霉素串珠试验是鉴定炭疽芽孢杆菌的特异性方法。炭疽的预防重点应放在控制家畜感染和牧场的污染,发现疫情时应对疫区实行封锁,患者隔离,对环境和排泄物进行随时和终末消毒。炭疽病畜必须焚毁或深埋,严禁剥皮。使用炭疽减毒活疫苗可以对特定人群和疫区动物进行特异性预防。炭疽芽孢杆菌是一种细菌性生物战剂,应警惕其被用于生物战或生物恐怖活动。

(王丽梅)

第四节 类鼻疽伯克杆菌

类鼻疽伯克杆菌(*Burkholderiap seudomallei*)是一种革兰染色阴性的杆菌,为类鼻疽假单胞菌病的病原体,该病原体于1911年由Whitmore及其研究团队发现。类鼻疽伯克杆菌可由皮肤伤口、呼吸道及消化道进入人体或动物,引起类鼻疽假单胞菌病,该病病情进展迅速,但症状不典型,常见败血症并伴有化脓,极易误诊并造成严重后果。目前没有针对类鼻疽伯克杆菌的疫苗,美国和俄罗斯曾将其作为生物武器进行研究。

【病原特征】

(一)形态与染色

革兰染色阴性,呈棒状,长约$2\sim5\mu m$,直径约$0.4\sim0.8\mu m$,有动力,单端有丛鞭毛,无荚膜。亚甲蓝染色两端浓染,呈"别针"状。

(二)培养特性

在普通培养基上生长良好,最适生长温度为40℃,最适pH值$6.8\sim7.0$。在固体培养基上形成光滑菌落,但随着培养时间延长,会变为棕黄色粗糙型菌落,有霉臭味。能分解葡糖糖和乳糖,产酸不产气。普通培养基上生长缓慢,培养4d才形成可见菌落;在血平板上24h可产生细小菌落,形成不完全溶血环。

(三)抗原性

包括两种主要抗原,一类是内毒素,为细胞壁成分;另一类为外毒素(Burkholderia lethal factor 1,BLF1),可抑制细胞蛋白质合成。此外还有鞭毛抗原。

(四)抵抗力

可在水和土壤中存活1年以上,自来水中可存活$28\sim44d$。不耐热,56℃ 10min即可杀灭,对多数常用消毒剂敏感。对苯酚和甲酚不敏感。外毒素煮沸15min可被灭活。

(五)潜伏感染

类鼻疽伯克杆菌可寄生于包括巨噬细胞的多种细胞内,大部分人群感染恢复后可将该菌清除,少部分人体内的细菌未被清除,进入潜伏感染状态,一旦宿主免疫力降低会复发感染。

【临床特征】

类鼻疽假单胞菌病的临床表现为一系列的非特异性症状,如发热、肺炎、急性败血症等。该病可累及几乎所有器官,非常容易误诊,如不及时诊治,该病死亡率可超过90%。此外该病潜伏期也因人而异,短则2~3d,多则数年。类鼻疽假单胞菌病的症状与其感染途径有关,例如经由皮肤伤口感染可造成皮肤溃疡和菌血症,吸入气溶胶可造成肺炎症状。临床上根据病程将类鼻疽假单胞菌病分为三种类型:

(一)急性败血症型

起病急,患者表现有发热、寒战、气急、肌肉疼痛等症状,同时也有肝、脾、肺的脓肿及淋巴结肿大现象,特别是肺部脓肿较为多见,肺脓肿常发于肺上叶并可能累及胸膜,患者多有咳嗽、胸痛、血痰或脓痰,肺部有肺实变及脓胸,肺部病灶可融合形成空洞。其他症状包括腹痛、腹泻、肝脾大、黄疸、皮肤脓疱等。

(二)亚急性或慢性

多为急性感染消退后形成。多处可形成化脓性病灶,或无明显急性症状,常发展为慢性类鼻疽假单胞菌病,患者常间歇性发热,逐渐消瘦衰弱。肝、肺、皮肤、骨或软组织可形成脓肿,脓肿一旦破溃会形成瘘管,长期不愈。此外,肺上叶空洞性病变极易与结核病混淆造成误诊。

(三)亚临床型

长期生活在类鼻疽假单胞菌病疫区的部分人群,感染后不出现明显的临床症状,但血清中可检测到特异性抗体,这种现象主要出现在东南亚国家(如泰国、越南、老挝等)。

【流行史】

20世纪50年代和70年代,侵越法军和美军分别报道了100例和347例类鼻疽病。2004年1—7月,新加坡发生类鼻疽疫情,发病57例,死亡23例。2005年,台湾有29人感染发病,死亡8人。我国大陆地区1989年在海南三亚报告发现第1例类鼻疽患者,1990年在广州湛江有2例农民感染类鼻疽。之后在海南、广西、广东、福建等地陆续有病例报道。2012—2016年,全国共确诊396例类鼻疽感染病例,其中392例来自海南。

【流行病学特征】

(一)流行环节

1.传染源　类鼻疽伯克杆菌为自然腐生菌,主要存在于流行区的土壤和地表水中。猪、羊、马、猴和啮齿类动物都可能感染,但并非储存宿主。

2.传播途径

(1)伤口接触　鼻疽伯克杆菌可经伤口进入人体,是主要的传播途径。接触污染的土壤、水或是病畜的肉、血或排泄物可导致感染。

(2)呼吸道感染　类鼻疽伯克杆菌可通过气溶胶或尘埃经由呼吸道感染。

(3)消化道感染　人类食用污染且未煮熟的野生动物的肉或饮用未煮沸的污染的水可导致经由消化道感染。

(4)人-人间传播　主要为亲密接触传播,包括家庭内接触、性接触传播,也有母婴垂直传播的报道。

(5)昆虫叮咬传播　该病原体还可以通过被吸血昆虫(蚤、蚊)叮咬而感染人体,该菌能在印度客蚤和埃及伊蚊的消化道繁殖,并保持传染性达50d之久。

3.**易感人群**　人群对类鼻疽伯克杆菌普遍易感,无性别、年龄及种族的差别。糖尿病、免疫抑制、酒精中毒等因素可增加人群易感性。病后无持久免疫力,再次接触仍然可感染。

(二)流行特征

1.**地区分布**　类鼻疽假单胞菌病的流行区主要分布在赤道附近,湿热多雨的环境中,多见于东南亚,我国海南、广东、广西、湖南、贵州、香港及台湾都曾在土壤水体和部分动物体内分离出类鼻疽伯克杆菌。该菌存在于土壤(深度≥10 cm)中,但在多雨的情况下可移动到土壤表层或地表水中。该菌不仅在土壤内,还在各种未消毒水体中甚至沙漠中存在。

2.**时间分布**　类鼻疽假单胞菌病需湿热多雨环境,如靠近赤道的地区,由于四季降雨和湿度变化较小,其季节分布不明显。

3.**人群分布**　该菌所致疾病发病率不高,据血清学调查,流行地区的人群约6%～20%存在隐性感染,男性多于女性,可能与接触暴露有关。

【诊断】

类鼻疽假单胞菌病的症状和转归和患者本身的危险因素(糖尿病、免疫抑制等)、感染途径、细菌数量以及感染的菌株有关。40%～60%患者可出现菌血症,约20%患者可能会出现感染性休克,50%的患者出现肺炎症状。由于类鼻疽的症状不够特异,容易误诊而延误治疗。

(一)流行病学史

在疫区皮肤伤口接触土壤或地表水,接触野生动物,或是食用过未煮熟野生动物肉类者,如出现肺炎、脏器脓肿等症状,结合实验室检查即可确诊。

(二)临床特点

急性期白细胞总数有增加,以中性粒细胞为主,多有贫血。胸部 X 光片显示肺炎、肺化脓症、化脓性胸膜炎等症状。但症状并非特异，无法单凭临床特点进行诊断。

(三)实验室检查

1. 直接检查法　样品亚甲蓝染色后在光学显微镜下发现"别针"样形态的细菌，可以初步判断；辅以免疫荧光或流式细胞术检测，可达100%特异性。但直接检查法敏感性较细菌培养法低。

2. 分离培养法　细菌的分离培养是检验类鼻疽伯克杆菌的"金标准"。培养标本推荐采集尿液离心沉淀，也可采集咽拭子或直肠拭子，或血液标本。类鼻疽伯克杆菌可在多种实验室培养基中生长，但其生长速度较慢，所以有可能会被标本中的正常菌掩盖。可以选择血平板进行培养，接种后需要每天观察。此外由于鼻疽伯克杆菌对多种抗生素耐药，可选择含有氨苄西林、利福霉素的高营培养基。分离培养法虽然特异性高，但其敏感度较低，不适合于检测荷菌数较低的患者标本，同时由于培养需要较长时间，不适合需要快速检测情况。故该方法一般作为辅助诊断手段或者是进行流行病筛查时使用。

3. 分子生物学检查法　PCR扩增类鼻疽伯克杆菌核酸特异性高，但使用该方法检测血液标本时的敏感性依赖于细菌的数量。

【治疗】

类鼻疽假单胞菌病病情进展快，病情严重，早期诊断对治疗有重要意义，可极大提高预后。

(一)一般治疗

维持患者水、电解质、酸碱平衡，给予富含维生素、蛋白质的食物。可静脉注射丙种球蛋白、胸腺素等，尤其是免疫力低下患者应加强支持治疗。

(二)病原治疗

早期治疗主要使用抗生素治疗。类鼻疽伯克杆菌对多种抗生素耐药，包括氨基糖苷类抗生素、氨苄西林、利福霉素和三代头孢菌素，可选择头孢他啶或美罗培南。类鼻疽伯克杆菌的治疗效果进展缓慢，治疗时间为10~15d，重症患者如深部感染患者、内脏脓肿、骨髓炎、化脓性关节炎以及神经系统感染者疗程为30~90d。早期临床抗生素治疗后，患者还需长期口服药物防止复发感染，推荐联合使用甲氧苄啶和磺胺甲恶唑。

(三)其他治疗

肝脏、骨骼肌或前列腺较大的单一脓肿，或内科治疗无效的慢性病例可借助外科手术切除感染病灶，但对于一些小的多发的脓肿则不用手术。

【预防与控制】

对流行地区的官兵做好预防宣传和知识普及，提高对类鼻疽假单胞菌病的认识；加强流行区外的病情监控。加强流行地区和非流行地区对类鼻疽的检测和报告。

人员在野外作业，尤其是潮湿环境，接触地表水和土壤需要穿戴手套和橡胶靴，并且及时消毒；饮用水需经过煮沸等手段消毒处理，流行地区的营区用水用漂白粉处理后可大幅降低类鼻疽伯克杆菌感染概率。

及时诊断和使用头孢类抗生素治疗患者。参与治疗的医务人员注意个人防护，防止经由破损皮肤或呼吸吸入造成院内感染，需要佩戴的个人防护用具包括隔离衣、手套、帽子、N95 或 N99 口罩以及护目镜等。由于类鼻疽伯克杆菌可存在于土壤中，除加强对人员的保护外，还可采用生态学控制手段，利用具有竞争关系的无害细菌抑制其生长繁殖。

目前还没有针对类鼻疽假单胞菌病的人用疫苗，大部分疫苗仍处于实验室研究阶段，有少部分疫苗在动物实验中显示出了较好的效果。

小 结

　　类鼻疽伯克杆菌为革兰染色阴性的杆菌，亚甲蓝染色呈现典型的"别针"形态。可在多种人工培养基上生长，生长缓慢，在血平板上有半溶血现象。类鼻疽伯克杆菌传播途径包括损伤的伤口接触、呼吸道、消化道、人-人间传播和昆虫叮吸传播。症状主要分为急性败血型、亚急性或慢性及亚临床型三类，其中急性败血型症状最严重，死亡率高。类鼻疽假单胞菌病累及几乎所有脏器，容易误诊，需要结合病史、临床表现和实验室检查诊断。类鼻疽假单胞菌病治疗方法包括一般对症治疗、抗生素治疗和外科手术治疗。

（应旗康）

第五节　土拉弗朗西斯菌

土拉弗朗西斯菌(*Francisella tularensis*)是土拉热(又称野兔热)的病原体。我国将土拉弗朗西斯菌定为二类病原微生物,感染性强,吸入仅10个菌体便会致病,需在三级生物安全实验室中操作。土拉弗朗西斯菌有四个亚种:A类包括土拉热亚种(*tularensis*),B类包括全北区亚种(*holarctica*)、新凶手亚种(*novocida*)和中亚细亚亚种(*mediaasiatica*),其中A类主要分布在北美洲,对人和动物高致病;B类主要流行于亚洲和欧洲(包括俄罗斯和日本),致病性较弱,我国流行的主要是全北区亚种。新凶手亚种和中亚细亚亚种的感染性和致病性更低。土拉热的临床表现包括发热、皮肤溃疡、局部淋巴结肿大、呼吸道症状及消化道炎症及毒血症等,死亡率可达30%~60%。土拉弗朗西斯菌传播途径多样,感染力强,易于培养,被列为A类生物战剂。

【病原特征】

(一)形态与染色

为革兰染色阴性的球杆菌,直径约0.2~0.7μm,染色不易着色。人工培养时呈小球状,动物组织内呈球杆状,形成荚膜,无鞭毛,无芽孢。

(二)培养特性

专性需氧,营养要求高,对铁离子、胱氨酸、半胱氨酸有严格的要求。在葡萄糖-半胱氨酸血平板培养基上可产生光滑的灰色菌落,周围形成草绿色溶血环。生长缓慢,至少3d才能在固体培养基上形成菌落。糖发酵试验阳性,产酸,但不产生气体。

(三)抗原性

具有三种抗原,多糖抗原、细胞壁/细胞膜抗原及蛋白抗原。多糖抗原可导致速发型超敏反应,蛋白抗原可导致迟发型超敏反应,细胞壁和细胞膜抗原有免疫原性和内毒素作用。

(四)抵抗力

对低温抵抗力较强,如温度低于10℃可存活数月,在4℃的水或潮湿土壤中可以存活4个月以上,感染动物肉制品在冷库中可以存活3年以上。高于10℃环境时仅能存活数天,可寄生于多种动物甚至原虫体内。

【临床特征】

土拉弗朗西斯菌感染后引起的疾病称为土拉热或野兔热。土拉弗朗西斯菌可通过皮肤、消化道或呼吸道进入人体。由呼吸道感染仅需 5 ~ 10 个菌即可致病,且死亡率高(30%),经消化道感染则需要 10^6 ~ 10^8 个菌体,且死亡率较低。感染后可能出现一系列的非典型症状,例如皮肤溃疡、淋巴肿痛、眼部炎症、咽喉痛、腹泻或肺炎等。

根据细菌侵入的途径,可将土拉热分为六种类型:

(一)腺型

主要是接触感染的动物尸体,或动物分泌物污染的土壤或水,表现为淋巴腺炎,没有明显的皮肤损伤,疼痛较为明显,但在 1 ~ 2 个月内会逐渐缓解。

(二)溃疡 – 腺型

见于蜱、蚊、蚤叮咬,叮咬部位肿胀、疼痛并产生溃疡,并伴有局部淋巴结肿大。感染 1 ~ 2d 局部皮肤出现化脓、坏死、中心脱落形成溃疡,边缘隆起有硬结感,有时会出现黑痂,类似鼠疫,但溃疡程度比腺鼠疫轻。

(三)眼型

污染的尘土或水接触眼部感染,表现为眼睑和结膜严重水肿、疼痛,因刺激泪腺而大量流泪,畏光,并有脓性分泌物排出,可累及周围淋巴结。常为单侧。

(四)咽型

污染的食物或水感染咽部,表现为咽喉疼痛和扁桃体炎,扁桃体表面可出现灰白色薄膜,常见一侧颈部淋巴结肿大,咽部疼痛不显著,也可发生硬腭溃疡。

(五)胃肠型

食入含有大量菌体污染的食物和水导致,表现为突发腹部钝痛,同时可出现恶心呕吐,深部肠系膜淋巴结肿大,偶有腹膜炎、呕血和粪便发黑,超声检查可发现盆腔中有少量腹水。胃肠型的毒血症症状较为严重。

(六)肺型

由吸入含菌气溶胶导致。肺型最为严重,死亡率最高表现为突发性的高热(39.7℃)、寒战、干咳(少见咳血)、头痛、关节和肌肉疼痛,胸骨后钝痛。严重患者还会出现胸痛、呼吸困难、血痰甚至呼吸衰竭,如不及时治疗,患者会迅速死亡。

【流行史】

1911 年土拉弗朗西斯菌被分离到之后,1914 年报道了全球首例土拉热病例。之后疫情在全球开始蔓延,主要发生在北半球,呈分散型分布。仅美国,在 1914—1935 年土拉热患者数就为 6174 例,1936—1956 年增至 20 000 多人。苏联、奥地利、芬兰、瑞典等地都发生过土拉热的暴发疫情。中国 1959 年在黑龙江发现了第一例土拉热的病例。之后在西藏、青海等地均有病例的个案报道。1986 年,在山东省一加工野兔肉的冷库暴发土拉热疫情,10d 内发病 31 人。

【流行病学特征】

(一)流行环节

1. **传染源**　在自然界的储存宿主超过 250 个物种,包括啮齿类动物、鸟类、鱼、两栖类以及家畜,但最主要的传染源是野兔、鼠类和羊,人间传播还未见报道。

2. **传播途径**

(1)直接接触　直接接触污染的土壤、水或是病畜的肉、血或排泄物,细菌可直接穿透人类皮肤。

(2)呼吸道感染　通过气溶胶或尘埃吸入,导致感染所需的菌量极少,因此可作为生物战剂。此外实验室操作和防护不当也易发生呼吸道感染。

(3)消化道感染　人类食用污染的野生动物肉或是饮用污染的水感染。

(4)节肢动物叮咬　感染包括蜱、鹿蝇、蚤和蚊等节肢动物叮咬或排泄物污染人皮肤感染。

3. **易感人群**　人群普遍易感。病后有持久免疫力,偶有再次感染者。

(二)流行特征

1. **地区分布**　主要分布于北半球如斯堪的纳维亚地区、北美、日本和俄罗斯等地区,多数流行地区位于北纬30°以北。我国主要分布在内蒙古、西藏、青海及黑龙江等省,其他地区偶有兔肉制品加工厂感染报道。

2. **时间分布**　土拉热没有特别的时间分布,但由于其对低温耐受力强,冬季野外作业感染几率会有所升高。

3. **人群分布**　该疾病无性别、年龄及种族的差别,猎民、农牧民、屠宰、肉类皮毛加工、鹿鼠饲养、实验室工作人员因接触机会较多,感染与发病率较高。

【诊断】

土拉热的症状为一系列的非典型症状,极易与其他疾病混淆导致误诊,需结合病史,例如蜱等吸血节肢动物的叮咬,以及野外作业史等。

(一)流行病学史

两周内有接触野生动物尤其是野兔、鼠类和羊的历史,或是食用过野生动物肉类者,如出现相关临床症状如皮肤溃疡、淋巴结肿大、眼充血及溃疡等,结合实验室检查即可确诊。

(二)临床特点

临床表现主要为前述的六种类型,但初期症状为一系列非典型症状,难以凭借临床表现确诊,需结合实验室检查。

(三)实验室检查

1.细菌培养法　可从血液、体液、活体组织中分离培养获得土拉弗朗西斯菌,涂片革兰染色镜检可观察到大量黏液连成网状,黏液为复红色,菌体为玫瑰红色。人工培养该菌需要营养丰富的培养基。此外由于该菌感染性强,操作需要三级生物安全实验室,条件要求高,故细菌培养法仅适用于细菌学研究,并不适合于临床标本的检验。

2.血清学检验　检测患者血清中的特异性抗体,急性期抗体效价大于1∶160或急性期比恢复期抗体效价有4倍或4倍以上的升高时,可确诊为感染。由于急性期到恢复期需要持续2~4周,故血清学检查主要应用于流行病筛查,不用于临床诊断。此外,患者血中的C反应蛋白、红细胞沉降率及白细胞数量升高也可作为辅助检查。

3.新型快速诊断法　由于传统方法难以检测土拉弗朗西斯菌,故分子生物学手段是目前最主要的快速诊断方法。如固相重组酶聚合酶扩增反应、蛋白组学微阵列法等。此外,还可利用包被有多种捕捉抗体的磁珠检测患者血清中微量的特异性抗体,比传统血清学检验方法敏感10倍,且可以进行现场快速检测。

【治疗】

土拉热的治疗需根据不同的临床类型和严重程度进行,早期正确诊断对治疗有重要意义,可极大降低死亡率。抗生素治疗是最主要的方法,但至今没有明确的用药指南。

(一)一般治疗

应给予患者足够的热量和蛋白质。对于肺型土拉热患者宜给氧,不可挤压肿大的淋巴结,不可轻易切开脓肿引流,应当用饱和硫酸镁溶液做局部湿敷。

(二)病原治疗

土拉弗朗西斯菌敏感的抗生素包括链霉素、庆大霉素、环丙沙星和四环素,以静脉注射方式给药。链霉素常用于治疗溃疡-腺型土拉热,同时根据感染严重程度,根据需要采用外科手术排出脓液和清理溃疡。庆大霉素可用于链霉素耐药菌株的治疗。抗生素的治疗应持续至少10d,病情好转时仍不能停药,防止病情反复。在使用四环素治疗时需注意持续给药,一旦停止会导致病情迅速加重。针对 B 类土拉热的治疗可以采用氟喹诺酮类抗生素如环丙沙星。由于土拉弗朗西斯菌多以气溶胶感染,且呼吸道吸入造成的症状更为严重,通过吸入给药的方式能够有效提高肺部抗生素浓度,并且减轻因大量抗生素使用造成的体内正常菌群紊乱。

【预防与控制】

对于患者,该病虽没有人传人风险,但需对临床标本谨慎处理,医护人员需严格防护。野外作训人员应当做好防蚊虫叮咬措施,并尽量减少接触野生动物或是食用可能被污染的食物和水。疑似土拉弗朗西斯菌生物战剂投放,需立刻佩戴防毒面具防止吸入,同时尽可能减少皮肤暴露,严格洗消并服用抗生素。对于可能接触过危险因素的人员也需使用抗生素预防。也可使用无毒疫苗株制备的灭活疫苗通过划痕接种,主要用于保护操作人员及其他有接触风险的人员,但该疫苗保护能力有限,且对吸入感染保护效果不理想。

小　结

　　土拉弗朗西斯菌有多个亚种,其中 A 类致病性最强。土拉弗朗西斯菌为革兰染色阴性的小球杆菌,生长缓慢,在葡萄糖-半胱氨酸血平板培养基上形成草绿色溶血环。土拉弗朗西斯菌传播途径包括皮肤接触、消化道和呼吸感染以及蚊虫叮咬,所引起的疾病为土拉热。根据累及部位主要分为腺型、溃疡-腺型、眼型、咽型、胃肠型和肺型六类,其中肺型最严重,死亡率最高。土拉热的诊断需要结合病史、临床表现和实验室检查才能确诊。土拉热的治疗包括一般对症治疗、抗生素治疗。皮肤划痕接种疫苗株对土拉热起到一定的预防作用,但更主要的是注意个人防护,减少接触野兔等野生动物,不食用未煮熟的肉类或饮用生水。

（应旗康）

第六节 布鲁菌属

布鲁菌属（Brucella）细菌能够在人类和动物中引起布鲁菌病（Burcellosis），该病亦称地中海弛张热、马耳他热、波浪热或波状热，是一种人畜共患病。其临床特点为发热、多汗、乏力、全身不适、消瘦、关节痛及脾脏肿大等，若治疗不及时，可形成慢性感染。布鲁菌属属于布鲁菌科（Brucellaceae）。1985 年，世界卫生组织布鲁菌病专家委员会根据 DNA 杂交及 16SRNA 序列分析，把布鲁菌属划分为 6 个种和 19 个生物型：羊种（马耳他布鲁菌，B. melitensis）1～3 型，牛种（流产布鲁菌，B. abortus）1～7,9 型，猪种布鲁菌（B. suis），犬种布鲁菌（B. canis），绵阳附睾种布鲁菌（B. ovis）和沙林鼠种布鲁菌（B. newtomae）。除这六个遗传相关的经典种外，还鉴定了五个布鲁菌新菌种：鲸型布鲁菌（B. Ceti），鳍型布鲁菌（B. pinnipedialis），田鼠种布鲁菌（B. microti），歧见玛瑙宝螺种布鲁菌（B. inopinata）（又名意外布鲁菌，指意外在人类身上发现）和赤狐种布鲁菌（B. papionis）。在人类中，羊种和猪种的致病性通常比牛种和犬种更强。我国主要流行的为羊种，其次为牛种，猪种仅存在于少数地区。布鲁菌病广泛流行于世界多个国家，但大多数病例报告于地中海、中东、中亚、非洲、中美洲和拉丁美洲。布鲁菌可通过气溶胶等多种途径传播，具有高度传染性。美国 CDC 和 NIAID 将布鲁菌列为 B 类生物战剂，该菌还被世界卫生组织和"生物和毒素武器公约"列入潜在生物武器清单。

【病原特征】

（一）形态及分型

革兰阴性短小杆菌，初次分离时多呈球形、球杆状及卵圆形，传代培养后呈短小杆状，直径 0.5～0.7μm，长度 0.6～1.5μm。无荚膜，无鞭毛，不形成芽孢。

（二）培养特性

布鲁菌生长对营养要求较高，在普通培养基上生长缓慢，若加入血清或肝浸液可促进生长。最适生长温度为 35℃～37℃，最适 pH 为 6.6～6.8。经 37℃培养 48h 可长出微小、透明、无色的光滑型（S）菌落，经人工传代培养后可转变成粗糙型（R）菌落。布鲁菌在液体培养基中可形成轻度混浊并有沉淀。本菌为需氧菌，但猪种生长时，特别是初级分离时需要 5%～10% 的 CO_2。临床病原学诊断需培养至少 4 周仍无菌生长才能判定为阴性。

（三）抗原性

布鲁菌含有 A、M 和 G 三种抗原成分，G 为共同抗原，一般牛种布鲁菌以 A 抗原为主。

A 与 M 之比为 20∶1;羊种布鲁菌以 M 为主,M∶A 为20∶1;猪种布鲁菌 A∶M 为2∶1。用 A 与 M 因子血清进行凝集试验可以鉴别三种布鲁菌。布鲁菌的抗原与伤寒、副伤寒、沙门菌、霍乱弧菌、变形杆菌 OX19 等抗原有某些共同成分。

(四)抵抗力

布鲁菌在自然环境中生存能力较强,在病畜的分泌物、排泄物及脏器中能生存 4 个月左右,可在干燥制剂中保持其毒力多年。加热 60℃ 或日光下暴晒 20min 可杀死此菌,对常用的消毒剂和广谱抗生素、湿热和电离辐射均较敏感。牛奶中的布鲁菌可被巴氏消毒法杀灭。

(五)致病性

致病物质主要是内毒素。此外,荚膜与侵袭性酶(如透明质酸酶、尿素酶、过氧化氢酶及细胞色素氧化酶等)增强了该菌的侵袭力,使细菌能突破皮肤、黏膜的屏障作用进入宿主体内,并在机体脏器内大量繁殖和快速扩散入血。布鲁菌可在单核细胞、巨噬细胞和树突状细胞内存活和繁殖,能够避免宿主的免疫杀伤,并在细胞内扩散到网状内皮系统,即中枢神经系统、心血管系统、呼吸系统和泌尿生殖系统,可呈局限病变,也可引起多器官病变。布鲁菌的致病过程与该菌引起的Ⅳ型超敏反应有关;菌体抗原成分与相应抗体形成的免疫复合物,可导致急性炎症和坏死,病灶中有大量中性粒细胞浸润,可能是一种Ⅲ型超敏反应(Arthus 反应)。

(六)免疫性

机体感染布鲁菌后,以细胞免疫为主。病后机体产生的 IgM 和 IgG 抗体,可发挥免疫调理作用。各菌种和生物型之间可出现交叉免疫。过去认为当机体内有布鲁菌存在时,对再次感染才有较强的免疫力。但近年来认为随着病程的延续和机体免疫力的增强,体内的布鲁菌不断被杀灭,因此体内可变为无菌免疫。

【临床特征】

布鲁菌可通过吸入受污染的气溶胶、结膜接种、输血、经胎盘从母亲传给胎儿等感染,很少人传人。布鲁菌病的潜伏期取决于菌株的毒力、进入途径和感染数量,通常为 1~3 周,少数患者可长达数月或者 1 年以上。

布鲁菌病临床表现复杂多变,症状各异,轻重不一。布鲁菌病临床分型为:急性期、慢性活动型和慢性相对稳定型。我国将急性与慢性的时间分界线定位 6 个月,病程 6 个月以内为急性,超过 6 个月为慢性。布鲁菌可隐性感染,通常无临床表现,多见于流行地区的屠宰场工人、农民和兽医。

(一)急性期

布鲁菌侵入机体经 1~6 周的潜伏期,此期细菌被中性粒细胞和巨噬细胞吞噬,成为胞内寄生菌,随淋巴流到局部淋巴结生长繁殖并形成感染灶。当细菌繁殖达到一定数量,突破淋巴结而侵入血流,出现菌血症。80% 起病缓慢,常出现前驱症状,其表现似重感冒,出现一系列非特异性症状,包括间歇性发热(85% 的患者超过 38.5℃)、盗汗、虚弱、疲劳、头痛等。发热 2~3 周,随后细菌进入肝、脾、骨髓和淋巴结等脏器细胞,发热也逐渐消退,间歇数日。细菌在细胞内繁殖到一定程度可再度入血,又出现菌血症而致体温升高。如此反复形成的菌血症,使患者的热型呈波浪式,临床上称为波浪热。10%~27% 患者起病急,以寒战、高热、多汗及游走性关节痛为主要表现。最常见的临床表现是肌肉骨骼系统受累,65% 的患者表现为关节痛,26% 的患者表现为关节炎,关节炎通常累及大关节,最常受影响的依次为骶髂关节、膝盖、髋关节、椎骨和踝关节,6%~12% 的病例脊柱受累,是体力衰弱和致残的首要原因。2%~20% 的患者泌尿生殖系统感染,可表现为附睾炎、膀胱炎、肾盂肾炎、间质性肾炎、肾小球肾炎、前列腺炎和肾脓肿。女性患者可有卵巢炎、子宫内膜炎及乳房肿痛,但较少引起流产。

(二)慢性期

部分急性期患者发展为慢性疾病,也可由无症状感染者或轻症者逐渐变为慢性,约 5%~30% 的患者治疗完成后 3~6 个月再次出现临床表现,称为复发性疾病。慢性布鲁菌病症状多不典型,可表现为急性期的临床症状,如疲劳、抑郁、肌肉痛和关节痛,通常发生在成年人(30 岁以上),儿童很少发生。慢性期体征较稳定,但随病程延长出现体力衰竭、营养不良和贫血等症状。

(三)并发症

20 世纪 80 年代以来,布鲁菌病非典型病例增多,其特点是病程短、症状轻,出现胃肠道症状如消化不良,食欲减退和腹痛等临床症状,严重的并发症如肝或脾脓肿、胆囊炎、胰腺炎、回肠炎,结肠炎和自发性腹膜炎相对少见。布鲁菌病的肺部受累可以是吸入传染性气溶胶或血行扩散的结果,比较罕见(占 7%)。2%~7% 的布鲁菌病出现累及神经症状,表现为头痛、行为改变和混乱、神经缺损、急/慢性脑膜炎、脑炎、神经根炎和脊髓炎,容易漏诊。布鲁菌病可出现贫血和白细胞减少症,也可能导致血小板减少症、弥漫性血管内凝血。布鲁菌偶尔可引起严重的自身免疫性溶血性贫血,传统的皮质类固醇治疗无效。布鲁菌可通过眼部感染,常见于慢性期,最常见的表现是葡萄膜炎,严重的并发症包括角膜溃疡、虹膜睫状体炎、眼内炎、脉络膜炎、视神经炎和乳头水肿。在急性布鲁菌病期间,听觉系统也会受到影响,引起听力损伤。1%～14%的布鲁菌病患者出现非特异性的皮肤病变,包括布鲁菌黄斑或斑丘疹、猩猩样皮疹、丘疹性结节和结节性红斑样皮疹、溃疡、瘀斑、紫癜、肉芽肿性血管炎和脓肿等。

【流行史】

全世界约有170多个国家和地区有布鲁菌病疫情报告,布鲁菌病约有500万～600万人,每年新发人间病例为50万。2010年,美国发生布鲁菌病115例,加利福尼亚州和得克萨斯州是病例数最多的州,大多数病例与从事动物工作的人的职业接触有关。我国在1905年首次报告了重庆2例布鲁菌病病例。20世纪50至60年代,我国布鲁菌病为严重流行阶段,70至90年代初疫情得到基本控制,人间感染率仅为3%,发病率只有0.02/10万。自1993年后我国布鲁菌疫情开始反弹,1996年我国部分省区疫情明显回升,从1993年的2个上升到1996年的145个,报告新发病例数1996年增长到3366例。之后,每年报告病例数基本呈逐年上升趋势,2014年报告发病数为57 222例,发病率为4.223/10万,达到历史高峰;2018年报告发病数下降至37 947例,发病率为2.73/10万。目前我国已有31个省(直辖市、自治区)发生过不同程度的布鲁菌病流行,现有患者约30万～50万人。

【流行病学特征】

(一)流行环节

1.传染源　目前已知有60多种家畜、家禽及野生动物是布鲁菌的宿主。与人类有关的传染源主要是羊、牛和猪,其次是犬。布鲁菌首先在同种动物间传播,人类通过与家畜和畜产品密切接触而感染。病畜的分泌物、排泄物、流产物及乳类含有大量细菌,如羊布鲁菌病畜带菌时间可达1.5～2年,是最危险的传染源。

2.传播途径　布鲁菌传播途径主要有:经皮肤黏膜接触、消化道、呼吸道及其他途径传染。病畜常会流产或死胎,这种畜胎、羊水、胎盘及产后阴道分泌物中均含有大量的布鲁菌,如羊布鲁菌病畜流产后每毫升乳含菌量高达3万个以上,如果人接生和处理流产时缺乏防护措施极易感染;病畜的尿、粪中的布鲁菌也可污染皮毛、土壤、水源等而感染人、畜;病畜的肌肉、内脏也含有布鲁菌,如屠宰或处理尸体时可感染;食用细菌污染的食物、水或生乳及未熟的肉和内脏可感染;病菌污染环境后形成气溶胶,可发生呼吸道感染。苍蝇携带、蜱叮咬亦可传播布鲁菌,但较少见。

3. 易感人群　人群普遍易感。病后可获得较强免疫力,不同布鲁菌亚型之间有交叉免疫,2% ~7% 为再次感染者,疫区居民可因隐性感染而获得免疫力。

(二)流行特征

1. 地区分布　牧区存在自然疫源地,牧区发病率最高,城市最低。

2. 时间分布　疫情流行强度受布鲁菌种和型、气候、生活水平及畜牧业管理状况等因素的影响,一年四季均可发病,但以家畜流产高峰后 1 ~ 2 月为多。

3. 人群分布　大多数患者从事接触动物工作的职业,如兽医、畜牧工作者、屠宰工人等,以青壮年为多,男性多于女性。

【诊断】

由于布鲁菌病的临床表现在人类中是非特异性的,诊断需要结合病史、体格检查和适当的实验室检测诊断。病史包括职业、曾前往疫区、近期食用未经巴氏消毒的生奶和乳制品等。根据临床表现采集骨髓、肝脏、脾脏、脑脊液、滑膜液等样品。诊断布鲁菌病的金标准是从标本中分离出布鲁菌。

(一)细菌学诊断

布鲁菌生长缓慢,临床实验室使用自动化血液培养系统可在 1 周内检测细菌,灵敏度 50% ~90% 。由于布鲁菌属于高致病性微生物,其分离培养和药敏实验需要在生物安全 3 级(BSL -3)实验室中进行。PCR 可用于快速检测临床标本或培养物的布鲁菌 DNA。

(二)血清学诊断

血清学实验可用于诊断布鲁菌病,包括血清凝集试验(serum agglutination test,SAT),抗人球蛋白试验(anti - human globulin test, 又称 Coombs 实验)、ELISA 和补体结合试验(complement fixation test,CFT)。血清凝集试验是布鲁菌病血清学诊断的金标准,通过倍比稀释的血清与定量的布鲁菌抗原的凝集反应判断,患者血清中抗体的效价通常在 1∶20 到 1∶1280 之间,血清凝集试验抗体效价显示 1∶160,或恢复期抗体效价是急性期的 4 倍或 4 倍以上则确诊。此外,全血细胞计数、血沉、C 反应蛋白和肝功能检查可用于布鲁菌病的辅助诊断和监测。

(三)皮肤试验

取布鲁菌素或布鲁菌蛋白提取物 0.1ml 做皮内注射,24 ~48h 后观察结果,局部红肿浸润直径 1 ~2cm 者为弱阳性,大于 2 ~3cm 为阳性,大于 3 ~6cm 为强阳性。若红肿在 4 ~6d 内消退者为假阳性。皮肤试验阳性可辅助诊断慢性或曾患过布鲁菌病。

【治疗】

布鲁菌病治疗的原则是减少疾病症状,缩短症状期,减少或防止并发症或复发。

（一）一般治疗和对症治疗

急性期卧床休息,给予足量的液体以及易于消化的饮食,必要时可给予静脉输液。采用解热镇痛药和镇静剂,以减轻患者的痛苦,给予足够的 B 族维生素和维生素 C 等。注意皮肤清洁,如有睾丸炎应将肿大的睾丸兜起以减轻痛苦。

（二）抗菌治疗

布鲁菌为胞内菌,使用细胞内浓度高的抗生素,并且使用两种或两种以上药物组合长期治疗,以防止复发,如链霉素联合四环素,复方磺胺甲基异噁唑联合利福平,多西环素联合利福平等。肾上腺皮质激素治疗可用于有严重中毒症状、睾丸显著肿胀、心和脑等重要器官并发症和血细胞降低者。对于禁用四环素的儿童和孕妇,推荐复方三唑醇和利福平联合使用。

（三）并发症治疗

脊椎布鲁菌病是致残的主要原因,脊椎炎可以延伸到邻近的椎骨、椎旁和硬膜外间隙。若有脓肿形成,需要较长时间的抗生素并结合手术治疗。神经布鲁菌病治疗方案是多西环素加链霉素的标准方案,加上利福平或复方三唑醇,最短持续时间为 6~8 周,根据临床反应可能进一步延长。目前,布鲁菌病的复发病例尚未被证明与耐药性有关。

【预防与控制】

在我国推广以"检疫、免疫、捕杀病畜"的综合性防治措施,同时针对疾病的流行的三个环节采取相应措施。

（一）控制传染源

对家畜可采用定期检疫、屠宰病畜、病健畜分群放牧、菌苗免疫等方法。菌苗免疫的效果很好,但疫苗免疫诱导的血清学反应与自然感染相似,干扰了布鲁菌病的诊断。对家畜进行免疫时应注意个人防护。患者虽然作为传染源的意义不大,但仍需隔离治疗,患者的排泄物(主要是粪便)应予消毒。

（二）切断传播途径

对于牲畜流产物应深埋,污染场地应严格消毒。对于畜产品的处理,乳类及乳制品使用巴氏消毒或煮沸。家畜粪便要经无害化处理后做肥料及燃料。保护水源防止患者及病畜的排泄物污染。加强动物接触相关职业人群的防护,接触病畜时应着防护装备,工作后要用消毒水或肥皂水洗手,工作期间不吃东西,饭前要洗手等。

(三)保护易感人群及健康家畜

疫苗接种是预防布鲁菌感染的重要措施。*B. abortus* 19 – BA 菌株和 *B. melitensis* 104 M 菌株的灭活疫苗已分别在苏联和中国使用,需每年接种一次,但多次接种可引起皮肤过敏甚至病理改变。大多数兽用布鲁菌疫苗为减毒活疫苗,其中牛型 19 号(S19)菌苗注射对预防羊、牛都有很好的预防效果,但是孕畜注射后可引起流产,故应在配种前注射,而且应注意防止感染人。猪型 2 号(S2)菌苗饮水免疫对预防羊、牛、猪均有效,且不会引起孕畜流产。此外,有人使用羊 5 号(M5)菌苗气溶胶免疫,免疫效果好、速度快、省人力,尤其适用于水源丰富,难以推行饮水免疫的地区。抗生素可用于疑似布鲁菌感染的预防服药。

(四)加强宣传教育

在我国布鲁菌的防治过程中,采取强化政府领导、各部门密切合作、加大防治经费投入、开展监测、强化健康教育、加强专业技术队伍建设等综合性防治措施,同时积极地开展布鲁菌的研究工作。

小 结

布鲁菌是需氧的革兰阴性短小杆菌,被划分为6个种和19个生物型,能够在人类和动物中引起布鲁菌病。布鲁菌营养要求较高,生长较缓慢。布鲁菌在自然环境中生存能力较强,在病畜的分泌物、排泄物及脏器中能生存4个月左右。布鲁菌病临床表现复杂多变,症状各异,轻重不一,可分为急性期和慢性期,累及多种组织和器官,出现多种并发症。布鲁菌病抗菌治疗的目的是减少疾病症状,缩短症状期,减少或防止并发症或复发。在我国推广"检疫、免疫、捕杀病畜"的综合性防治措施,同时针对疾病流行的三个环节采取相应措施。

(刘蓉蓉)

第七节　嗜肺军团菌

嗜肺军团菌(*Legionella pneumophila*, Lp)属于军团菌属(*Legionella*),广泛存在于自然界淡水、土壤和人工管道的水源中,经空气传播,主要引起军团菌病(legionnaires' disease, Ld)。其得名源于1976年美国费城退伍军人年会中暴发该病,导致221人发病、34人死亡,由于原因不明被称为"退伍军人病"亦称"军团病"。军团菌病是以发热和肺部感染为主,同时伴有全身多系统损害的非典型肺炎,死亡率高达15%。我国于1982年首次从1例肺炎患者中分离到嗜肺军团菌。军团菌有50个种、70个血清型,能引起人类疾病的约有20种,常见的有嗜肺军团菌、麦氏军团菌(*Legionella micdadei*)、长滩军团菌(*Legionella longbeachae*)等,其中与人类疾病关系最密切的是嗜肺军团菌,是引起流行性、散发性社区获得性肺炎和医院内获得性肺炎的重要病原菌,约有80%的军团菌肺炎由嗜肺军团菌引起。

【病原特征】

(一)形态结构

革兰阴性杆菌,呈杆状或长丝状,宽$0.3 \sim 0.9\mu m$,长$2 \sim 20\mu m$,菌端钝圆,有菌毛,有微荚膜,大多数有鞭毛,有1至数根端鞭毛或侧鞭毛,但不形成芽孢。生长温度为$25℃ \sim 42℃$,最适生长温度为$35℃ \sim 36℃$,最适pH为$6.8 \sim 7.0$。不易着色。常用Giemsa染色(呈红色)或Dieterle镀银染色(呈黑褐色)。

(二)培养与生化特性

为专性厌氧菌,加入$2.5\% \sim 5\%$ CO_2可促进生长。最适温度为$35℃$,最适pH $6.4 \sim 7.2$。兼性胞内寄生。营养要求较高,生长需要多种元素,如钙、镁、铁、锰、锌和钼,以及L-半胱氨酸、甲硫氨酸等。在活性炭-酵母浸出液琼脂培养基上,生长比较缓慢,初次分离培养一般需要$3 \sim 5d$,有时可达$7 \sim 10d$。可形成$1 \sim 2mm$、灰白色有光泽的S形菌落。不发酵糖类,可液化明胶,触酶阳性,氧化酶试验阳性或弱阳性,不分解尿素,硝酸盐还原试验阴性。

(三)抗原与分型

主要有菌体(O)抗原和鞭毛(H)抗原。根据O抗原将本菌分为$1 \sim 16$个血清型。其中1型是从人群分离到的最常见的血清型,也是1976年军团菌病的病原菌。我国主要流行的是1型和6型。要鉴定嗜肺军团菌的种类,需要进行更复杂的测试,包括表型特征、生长要求、凝集或免疫荧光检测等用于血清学鉴定的技术,还可通过16S核糖体RNA检测或巨噬细胞感染性增强因子(全称)基因测序鉴定。嗜肺军团菌的外膜蛋白具有良好的免疫原性,能刺激机体产生免疫应答。

(四)抵抗力

抵抗力较强,在适宜的环境中可长期存活,如在30℃~70℃热水中能够存活,在蒸馏水中可存活100d以上,在下水道可存活1年,原因是该菌能与一些常见原虫、微生物形成共生关系,可寄生于阿米巴变形虫内而保持致病活力。对常用化学消毒剂、干燥、紫外线较敏感。但对氯或酸有一定抵抗力,如在盐酸中可存活30min,可利用这一特点处理标本去除杂菌。常用的消毒剂处理,如1%福尔马林、70%酒精、1:8000氨溶液、0.05%石炭酸等,1min内即死亡。

(五)致病性

嗜肺军团菌多流行于夏秋季节,既可暴发流行也可散发。主要经飞沫传播。带菌的飞沫、气溶胶被直接吸入下呼吸道,引起全身性感染。致病物质包括菌毛、微荚膜、外膜蛋白、多种酶类、毒素和溶血素等。细菌可通过外膜蛋白、菌毛等菌体表面结构黏附于肺泡上皮细胞、巨噬细胞、中性粒细胞等靶细胞,并诱导靶细胞的吞噬作用。进入靶细胞后通过毒力因子的作用,干扰吞噬体的磷脂双层结构,抑制吞噬体与溶酶体融合,使吞噬体内的细菌在吞噬细胞内生长繁殖,并通过细菌的Ⅳ型和Ⅱ型分泌系统分泌毒素和酶类,如细胞毒素、溶血素、磷脂酶、蛋白激酶等,逃逸吞噬细胞的杀伤作用,并引起肺组织损伤。内毒素也参与发病过程。

(六)免疫性

嗜肺军团菌是兼性胞内寄生菌。细胞免疫在机体抗菌感染过程中起重要作用。由细胞因子活化的单核细胞可抑制胞内细菌的生长繁殖,抗体及补体则能促进中性粒细胞对胞外细菌的吞噬和杀菌作用。

【临床特征】

嗜肺军团菌感染后95%以上表现为无症状或一过性感染,仅5%~15%患者出现肺炎等临床表现,多缺乏特异性。

军团菌病临床上有三种感染类型,即流感样型、肺炎型和肺外感染型。流感型亦称庞蒂亚克热,为轻症感染,表现为发热、寒战、肌肉酸痛等症状,持续3~5d症状缓解,预后良好,X 线无肺炎征象。肺炎型亦称军团菌肺炎,起病急骤,以肺炎症状为主,伴有多脏器损害。患者出现高热寒战、头痛、肌痛剧烈,开始干咳,后出现浓痰或咯血,常伴有中枢神经系统和消化道症状,不及时治疗可导致死亡,死亡率可达 15%～20%。肺外感染型为继发感染,出现脑、肾、肝等多脏器感染症状。

军团菌肺炎潜伏期为 2～10d,平均 7d,少数患者超过 10d。发病 1～2d 后体温急剧上升达 39.5℃以上,多成稽留热,伴畏寒或寒战、头痛、乏力及食欲缺乏等感染中毒症状;早期咳嗽较轻,痰不多,多为干咳,部分患者病情加重并咳脓痰,约 30% 患者痰中带少量血丝,出现肺梗死时可表现为大咯血;胸痛常不明显;消化道症状较常见,表现为恶心、呕吐及腹痛、腹泻等;约半数患者出现神经系统症状,表现为意识模糊、精神错乱、定向力障碍及幻觉等。严重病例多于一周内病情加重,出现急性呼吸窘迫综合征并发生呼吸衰竭、休克、肾衰竭及多器官功能衰竭。

军团菌肺炎胸部 X 线表现无特异性,与其他原因所致的肺炎无法区别。多数患者在起病后 3d 有肺部异常改变,多表现为不均匀的斑片状阴影,并随病情进展而扩大,发展为节段性阴影及结节状阴影,约 30% 患者可见胸腔积液。应用免疫抑制剂(如肾上腺素皮质激素)的患者,其肺部病易出现空洞及肺脓肿。军团菌肺炎患者即使得到及时、有效的病原治疗其肺部浸润病变的恢复也需 1～2 个月或更长时间。肺部 CT 可见病变肺叶呈毛玻璃样改变。

军团菌病早期即可发生肺外多系统受累的表现。伴发于肺炎的肺外感染可累及脑、肠、肾、肝、脾等。无肺炎时亦可发生肺外感染导致鼻窦炎、脾脏炎症、心内膜炎、肾炎甚至脑脓肿,多发生在免疫抑制患者,其中以心内膜炎最常见。

肺外感染多因肺炎过程中菌血症播散所致,在严重军团病患者,菌血症发生率至少为 20%,有时这些肺外感染并非在肺炎进展期出现,而是在肺炎获得有效抗生素治疗数周后才明显地表现出来。偶尔,肺外感染的症状和体征亦可出现在肺炎之前,或于肺部感染的唯一表现胸膜渗出时即已存在,尤其是嗜肺军团菌感染所致的腹膜炎,往往无法确定是继发于肺炎,抑或原发性肺外感染。肺外多系统受损可呈多种多样的表现,亦可出现两个或两个以上系统同时受损,不但可加重军团菌病病情,更可导致治疗困难,因此遇有发热伴多系统受损者应警惕军团菌病。

【流行史】

军团菌病 1976 年首次暴发于美国费城召开的退伍军人会议期间,共发生 221 例肺炎,其中 34 例死亡。1999 年比利时商品交易会暴发军团菌病,共发病 93 人,确诊 43 人,死亡 5 人。2001 年 6 月西班牙一家医院的冷却塔系统污染,暴发大规模军团菌病疫情,导致 800 多人患病,449 例确诊。近些年来,全球军团菌病聚集性疫情已由 90 年代的每年几十起增加到 100 多起,主要发生于欧洲和美国,其他国家相对较少。美国 1973 年—2008 年累计暴发聚集性疫情 158 起,报告病例 2600 余人,死亡 269 人,总病死率 10% 以上。我国自 1982 年首次发现军团菌肺炎以来,在北京、唐山和上海等地陆续有军团菌病暴发及散发病例的报道。2003 年北京一家月饼公司发生军团菌病暴发,共有 76 人发病,罹患率为 13.3%。2010 年 2 月,某部队发生一起由太阳能淋浴系统引起的 1 型肺炎型军团菌病暴发疫情,累计发病 39 例,罹患率为 15.1%。

【流行病学特征】

(一)流行环节

1. **传染源** 嗜肺军团菌广泛存在于天然水源和人工水环境系统中,天然水源中嗜肺军团菌含量较低,很少引起人的感染。而人工水系统如冷热水管道系统、空调冷却塔水等水温介于 25℃ ~ 42℃,水中的沉积物、铁锈和阿米巴等因素能促进嗜肺军团菌生长、繁殖并增强其存活能力。其中空调冷却塔是军团菌病主要传染源。此外,医院温热水系统、被污染的呼吸道治疗器械等常常能引起医院内感染。

2. **传播途径** 嗜肺军团菌感染主要途径是经过呼吸道感染。气溶胶是嗜肺军团菌传播、传染的重要载体。嗜肺军团菌可污染饮用水、空调冷却水、热水器水、鼻胃管饮食或头颈部手术等形成气溶胶,从而造成传播。饮用嗜肺军团菌污染的水一般不会引起感染。根据传播特点可将军团菌病分为医院获得性、社区获得性、旅行获得性、职业获得性及办公室获得性等。

3. **易感人群** 人群普遍易感,军团菌病常为机会性感染,因此感染发病与暴露机会、免疫状态相关。

(二)流行特征

1. **地区分布** 军团菌病呈世界性分布。

2. **时间分布** 该病全年均可发生,以夏秋季节为发病高峰。

3. **人群分布** 成人发病高于儿童,40 岁以上中年和老年人易于发病,但婴幼儿亦可发生。男性明显多于女性。吸烟者、慢性肺部和心脏疾病、肾上腺皮质激素的应用、癌症、糖尿病、艾滋病、使用免疫抑制剂的免疫力低下人群是军团菌病的高危人群。

【诊断】

嗜肺军团菌感染后95%以上表现为无症状或症状很轻的一过性感染,仅5%~15%患者出现肺炎等临床表现,多缺乏特异性。然而,以下临床特点提示军团菌肺炎:无明显上呼吸道感染症状或首发症状为腹泻的肺炎;伴有低钠血症的肺炎;肺炎伴不能解释的神经系统症状或肝、肾功能异常;肺炎患者呼吸道分泌物、血或胸腔积液的普通细菌培养阴性;肺炎伴血清乳酸脱氢酶、C反应蛋白明显增高及血小板减少;β内酰胺类或氨基糖苷类抗生素治疗无效。军团菌肺炎临床诊断比较困难,很难与其他病原体所致的肺炎相区别。因其多系统受累还须与高致病性禽流感、重症甲型流感、肾综合征出血热及钩端螺旋体病等鉴别。确诊需要病原学及实验室检查。

(一)病原学检查

可采集下呼吸道分泌物、肺活检组织或胸腔积液等标本进行细菌学检查。细菌培养特异性最高,是最可靠的诊断方法。用BCYE培养基分离细菌,再根据培养特性、菌落特征、生化反应做出鉴定,并对细菌进行血清学分型,但需要较长时间。PCR检查核酸主要用于环境水标本以及医院内呼吸器或透析液体的快速检测。取患者双份血清,采用间接荧光抗体法检测特异性IgG,抗体效价4倍或4倍以上升高有诊断意义,临床应用最多,灵敏性40%~70%,特异性90%以上。用ELISA检测尿液中可溶性抗原可用于早期诊断,灵敏度为70%,特异性高达100%,主要用于嗜肺军团菌血清1型感染的诊断。德国Biotest公司商品试剂盒可检出嗜肺军团菌1~14型和其他常见嗜肺军团菌。

(二)实验室检查

半数以上的患者外周血白细胞中度增高($>10 \times 10^9$/L),以中性粒细胞增多为主,有核左移现象。各别病例出现一过性再生障碍性贫血,白细胞可下降至1.2×10^9/L,血沉显著增快,血清ALT中度升高,约1/3病例可见显微镜下血尿,并有蛋白尿及管型,约15%病例可出现氮质血症,脑脊液检查一般无异常,少数可见压力升高及单核细胞增多。

本病除应与肺炎球菌和其他细菌性肺炎鉴别外,还应与痰培养阴性而不典型的肺炎鉴别,后者包括支原体肺炎、鹦鹉热、兔热病、病毒性肺炎和组织胞浆菌病等。

【治疗】

军团菌肺炎推荐使用呼吸性喹诺酮和/或大环内酯类药物如阿奇霉素治疗,且需要较长的疗程。对于中度至重度军团菌肺炎,建议使用左氧氟沙星或阿奇霉素7~10d。对于免疫低下者,通常推荐21d的左氧氟沙星或阿奇霉素10d。应根据临床反应和生物标志物校准抗生素使用的持续时间。对并发症如肺外感染、脑膜炎或心内膜炎需要更长的疗程。青霉素、头孢霉素、氨基糖苷类抗生素治疗军团菌肺炎无效。一般抗生素治疗 1~4d,症状开始好转,寒战、神志改变、肌痛等首先消失,体温亦开始下降,恢复至正常约需时 1 周。肺部浸润的吸收则较为缓慢。

支持疗法对重症患者极为重要,尤其是有呼吸衰竭、休克或急性肾衰竭时。呼吸器辅助呼吸、体液的补充、血管活性药物以及透析等均应按病情需要而及时应用。

【预防与控制】

目前尚无嗜肺军团菌疫苗。医院空调冷却水、辅助呼吸机等所产生的气溶胶颗粒中能检出嗜肺军团菌。空气传播的特性使得切断传播途径的预防措施难以实现。因此,应加强水源管理及输水管道和设施的消毒处理,防止军团菌造成空气和水源的污染,是预防军团菌病扩散的重要措施。

小 结

嗜肺军团菌属于军团菌属,主要引起军团菌病。该菌为革兰阴性杆菌,有菌毛,有微荚膜,但不形成芽孢。为专性厌氧菌,营养要求较高,抵抗力强。嗜肺军团菌主要经飞沫传播,易存在于人工水系统中,感染后95%以上表现为无症状或一过性感染,仅5%~15%患者出现肺炎等临床表现,多缺乏特异性。军团菌肺炎使用喹诺酮和/或大环内酯类药物治疗,疗程较长。目前尚无嗜肺军团菌疫苗。加强对水源及输水管道及设施的管理,是预防军团菌病发生和流行的关键。

(刘蓉蓉)

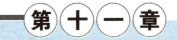

第十一章

病毒类生物战剂

第一节　天花病毒

天花病毒(variola virus)是天花的病原体,天花是一种烈性传染病,传染性强,以皮疹及病死率高为临床特征。表现为广泛的皮疹成批出现,依序发展成斑疹、丘疹、疱疹、脓疱疹,伴以严重的病毒血症;脓疱疹结痂、脱痂后,终身留下凹陷性瘢痕。通过牛痘疫苗广泛接种,1980年WHO已宣布该病绝迹,2001年炭疽生物恐怖事件后,天花再次引起全球的高度关注,时任美国总统小布什就带头接种天花疫苗。

【病原特征】

天花病毒所属的痘病毒科(*Poxviridae*)是一群形态较大、结构较为复杂的DNA病毒。呈砖形或椭圆形,大小(200~390)nm×(100~260)nm,是体积最大的病毒之一,甚至在光学显微镜下也勉强可见。根据其抗原性及病毒生物学特征,痘病毒科可分多个属。寄生于人类的有3组:第1组为正痘病毒属(*Orthopoxvirus*),包括天花病毒、类天花病毒、痘苗病毒、牛痘病毒及猴痘病毒;第2组为副痘病毒属(*Parapoxvirus*),包括羊痘病毒及副牛痘病毒;第3组为传染性软疣病毒。

正痘病毒属的病毒形态学上几乎一致,病毒颗粒均呈砖形,核心致密,由双链DNA分子和2个侧体组成,呈哑铃状,外层为双层的脂蛋白包膜。正痘病毒属的病毒在形态、大小、结构、对外界抵抗力、免疫学特性等方面均十分相似。

天花病毒能在多种细胞组织培养中增殖,在细胞的胞质内进行复制,形成嗜酸性包涵体。病毒能在鸡胚绒毛尿囊膜上生长,产生肉眼可见的痘疱样病损。

天花病毒在体外抵抗力较强,耐干燥及低温,但不耐湿热。在4℃时对20%乙醚及

1%苯酚有耐受力,可存活数周以上;但在37℃仅能存活24h。0.2%甲醛于室温需经24h才能使天花病毒丧失传染性。存在于患者的痂皮、尘土及衣被物品上的天花病毒可长期存活;在室温中存活数月或更久,在10℃~15℃可存活4~5年,而在热带气温下,病毒感染性在3周内即逐渐消失。天花病毒对75%乙醇、1:10 000高锰酸钾及酸性环境甚为敏感。在pH为3的环境中1h即被灭活。易于被蒸汽消毒法或紫外线照射灭活。

【临床特征】

潜伏期10~14d,一般为8~12d。临床表现为发热、乏力、严重头痛、肌痛、背痛等全身症状和皮肤、黏膜的发疹。

典型的天花病程可分为前驱期、出疹期和结痂期3个阶段:

(一)前驱期

持续3~4d,起病急,出现寒战、高热乏力、畏光、头痛、腰背部及四肢酸痛,腹痛;某些患者可有轻度上呼吸道炎症症状。儿童患者可有呕吐。高热可持续2~5d。患者呈重病容,表情痛苦,结膜充血,有时流泪,肝脾轻度肿大等。发热第1、2d,在下腹部、腹股沟、大腿内侧、腰腹部两侧及腋窝,可出现一过性"前驱疹",呈麻疹样、猩红热疹样、荨麻疹样或出血疹,由于数目不多,数小时后即隐退,故易被忽视。

(二)出疹期

天花出疹的时间、部位及顺序,均有一定的规律。在发病的第3~4d,体温稍降,此时皮疹出现。自颜面部开始,迅速蔓延至颈部、前臂、上臂、手、胸、腹,最后为下肢及脚底,于1~2d内遍及全身。皮疹呈离心性分布,以头部、四肢等暴露部位为多,身体上部较下部为多,腋下及腰部皮疹稀少或无疹。

最初,皮疹为红色斑疹,但很快变成直径为2~4mm、质地较坚实的丘疹,深藏皮内。在角质层较厚的手掌及足底,则形成坚硬的淡红斑。在病期第6~7d,丘疹变成疱疹,绕以发硬的红晕,疱疹周围隆起,中心凹陷,称为"痘脐"。疱疹呈多房性,硬如豌豆,大小均匀,疱液浑浊,此时体温又逐渐上升,病情再度加重。

皮肤出疹的同时,口咽部、上呼吸道黏膜、结膜等处也有黏膜疹出现,气管、食管、泌尿道、阴道等处黏膜亦可受累。由于黏膜为无角化的鳞状上皮,在向疱疹转化的过程中,黏膜疹的上皮层很快就破裂,往往看不到疱疹形成。黏膜病损破裂不仅形成炎症小溃疡,而且由于溃疡周围显著的炎症反应,可以导致严重的症状,产生流涎、声音嘶哑、畏光、鼻塞、流泪、咽痛、吞咽困难及大小便激惹等临床表现。

病期第 8～9d,疱疹继续充盈,疱液浑浊;约在 24h 内,疱液转为黄色脓性,疱疹变成脓疱疹,疱疹周围红晕更显著,皮肤发红微肿。皮下组织疏松部如眼睑等处出现水肿。在皮肤与皮下组织紧密的部位,如头额、手掌等处水肿可引起局部明显疼痛。此时体温进一步上升,中毒症状继续加重。若合并细菌感染,症状更重,可并发肺炎或休克而死亡。

(三)结痂期

在病程 10～12d,脓疱开始皱缩干枯,周围红晕消失,疱疹逐渐干燥,结成黄绿色厚痂,局部常出现难以忍受的瘙痒。此时体温逐渐回降至正常,开始脱痂,全身情况好转。于病期第 2～4 周后,痂壳脱落;若皮肤损害较深,则留下终身存在的凹陷瘢痕。

天花皮疹自头面部出现后,依序发展为斑疹、丘疹、疱疹、脓疱疹与结痂。自出疹至结痂,通常大约为 8d。同一时期、同一部位皮疹常为同一形态的改变,但皮疹有时可在某一阶段停止进展,不一定转成脓疱疹及结痂。

由于患者机体免疫状态、天花病毒毒力及数量的不同,天花的临床表现轻重不同,可分为普通型、轻型、重型。

1.普通型(ordinary smallpox)　即呈现上述的典型症状。未种过痘的患者约 90% 表现为此型。

2.轻型(variola minor)包括以下类型:

(1)无疹天花(variola sine eruption)　又称咽型天花或一过性天花。常见于已对天花存在有部分免疫力的患者,例如曾经种过牛痘,但未按计划复种者。表现为有短暂的发热、头痛、肌痛、腰痛及前驱疹,但无典型天花皮疹。无疹型天花患者具有传染性,临床诊断困难,主要依据血清学检查才能确诊。

(2)变型天花(modified smallpox)　病情轻,体温不高,皮疹少;一般不形成脓疱疹,无瘢痕形成。病程短,约 10d 结痂。

(3)类天花(alastrim)　为类天花病毒感染所致,由于毒力较弱,潜伏期可长达 20d 左右。病情轻,病程短,病死率不到 1% 。皮疹少,不留瘢痕,此型疱疹质软易破,有时可呈单房,极易误诊为水痘。

3.重型(variola major)病死率高,可达 20%～50% 。可分融合性和出血性两类:

(1)融合性天花(confluent smallpox)　皮疹多,分布广泛,发展迅速,脓疱互相融合,脓疱周围组织的炎症反应使皮肤显著肿胀,以面部、手背及足背为重。黏膜溃疡,红肿亦明显,患者痛苦异常。伴严重的毒血症症状,高热、衰竭等。

（2）出血性天花（hemorrhagic smallpox） 又称黑天花，多为凝血功能障碍所致。皮肤黏膜可有瘀点、瘀斑，内脏严重出血，易被误诊为出血性疾病。由于高热、烦躁及虚脱等严重的感染中毒症状，多数患者皮疹未及发展至疱疹，即可能已经死亡。

【诊断】

根据临床表现、各病期的特征、前驱症状、出疹期皮疹部位的顺序、性质、转化和消退的特点，体温呈双峰曲线，有脓毒血症，结合流行病学、牛痘接种等情况进行诊断。但由于天花已从世界上消失多年，牛痘预防接种也早已不再推行，而天花又是一种被列为甲类管理的烈性传染病，故首发病例的确诊必须及时而又十分慎重，要依据病毒及血清免疫学的检查。

实验室检查包括：

1. 血象 前驱期白细胞总数略低，淋巴细胞相对增多。脓疱期白细胞总数及中性粒细胞增多。

2. 病原体检查

（1）直接涂片 检查天花病毒包涵体取疱疹液或疱疹溃疡底部拭子涂于玻片上，干燥后用苏木精－伊红（HE）染色，在光学显微镜下观察上皮细胞的胞质。若系天花患者，可在其中观察到天花病毒嗜酸性包涵体。但是，涂片阴性不能排除天花感染。

（2）电镜检查 自病变部取材，用电镜观察，天花病毒呈砖形，数小时内可确诊。

（3）鸡胚接种或细胞培养 取疱疹液、痂皮悬液、血或鼻咽部分泌物，接种于鸡胚绒毛尿囊膜分离病毒；或接种猴肾细胞或羊膜细胞培养，12h后即可见微小包涵体，48h后包涵体显著增大，有时可见核内包涵体。

3. 血清学检查 可用补体结合试验、红细胞凝集抑制试验、中和试验检测患者血清是否存在有特异性抗体，以辅助诊断。天花患者早在病程第4d，血清中即可出现天花病毒抗体；于病后第7d，绝大部分患者补体结合试验呈阳性反应；第10～11d效价可达1:640。而有种痘史的非天花患者，效价很少超过1:40；但是，倘若有种痘史的可疑患者在病程后期血清抗体效价比早期升高4倍或4倍以上，则具诊断价值。

【流行史】

天花是烈性传染病，在历史上曾多次在全球范围内流行。15世纪末，欧洲人踏上美洲大陆，当时美洲居住着2000万～3000万居民，因为天花疫情在美洲大陆的流行导致100年后，原住民人口数不到100万。18世纪70年代，英国医生爱德华·詹纳发现了牛痘病毒,人类终于有了预防天花的疫苗。1958 年,第十一届世界卫生大会通过了全球开展消灭天花运动的决议。1967 年开始,全球范围内进行最后一次大规模消灭天花的卫生运动。1975 年亚洲消灭了天花。1977 年 10 月 26 日的非洲索马里出现 1 名天花患者后,1978 年英国医学摄影师珍妮特·帕克(Janet Parker)在实验室染上天花。1979 年 12 月 9 日,在全球消灭天花证实委员会第二次会议上,鉴定证实全球消灭了天花。1980 年 5 月 8 日世界卫生组织宣布,在世界范围内消灭了天花,并建议停止种痘。现在,天花病毒只保留在以下两个实验室中,即美国亚特兰大的疾病控制和预防中心及俄罗斯新西伯利亚的国家病毒学与生物技术研究中心,以供研究使用。

【流行病学特征】

(一)流行环节

1. 传染源　天花的主要传染源为天花患者。

2. 传播途径　天花主要通过直接接触或呼吸道传播。

3. 易感人群　人对天花病毒普遍易感,接种牛痘疫苗者或罹患过天花者不易感。

(二)流行特征

全世界流行,现已全球灭绝,仅在美国和俄罗斯保留有毒种。

【治疗】

(一)严密隔离

一旦发现天花患者或疑似病例,应立即送传染病院严密隔离,同时紧急电话报告当地疾病预防控制中心。隔离期应延续至病后 40d、患者痂壳脱落痊愈为止。

(二)对症支持

治疗天花无特效药物。治疗原则是加强对症支持,维持水、电解质平衡,防止继发性感染,以帮助患者度过极期。

患者应保证充分的营养。高热、头身痛可采取物理降温或给予解热镇痛药;烦躁者用小剂量镇静剂。注意维护口腔、鼻咽部、眼睛等部位的清洁卫生,预防及治疗各种继发感染。皮疹可用 1:4000 高锰酸钾液、2% 硼酸溶液或 2% 碳酸氢钠溶液清洗或湿敷,以止痒消毒。

西多福韦(Cidofovir,CDV)被美国政府列为预防生化武器恐怖袭击的储备用药,是抵抗天花病毒效果最好的药物之一,同时对巨细胞病毒、腺病毒、单纯疱疹病毒等 DNA 病毒感染有疗效。但作为国防储备用药,它有一些关键缺陷:只能通过静脉注射才能起效,不能口服;必须配合其他药物使用以及精细的医学监测,否则沉淀的毒素会对肾脏造成伤害。布罗福韦酯(brincidofovir,CMX001)是一种具有口服活性的西多福韦亲脂形式前药,对正痘病毒,比 CDV 具有更强的体内外活性。同时 2018 年美国 FDA 批准了 SIGA 公司的 TPOXX(tecovirimat)作为首个天花治疗药物的上市。TPOXX 靶向痘病毒编码类似痘苗病毒 F13L 包膜蛋白的 V061 基因,体外抑制痘病毒复制效果好于 CDV。

(三)被动免疫疗法

重型患者可肌注抗天花免疫球蛋白 6 ~ 12ml。

【预防与控制】

由于存在着天花病毒被作为生物恐怖武器的危险,虽然 1980 年业已宣布消灭天花,但不应因此而放松警惕,尤其是在全世界已停止牛痘普种的情况下更是如此。一旦出现早期典型或非典型天花患者,应能及时鉴别并正确处理。

(一)控制传染源

发现患者或可疑病例,必须立即严密隔离治疗患者,严格消毒患者接触过的一切衣物用具等,低价值物品甚至可考虑焚烧处理。与此同时,向疾病预防控制中心紧急报告疫情,进行快速诊断和疫源地调查。

(二)接触者的处理

迅速搜索全部接触者进行登记,一律单独隔离检疫 16d,并立即种痘。对于不能种痘者,给予高价抗天花免疫球蛋白肌注。若接触者离开疫区到他处,应立即通知该地区对其实施种痘。

(三)疫苗接种

是最为有效的预防措施。在暴露后 4d 内接种疫苗可阻止发病。有效的抗体水平持续 3 ~ 5 年。目前美国在实验室研究人员、特种军队人员及卫生防疫人员中仍进行接种,一般民众已不再进行接种。

(四)实行交通检疫

医学检疫时间为 7d。在交通要道实行交通检疫,设立临时检查站、留验所,以防止天花沿交通线传播。

小 结

　　天花病毒属痘病毒科、正痘病毒属,是有包膜、双链 DNA 病毒。通过呼吸道或直接接触传播,在灭绝前呈全世界分布,1980 年 WHO 已宣布其全球灭绝,目前野毒株在美国和俄罗斯的两个实验室保存。天花病毒在体外抵抗力较强,耐干燥及低温,但不耐湿热。易于被蒸汽消毒法或紫外线照射灭活。临床表现为发热、乏力、严重头痛、肌痛、背痛等全身症状和皮肤、黏膜的发疹,病死率高。可通过接种痘苗病毒进行免疫预防。目前对天花病毒的关注在于防止其被恐怖主义利用。

(叶 伟)

第二节 委内瑞拉马脑炎病毒

　　委内瑞拉马脑炎病毒(Venezuelan equine encephalitis virus,VEEV)是委内瑞拉马脑炎的病原体,1938 年由 Kubes 和 Rios 从在委内瑞拉患病死亡的马脑组织中分离到。自然界中病毒以蚊虫和啮齿类动物为主要传播媒介,在马群中引起周期性的流行发病,产生严重脑炎,致死性高达40%。人感染后可出现高热、头痛、咽痛、疲劳等流感样症状,约5%出现病毒性脑炎等严重症状。

【病原特征】

　　VEEV 属于披膜病毒科(Togaviridae)甲病毒属(Alphavirus),有包膜;病毒粒子呈球形,直径65～70nm,核衣壳直径30～35nm,呈二十面体对称结构。基因组为单股正链 RNA 分子,具有感染性,长约11kb,感染早期可编码4种结构蛋白nsP1、nsP2、nsP3 和 nsP4 参与病毒复制;感染晚期通过亚基因组 mRNA(subgenomic mRNA)编码5种结构蛋白 CP、E1、E2、E3 和 6k,包裹基因组组装成子代病毒粒子。

　　VEEV 有6个血清亚型(Ⅰ～Ⅵ),不同亚型在病原学、流行病学及对人和马的致病性等方面具有明显差别。Ⅰ亚型有多个抗原变异株,其中 IAB 和 IC 为流行性亚型株,对人和马有高度致病性。Ⅱ、Ⅲ、Ⅳ、Ⅴ、Ⅵ亚型和Ⅰ亚型 D、E、F 变异株为地方性亚型,对马的致病性减弱,这些亚型株可从抗原性上进行区分,也可与流行性亚型株进行区分。

　　VEEV 易培养。多种细胞如 Vero、BHK-21 等对 VEEV 敏感,感染后2～3d 可产生细胞病变(CPE)现象,并且滴度高达10^{10}/ml。在节肢动物细胞中,VEEV 复制几乎不引起细胞病理学改变,这可能是自然界蚊虫媒介中能维持病毒的关键。

VEEV 耐低温、耐冷冻干燥,耐受喷雾,易形成气溶胶。不耐受乙醚等脂溶剂。常用的消毒剂均有消毒效果。但用甲醛(福尔马林)处理,有时灭活不彻底。

【临床特征】

委内瑞拉脑炎在马和人群中呈周期性流行,主要由蚊虫吸血传播。人感染后潜伏期为 2~5d,突发高热(40℃),大多表现为自限性的流感样综合征:发冷、发热、头痛、肌痛及恶心、呕吐等,可有心动过速、结膜炎和非渗出性咽峡炎等体征,亚临床感染少见;4~6d 上述症状消失,体温恢复正常,完全康复需 1~2 周。只有 4% 的受染者(主要是 15 岁以下儿童)出现中枢神经系统病变,如大脑充血、水肿,脑膜和血管周围炎症以及颅内出血、神经元变性等,表现为嗜睡、昏迷、抽搐、痉挛性瘫痪及中枢性呼吸衰竭等脑炎症状,病情常较重,恢复后常有神经系统后遗症。成人发病率低(约 1.4%)。有时可见到双期病程(biphasic course),即在发病后 1 周内,病情短暂缓解后急性期症状又出现。

【流行史】

委内瑞拉马脑炎是由委内瑞拉马脑炎病毒所致的在脊椎动物中传播的急性传染病,基本上是马类和较低等级脊椎动物的疾病,偶然传染人。马、驴、骡等在流行期被委内瑞拉马脑炎感染几乎达 100%,病死率约 25%~50%。有关委内瑞拉马脑炎的认识始于 20 世纪 30 年代南美洲北部的马科动物的发热和脑炎;1938 年 Kubes 和 Risao 首次从委内瑞拉亚拉奎州死于委内瑞拉马脑炎的马科动物脑组织中分离到病毒,并命名为 VEEV;但早期委内瑞拉马脑炎暴发中病毒分离株的系统发育分析提示可能早在 20 世纪初就出现了 VEEV,1938—1956 年南美洲北部的所有 VEEV 分离株均为 IAB。IC 和 IAB 类似,只在马科动物和人暴发委内瑞拉马脑炎流行时出现,称为流行株。1993 年和 1996 年在墨西哥南部发现 IE 也能引起委内瑞拉马脑炎暴发流行。委内瑞拉马脑炎发生于南美、中美诸国以及美国南部几个州。南起南纬 14°的秘鲁南部,北至北纬 28°的美国得克萨斯州的中部,包括厄瓜多尔、哥伦比亚、委内瑞拉、哥斯达黎加、尼加拉瓜、洪都拉斯、萨尔瓦多、危地马拉、巴拿马、特立尼达和墨西哥,都先后或同时有过委内瑞拉马脑炎的暴发流行。1935 年首先在哥伦比亚暴发,次年蔓延到委内瑞拉。此后逐年或每隔几年就在哥伦比亚、委内瑞拉、特立尼达等国家出现新的暴发流行。1969 年厄瓜多尔发生严重暴发,并传播给秘鲁,几个月后又暴发于危地马拉,并传给萨尔瓦多、洪都拉斯和尼加拉瓜,1970 年传至哥斯达黎加和墨西哥,1971 年传至美国。时至今日,该病仍在许多美洲国家流行。目前我国尚未发现该病毒,但是国内的库蚊和伊蚊均是委内瑞拉马脑炎病毒的传播媒介。

【流行病学特征】

（一）流行环节

1. 传染源　委内瑞拉马脑炎是人畜共患的自然疫源性疾病,自然界中,马、蝙蝠、鸟类、啮齿类动物等携带病毒,是主要的传染源,患者也可作为传染源(急性期患者的鼻咽部带有病毒)。

2. 传播途径　库蚊是主要的传播媒介,人通过带毒蚊虫叮咬而感染。自然界中主要为马-蚊-马的传播周期。此外,VEEV可通过气溶胶传播,呼吸道吸入病毒也可使人感染。实验室条件下,极易发生气溶胶感染事件。

3. 易感人群　人群普遍易感,无性别和种族差异。儿童病例病死率高达4%,常在发病48~72 h死亡。与马、骡、驴等接触的饲养员、兽医、屠宰人员及实验室工作人员是高危人群。在委内瑞拉马脑炎流行地区的流行季节,被蚊虫叮咬且未进行免疫的旅行者也有感染的风险。

（二）流行特征

1. 地区分布　委内瑞拉马脑炎主要在哥伦比亚、委内瑞拉、特立尼达、秘鲁、危地马拉、厄瓜多尔、圣萨尔瓦多、哥斯达黎加、墨西哥、尼加拉瓜、美国的得克萨斯州等中南美洲国家及地区流行。

2. 时间分布　委内瑞拉马脑炎在人和马群间呈周期性流行,每隔5~10年发生一次大的马间流行,具有典型的雨季特征,传播速度取决于马匹移动程度、媒介数量和种类、易感动物的数量和密度等因素。

3. 流行方式　VEEV在马群中暴发流行期间,数以千计的马患病,病死率高达40%。相关人群的发病率也较高,每年可达3万以上,但一般没有暴发流行。生活在VEEV流行区内或附近的人群血清阳性率较高。

【诊断】

委内瑞拉马脑炎在临床上易与西方马脑炎、圣路易脑炎、单纯疱疹性脑炎等相混淆,主要依赖于流行病学史、临床表现和实验室诊断进行确诊。

（一）流行病学史

居住在疫区或曾在流行季节到过疫区,接触过病毒或感染动物。

（二）临床表现

自然感染时,VEEV感染的人基本上都有症状,首先出现典型的发冷、高热(38℃~40.5℃)、头痛和疲劳不适等综合征,畏光、咽喉痛、肌痛和呕吐常见。体检可见结膜充血、咽部红肿和肌肉触痛。也有少数患者出现神经系统症状,表现为嗜睡等轻度中枢神经累及症状或颈强直、癫痫、运动失调、麻痹、昏迷等更严重的中枢神经累及表现。感染者中发生脑炎的比率成人不足0.5%、儿童可达4%。

(三)实验室诊断

从患者发病初期(1~4d)的血液及咽拭子标本中均易分离到病毒,动物接种(乳鼠、幼豚鼠脑、鸡胚卵黄囊)和细胞培养(Vero和BHK-21等细胞)是常用的病毒分离方法,接种细胞一般2~3d即可观察到CPE现象。也可采取双份血清进行血清学诊断。RT-PCR技术检测病毒核酸有助于早期诊断。

【治疗】

委内瑞拉马脑炎目前尚无特效抗病毒疗法。临床上一般采用对症和支持治疗,对于脑炎患者应加强护理,降低后遗症发生几率。

【预防与控制】

目前美国有减毒活疫苗(TC-83)和灭活疫苗用于马群和实验室工作人员的预防,其中TC-83效果较好,有效率达82%。近年来,委内瑞拉马脑炎基因重组疫苗和DNA疫苗研制取得进展,具有很高的安全性和较强的免疫性。具有中和活性的抗血清和单克隆抗体对动物有保护作用,并且抗VEEV抗体能够保护动物免受同源病毒株非肠道途径的攻击。灭蚊、防止蚊虫叮咬仍是有效的预防及控制本病流行的措施。由于患者也可成为传染源,故应隔离治疗。

小 结

VEEV属披膜病毒科甲病毒属,是单股正链RNA病毒,核酸具有感染性。以蚊虫为主要传播媒介,主要在中南美洲国家流行,在马群中引起周期性的流行发病,产生严重脑炎,致死性高达40%。对人致病的主要为IAB和IC亚型,通过蚊虫叮咬感染后可出现高热、头痛、咽痛、疲劳等流感样症状,约5%出现病毒性脑炎等严重症状。除了通过蚊虫叮咬传播给人,VEEV还可通过气溶胶传播。委内瑞拉马脑炎依赖于流行病学史、临床表现和实验室诊断进行确诊。目前尚无特异性治疗药物,应对患者进行隔离,采取对症和支持治疗。现已有减毒活疫苗(TC-83)和灭活疫苗用于马群和实验室工作人员的预防。

(董阳超)

第三节 蜱传脑炎病毒

蜱传脑炎病毒（tick - borne encephalitis virus，TBEV），我国又称森林脑炎病毒（forest encephalitis virus，FEV），感染后引起以中枢神经系统病变为主要特征的脑炎。因该病于1934 年首次在俄罗斯远东地区被发现，以春、夏季节发病为主，故又称俄罗斯春夏脑炎（Russian spring - summer encephalitis）。临床上以突起高热、头痛、意识障碍、脑膜刺激征、瘫痪为主要特征，常有后遗症，病死率较高。蜱传脑炎在世界范围内分布广泛，主要流行于欧亚大陆，包括中欧和北欧国家以及我国东北、俄罗斯的远东地区、朝鲜北部林区。流行于我国的蜱传脑炎以远东亚型为主，多见隐性感染，少数病情严重，病死率为20% ~25%；流行于欧洲的蜱传脑炎症状较轻，病死率为1% ~2%，很少出现麻痹，后遗症较少。双期病程（biphasic course）是其典型临床表现。

【病原特征】

蜱传脑炎病毒属于黄病毒科（*Flaviridae*）黄病毒属（*Flavivirus*），病毒粒子呈球形，直径30 ~40nm，衣壳呈二十面体对称结构，外周为类网状脂蛋白包膜，其上有突起不明显的由包膜糖蛋白（E）组成的刺突，外观呈绒毛球状，包膜内侧为膜蛋白（M），内有核衣壳蛋白（C）及基因组。基因组为单股正链 RNA 分子，具有感染性，长约10.7kb；编码 3 个结构蛋白 C、M 和 E 以及 7 个非结构蛋白（NS1、NS2a、NS2b、NS3、NS4a、NS4b 和 NS5）。

包膜糖蛋白 E 具有血凝抗原和中和抗原特性，可刺激机体产生中和抗体；与病毒吸附和入胞过程密切相关。E 蛋白突变可导致病毒的组织嗜性、病毒毒力、血凝活性和融合活性的改变。有实验表明 E 蛋白384 位氨基酸突变可减弱病毒致病性，392 位的组氨酸变为酪氨酸则可增强病毒毒力。根据 E 蛋白206 位氨基酸的不同可将蜱传脑炎病毒可分为欧洲、远东和西伯利亚 3 个亚型。其206 位氨基酸分别为缬氨酸、丝氨酸和亮氨酸。我国主要流行远东亚型，毒力最强。

蜱传脑炎病毒的抵抗力较强，可耐受低温，在 -20℃时能存活数月，在50%的甘油中0℃时存活 1 年；对高温及消毒剂敏感，加热至60℃、10min 灭活，煮沸（100℃）时立即失活；3%甲酚皂溶液2min，0.5%甲醛液48h，可杀灭病毒。此外乙醚、氯仿、丙酮及胆盐能破坏病毒颗粒。但在50%甘油、2℃ ~4℃条件下，病毒可保存 5 ~12 个月。

发病 7d 内可从患者脑组织内分离到病原体，接种恒河猴、绵羊、山羊、野鼠脑内可引起脑炎，但家兔、大白鼠、豚鼠对本病毒不敏感；该病毒能够在鸡胚中繁殖，卵黄囊接种或绒毛尿囊膜接种病毒能繁殖,也能在人胚肾细胞、鼠胚细胞、猪肾细胞、羊胚细胞、Hela 细胞及 BHK－21 细胞中繁殖,常用于分离和培养。

【临床特征】

蜱传脑炎潜伏期一般为 10～15d。普通型患者急起发病,1～2d 内达高峰,并出现不同程度的意识障碍、颈和肢体瘫痪和脑膜刺激征。轻型患者起病多缓慢,有发热、头痛、全身酸痛、耳鸣、食欲不振等前驱症状,3～4d 后出现神经系统症状。重型患者起病急骤,突发高热或过高热,并有头痛、恶心、呕吐、感觉过敏、意识障碍等,迅速出现脑膜刺激征,数小时内进入昏迷、抽搐、延髓麻痹而死亡。根据疾病进程一般分为潜伏期、前驱期、急性期和恢复期。

(一)潜伏期

一般为 10～15d,最短 2d,也有长达 1 个月者。

(二)前驱期

一般数小时至 3d,部分患者和重型患者前驱期不明显。前驱期主要表现为低热、头昏、乏力、全身不适、四肢酸痛。大多数患者为急性发病,呈急性型经过。

(三)急性期

病程一般为 2～3 周。

1. 发热　一般起病 2～3d 发热达高峰(39.5℃～41℃),大多数患者持续 5～10d,然后阶梯状下降,经 2～3d 下降至正常。热型多为弛张热,部分患者可出现稽留热或不规则热。

2. 全身中毒症状　高热时伴头痛、全身肌肉痛、无力、食欲不振、恶心、呕吐等,并出现血管运动中枢的损害,患者还可出现面部、颈部潮红,结膜充血,脉搏缓慢;部分重症患者有心肌炎表现;严重患者可以突然出现心功能不全、急性肺水肿等。

3. 意识障碍和精神损害　约半数以上患者有不同程度神志、意识变化,如昏睡、表情淡漠、意识模糊、昏迷,亦可出现谵妄和精神错乱。

4. 脑膜受累表现　最常见的症状是剧烈头痛,以颞部及后枕部持续钝痛多见,有时为爆炸性和搏动性,呈撕裂样全头痛,伴恶心、呕吐、颈项强直、脑膜刺激征。一般持续 5～10d,可同时伴有昏迷;意识清醒后,还可持续 1 周左右。

5. 肌肉瘫痪　以颈肌及肩胛肌与上肢联合瘫痪最多见,下肢肌肉和颜面肌瘫痪较少,瘫痪多呈弛缓型。一般出现在病程第 2～5d,大多数患者经 2～3 周后逐渐恢复,少数留有后遗症而出现肌肉萎缩,造成残疾。

(四)恢复期

平均持续时间 10~14d,体温下降,肢体瘫痪逐步恢复,神志转清,各种症状逐渐消失,但瘫痪仍可继续存在。

蜱传脑炎一般病程 14~28d,但有少数患者可留有后遗症,如失语、痴呆、吞咽困难、不自主运动,还有少数病情迁延可达数月或 1~2 年之久,患者表现为弛缓性瘫痪、癫痫及精神障碍。

【流行史】

蜱传脑炎是一种自然疫源性疾病,野生动物是传染源,主要传播媒介是硬蜱。主要流行区域在欧亚大陆北部地带和我国东北林区。近年来欧洲各国的蜱传脑炎病例呈不断上升趋势,如 1974 年到 2003 年欧洲蜱传脑炎临床报告病例剧增了 400%。据不完全统计,1990—2006 年欧洲 22 个国家共报告病例 152 214 例,其中俄罗斯报告病例最多,占欧洲全部病例的 68.3%。蜱传脑炎在欧洲各国的病例增多、流行区域扩大的情况下,奥地利的病例却在逐年减少,1981 年前奥地利曾是欧洲蜱传脑炎发病率最高的国家,每年有 700 多个病例,1981 年后全国开展疫苗接种活动,病例数不断下降,2001—2006 年平均发患者数降至 61 人,到 2006 年疫苗覆盖率达 88%。

我国于 1943 年发现该病,1952 年从患者及蜱虫中分离到蜱传脑炎病毒,并于东北、西北、西南等地区陆续发现多个自然疫源地。近年来,随着地球气候变暖,蜱传脑炎有扩大流行的趋势。东北地区疫源地包括长白山、小兴安岭和大兴安岭地区 3 个疫源地,其蜱传脑炎病例数占全国的 90% 以上;新疆地区虽证实为本病自然疫源地,但是蜱传脑炎病毒不活跃;西藏地区疫源地在 1993 年流调中发现在不同人群中蜱传脑炎血清抗体阳性率分别为:农民 11.2%、学生 5.03%、军人 4.10%,同时居住时间越长者抗体阳性率越高;云南地区疫源地中临沧、迪庆、元阳县检测到的远东型蜱传脑炎病毒人群抗体阳性率较高,分别为 18.60%、16.95% 和 10.15%。

【流行病学特征】

(一)流行环节

1. **传染源** 蜱传脑炎病毒在蜱和野生动物中自然循环,森林中许多野生啮齿类动物,如缟纹鼠、松鼠、小田鼠、田鼠、棕背鼠、刺猬及鸟类等,林区的黑熊、野猪、马、鹿、羊、犬及幼兽,如狍、灰旱獭、獾、狐等,均为本病毒储存宿主和传染源。

2. **传播途径** 蜱传脑炎病毒主要是通过蜱的叮咬而感染,主要是全沟蜱(*Ixodes persulcatus*),西方蜱传脑炎传播媒介主要为篦子硬蜱(*Ixodes ricinus*)。幼蜱、稚蜱寄生在啮齿类小动物和鸟身上,而成蜱则好寄生于牛、马、鹿、羊等大哺乳动物身上并吸血。当蜱叮咬含病毒血症期的动物时,病毒进入蜱体内繁殖,可增殖千倍。在唾液中病毒浓度最高,再吸血时,蜱唾液中的病毒,可使健康动物感染,蜱能携带病毒越冬和经卵传代,因此蜱不仅是传播媒介也是重要的储存宿主。此外,受感染的牛、羊与患者均可能从乳汁排出病毒,若大量饮用未经煮沸含有病毒的奶可以感染本病。

3. 易感人群　人群普遍易感,感染后可获持久的免疫力;隐性感染者居多,少数感染者会出现临床症状。

(二)流行特征

1. 地区分布　蜱传脑炎分布广泛,横跨欧亚大陆,我国主要分布在东北的长白山和小兴安岭地区,云南和新疆也有自然疫源地存在。

2. 时间分布　本病的流行有严格的季节性,自5月上旬开始,6月为高峰,7—8月下降,呈散发状态,约80%病例发生在5—6月。流行于春、夏季。与当地传播媒介蜱的活动时间有关。

3. 人群分布　感染者多与森林作业有关,如林区采伐工人、调查队员、筑路工人等,一般以20~39岁青壮年男性为主,尤以非疫区新来工人较多。近年来因旅游事业发展,旅游者感染及儿童感染也有不少报告。

【诊断】

临床诊断主要依据发病季节、职业、发病地区等流行病学特征,结合临床表现,如突发高热、意识障碍、脑膜刺激征和肌肉瘫痪等,确诊有赖于实验室检查。

采集患者双份血清进行血凝抑制试验、中和试验、补体结合试验和酶联免疫吸附试验(ELISA),如抗体效价有4倍或4倍以上升高则有诊断意义。死亡病例可取脑组织分离病毒,作小鼠脑内接种,或用Vero细胞、BHK-21细胞培养分离病毒。

【治疗】

蜱传脑炎目前尚无特异性治疗药物。患者应早期隔离治疗,补充液体及营养,加强护理。

(一)对症治疗

高热的处理可采用空调室内降温的方法,或输入低温液体的方法降温。对于呼吸麻痹病例,及时施行气管切开和使用呼吸器,部分患者治后呼吸肌功能可能恢复,患者能获得生存。对于混合型患者,尤以脑膜脑炎型加脑干型所致的中枢性呼吸衰竭,气管切开后虽能延长患者生命,但严重的病灶性延髓损害难以恢复,预后很差。有报告早期短程使用肾上腺皮质激素,配合脱水剂,及时降低颅内压,对脑膜炎型所致反复惊厥、脑水肿、呼吸衰竭有着明显疗效,可使病死率降低。但肾上腺皮质激素对病毒无抑制作用而对机体免疫功能有影响,使用时应权衡利弊。

(二)病原治疗

国内报告早期应用利巴韦林(ribavirin,病毒唑),0.6g 每日 2 次静脉滴注,疗程 3 ~ 4 周,疗效较好。应用中药大青叶等组成方剂用于临床,在退热、缩短病程、恢复病情上治疗组均明显优于对照组。

(三)免疫疗法

蜱传脑炎患者细胞免疫功能显著低于正常人,其细胞免疫功能的高低与临床表现和转归有一定相关性,可选用免疫促进剂,如免疫核糖核酸、胸腺素、转移因子等治疗。病初3d 内可用恢复期患者或林区居住多年工作人员血清治疗,一般每日 20 ~ 40ml,直至体温降至38℃以下停用,有一定疗效。并发症及后遗症处理:并发支气管肺炎者应用抗生素治疗,有瘫痪后遗症者可用针灸、按摩、推拿、热疗、电疗、体疗等康复治疗措施。

【预防与控制】

蜱传脑炎有严格的地区性和季节性,凡进入疫区的人员,包括采伐工人、驻林区部队、流行病学调查人员等,必须提前做好预防工作和流行病学调查,同时采取集体和个人防护措施,防蜱叮咬,必要时组织预防接种。

(一)因为疫苗产生免疫力需 1 ~ 2 个月,因此应在每年 3 月份以前完成蜱传脑炎疫苗的接种。目前我国使用的是地鼠肾细胞培养的灭活疫苗,成人初次注射2ml,7 ~ 10d 后再注射3ml,其免疫力可维持 1 年,以后每年加种 1 次即可,儿童用量酌减。该疫苗虽有一定效果,但有效率约61%,有待改进。未免疫者被蜱叮咬后,可肌注特异性高价免疫球蛋白6 ~ 8ml,预防发病。

(二)加强防鼠、灭鼠、灭蜱工作,林区疫源地、驻地周围及活动场所可喷洒马拉硫磷、锌硫磷等灭蜱药物。

(三)在森林区野外活动时,应做好个人防护、减少皮肤暴露,穿长袖、长裤、长布袜及高筒靴,防护服应能扎紧领口、袖口、裤脚,头戴防虫面罩,领、袖口可喷洒杀虫剂,如 0.2% 美曲膦酯(敌百虫)溶液或 0.5%除虫菊乙醇溶液;身体外露部分如手、颈、耳后等处,应涂驱避剂,如硫化钾,每隔 2 ~ 3h 涂擦 1 次,可维持6h。

(四)由于蜱传脑炎可通过饮羊、鹿奶而感染,应避免饮用生奶,对奶及奶制品必须煮沸后饮用。

(五)对未确诊的疑似病例执行严格的隔离措施,并对疑似污染区加以封锁,待彻底消毒后方允许人员进入。

小 结

蜱传脑炎病毒是黄病毒科黄病毒属成员,由蜱叮咬传播,感染后引起中枢神经系统急性传染病。临床症状包括高热、头痛、意识障碍、脑膜刺激征、瘫痪等,常有后遗症,病死率较高。根据流行季节、蜱叮咬史、临床症状及病毒分离、血清学试验可对蜱传脑炎进行诊断。蜱传脑炎病毒流行特点是具有严格的地区性、季节性、职业性,主要流行于中东欧、俄罗斯远东地区及我国东北、西北的原始森林地区;流行于春、夏季,与当地传播媒介蜱的活动时间有关;感染者多与森林作业有关,如林区采伐工人、调查队员、筑路工人等。进入疫区必须做好防护措施,包括接种疫苗,灭蜱灭鼠,减少皮肤暴露等。蜱传脑炎目前尚无特异性治疗药物,患者应早期隔离治疗,采用对症和支持治疗,加强护理。

(董阳超)

第四节 黄热病病毒

黄热病病毒(yellow fever virus,YFV)是黄热病的病原体,黄热病是一种经蚊传播的病毒性出血热。临床主要表现为发热、黄疸、出血以及肾衰竭等。目前主要流行于非洲及中南美洲,并在蚊和非人灵长类动物之间存在自然循环传播。我国在 2016 年之前未发现临床病例,但在 2016 年安哥拉暴发疫情之后,共有 11 例输入性病例传入,但未见二次传播病例。黄热病有减毒活疫苗 17D。

【病原特征】

黄热病病毒属于黄病毒科(*Flaviridae*)黄病毒属(*Flavivirus*),与黄病毒科其他成员如登革病毒、西尼罗病毒、圣路易脑炎病毒、寨卡病毒等有交叉免疫反应。病毒呈球形,直径约 37~50nm,外有脂蛋白包膜包绕,包膜表面有刺突。病毒基因组为单股正链 RNA,含有一个长约 11 000 个核苷酸的开放阅读框(ORF),编码 3 个结构蛋白和 7 个非结构蛋白。

YFV 编码的 3 个结构蛋白,即衣壳蛋白(C 蛋白)、膜蛋白(M 蛋白)和包膜蛋白(E 蛋白);7 个非结构蛋白包括 NS1、NS2A/B、NS3、NS4A/B、NS5。E 蛋白是主要的包膜糖蛋白,含有病毒血凝素与中和抗原决定簇,可能是某些宿主细胞表面受体的配体,在感染细胞的初始阶段起主要作用。E 蛋白同时是一种膜融合蛋白,可诱导病毒颗粒的包膜与细胞膜融合,促使病毒颗粒进入细胞而引起感染。M 蛋白在促进病毒成熟过程中起作用。非结构蛋白主要参与病毒基因组的复制转录与调控宿主免疫反应等。YFV 有嗜内脏特性和嗜神经特性,小白鼠尤其是 1~2 日龄乳鼠脑内接种很敏感,多次传代可增强其嗜内脏和嗜神经毒性。

YFV 根据 prM、E 和 3'UTR 核苷酸序列的差异分为 5 个基因型(非洲 3 个、南美洲 2 个),但只有 1 个血清型。在非洲和中南美洲之间以及在非洲的不同地区之间,各病毒毒株间的抗原差异性较小,接种 17D 减毒活疫苗对其他各毒株的感染均有抵抗作用。

YFV 抵抗力较弱,不耐酸、不耐热。60℃ 30min 可灭活,70% 乙醇、0.5% 次氯酸钠、脂溶剂、过氧乙酸等消毒剂及紫外线照射均可灭活。

【临床特征】

YFV 感染的潜伏期一般为 3~6d,偶有 10~13d。临床经过可表现为非特异性隐性感染、顿挫型发病与致死性出血热等不同程度,婴幼儿及年老者感染 YFV 后往往病情较重且死亡率更高。

病情轻重不等,可分为无症状型(占 5%~50%)与出血热型(病死率 50%)。常无前驱症状,骤起发病,39℃~40℃ 高热伴有寒战、头痛、头昏和肌痛。开始通常脉搏较快,到第 2 天出现相对缓脉(Faget's sign,Faget 征)。面部发红,眼睛充血。恶心、呕吐、便秘、严重虚弱、烦躁为常见症状。对于轻型病例,1~3d 后疾病恢复。然而,在中度或重度的情况下,体温在发病后 2~5d 突然下降,在几个小时或几天内有所缓解,脉搏依然缓慢。出现典型的三联征,即黄疸、严重的蛋白尿和呕血伴上腹部触痛,往往在 5 天后同时出现。也可见少尿或无尿;瘀斑及黏膜出血;神志欠清和神智淡漠等。病程可持续 1 周以上并迅速恢复,且没有明显后遗症。重型患者(恶性黄热病)最后出现谵妄、惊厥及昏迷并最终出现多器官衰竭,恢复期可伴发细菌感染,特别是肺炎。

临床经过典型的是重型黄热病,一般可分为 3 期:

1. 病毒血症期 全身不适、恶心、头晕、高热、寒战、剧烈头痛,全身肌痛尤以下背部明显。面部与眼结膜充血,舌尖及其边缘呈鲜红色,皮肤热而干燥,与高热相关的相对缓脉。本期患者外周血病毒滴度可高达 $10^5 \sim 10^6$ 感染性粒子/ml(infectious particles/ml),是重要的传染源。高热平均持续 3 天,幼儿可有惊厥。实验室检查异常包括外周血白细胞减少达 $(1.5 \sim 2.5) \times 10^9$/L,中性粒细胞减少;发病后 2~3d、黄疸出现之前,血清丙氨酸氨基转移酶(ALT)及门冬氨酸氨基转移酶(AST)水平升高。本期持续 3～6d,随之出现数小时至 24h 的缓解期。缓解期体温恢复正常,症状减轻,病毒被体液免疫与细胞免疫应答清除,免疫学或 PCR 方法可在血液中检出非感染性免疫复合物。顿挫型感染者可以自此恢复,而大约 15%～25% 的病例病情再度加重而进入中毒期。

2. 中毒期　发热及其他全身症状再度出现,有频繁呕吐、上腹疼痛、黄疸、肾衰竭(尿少以至无尿)、低血压甚至休克,以及出血倾向。血清 ALT 水平升高并深度黄疸直接红素水平可达 171～257μmol/L(正常值上限的 10～15 倍);血清 AST 水平明显高于 ALT 水平,推测是由于病毒对心肌与骨骼肌的直接损伤所致。血清 ALT/AST 水平反映了疾病的严重程度,研究表明死亡病例的血清 AST 与 ALT 水平分别达 2766μ/L 与 600μ/L,而有黄疸的存活病例血清 AST 与 ALT 水平则只有 929μ/L 与 351μ/L。蛋白尿是肾脏损害的证据,尿蛋白浓度达 3～20g/L,尿量减少,血清肌酐上升达 265～1061μmol/L。出血表现包括瘀点、瘀斑、鼻出血、牙龈与针刺部位出血,严重者出现呕血或呕吐咖啡渣样物、黑便与子宫出血。

实验室异常包括血小板减少与功能障碍,出、凝血时间延长,纤维蛋白原与 Ⅱ、Ⅲ、Ⅳ、Ⅷ、Ⅹ 因子减少并出现纤维蛋白裂解产物,外周血白细胞增多。心肌损害表现为 ST–T 异常,偶可出现急性心脏肥大。

本期持续 3～8d,存活者可于 2 周内恢复;约 20%～50% 有严重肝肾损害的重症患者,在发病后 7～10d 死亡。死亡前可以出现谵妄、恍惚、昏迷、潮氏呼吸、代谢性酸中毒、严重氮质血症、高血钾、低血糖、体温不升以及脑水肿等。伴有脑水肿者脑脊液压力及蛋白增高但白细胞正常,病毒感染脑组织所致黄热病病毒脑炎极为罕见。本期可有细菌性肺炎或脓毒血症、DIC 等并发症。

3. 恢复期　体温逐渐降至正常,蛋白尿消失且趋于恢复,但虚弱和乏力可持续几周。本期持续 2～4 周,偶有在本期因心律失常而死亡者。黄疸的持续时间尚不确定,恢复期开始后 2 个月甚至更长时间仍可有肝功能异常;肝肾损害可完全愈合,没有坏死后纤维化形成。

【流行史】

黄热病有记载的人间流行已有几百年,历史上流行地区曾波及南美、北美、非洲及欧洲,对人类造成了极大灾难。人类记载的第一次黄热病流行发生在 1648 年的墨西哥的尤卡坦半岛。此前在加勒比海地区已有该病存在。17 至 19 世纪该病通过运输、人员流动传入北美和欧洲后,成为美洲、非洲及欧洲部分地区最严重的传染病之一,造成人群大量死亡。如 1741 年英国 27 000 名士兵攻打哥伦比亚,因 20 000 人感染黄热病而溃不成军;1762 年英国殖民军侵略古巴,15 000 名士兵中 8000 人死于黄热病;1793 年美国费城黄热病大流行全市 1/5 人口死于黄热病,导致社会完全解体。其后疫情沿密西西比河深入到北美中心地带,美国至少有 50 万人罹患此病;1800 年西班牙发生大流行,死亡至少 6 万人;1851 年巴西里约热内卢因本病至少死亡 23 000 人;巴拿马运河开凿第一期工程中曾因本病严重流行而迫使工程停顿;1826 年英国殖民者入侵非洲时发生本病,535 名殖民军在两个月中死亡 115 人。20 世纪 40 至 70 年代,该病主要集中在美洲和非洲的一些国家。1958 年、1959 年,扎伊尔和苏丹相继出现爆发流行。1960—1962 年埃塞俄比亚发生严重大流行,100 万人口中约 10% 感染本病,其中死亡 3 万人。1987—1991 年间,世界卫生组织接到黄热病报告 19 000 例,死亡 4500 例。1994—1995 年西非、中非和东非黄热病再次暴发,1995 年秘鲁发生了一次比 1950 年以来南美洲任何一个国家都要严重的黄热病流行。21 世纪以来,2016 年,非洲罗哥拉等地暴发黄热病疫情,并累计有 11 例病例输入我国,但国内未发生二次感染。2017 年在巴西暴发了一次大规模流行,累计有数千例感染病例,造成数百人死亡。

1988—1990 年是黄热病的一个活跃期,3 年中全球总计发病 8685 例死亡 2643 例,这是自 1948 年向世界卫生组织报告以来最大数量的发病数和死亡数,发病主要集中于尼日利亚,此外是安哥拉、喀麦隆和尼日利亚。而且实际情况更为严重,全球每年估计的发病数为 200 000 例,死亡接近 30 000 例。疾病仅在非洲和南美某些国家中呈地方性流行。在非洲黄热病地方性周期性的暴发流行使感染人数很大,感染者以儿童多见,病死率高达 20% ~80%。非洲共有 33 个国家受到疾病的威胁。与非洲流行情况相反,在南美洲黄热病是成年林区工人中的一种突出的疾病,大多数报道的病例都发生在与森林有周期性接触的人群中。

【流行病学特征】

黄热病的流行形式因蚊媒以及脊椎动物宿主在病毒传播环节中的作用不同而分为城市型和丛林型。

(一)流行环节

1. 传染源

(1)城市型黄热病 人是主要的中间宿主,主要传染源为黄热病患者,病毒血症一般在发病后持续 3d,偶有早至发病前 4h 及发病后第 5~7d 分离到病毒者。

(2)丛林型黄热病 热带森林中的猴可能是丛林型黄热病的储存宿主、传染源。

2.传播途径

（1）城市型黄热病 通过带毒蚊叮咬易感人群,其唯一传播媒介为埃及伊蚊(伊蚊属/ *Aedes*),以"人-埃及伊蚊-人"的方式流行。

（2）丛林型黄热病 通过带毒蚊叮咬易感人群,其媒介蚊种比较复杂,包括埃及伊蚊、辛普森伊蚊、趋血蚊属(*Hemogogus*)以及煞蚊属(*Sabethes*)等,以"猴-伊蚊或趋血蚊等-猴"的方式循环传播;因趋血蚊属仅在森林中的猴子间传播 YFV,人因偶尔被叮咬而感染。YFV 在蚊体内一般以 24℃~30℃、9~13d 增殖后,才具有传染性并终生带毒。

3.易感人群 人对黄热病病毒普遍易感,感染后 4~5d 即可产生抗体,其中和抗体可持续存在而具有持久免疫力,未见有再次感染者。

（二）流行特征

1.地区分布 主要流行在非洲和南美洲的热带地区。丛林型黄热病于 1932 年在巴西首次发现。在中南美洲热带地区,丛林型黄热病通过森林趋血蚊和森林中的灵长类动物持续传播;而在非洲热带地区,黄热病病毒在埃及伊蚊与猴间循环传播。

2.时间分布 热带地区流行,3~4 月份病例较多。

3.人群分布 人群普遍易感,人群分布与地域和媒介昆虫分布相关。城市型黄热病通过埃及伊蚊在人与人之间传播;丛林型则是在森林内通过森林趋血蚊(趋血蚊属/*Hemogogus*)在蚊与灵长类动物如猴间循环传播,当人进入森林偶然被感染蚊叮咬而可能发生本病。

【诊断】

在流行地区,首例黄热病的确诊对及时采取预防措施极为重要。流行病学资料及有本病典型临床表现的病例具有重要的诊断参考价值,需借助特异性的实验室检查予以确诊。本病的早期,散发或轻型病例不易确诊,需借助于实验室检查。钩端螺旋体病及虱传回归热也有黄疸、出血、DIC 与高死亡率,应与黄热病相鉴别;其他必须鉴别的疾病包括病毒性肝炎与严重疟疾。其他病毒性出血热通常不具黄疸,但登革出血热与克里米亚-刚果出血热偶可类似黄热病,应予以鉴别。

特异性实验室诊断依赖于黄疸出现前血液中病毒、病毒核酸或病毒抗原的检测。病毒分离可以取病程第 3 日前的血液或死亡病例的肝组织悬液,通过乳鼠脑内接种、伊蚊胸内孵育或细胞培养方法进行,细胞培养以 AP61 细胞(伊蚊传代细胞)最为敏感,但其他哺乳动物细胞如 Vero E6(非洲绿猴肾细胞)、SW13(人肾上腺皮质腺癌细胞)、BHK21(地鼠肾细胞)也可应用,分离培养后用免疫荧光法或检测核酸的方法鉴定病毒。荧光定量 RT-

PCR 是目前早期诊断黄热病的主要检测手段,标本除了血液外,还可采集唾液、尿液等样本。应用单克隆抗体建立的 ELISA 方法检测发病早期血清中的病毒抗原,可对黄热病进行快速、早期诊断。血清学诊断主要是应用 ELISA 方法检测血清 IgM 抗体,恢复期血清 IgG 抗体效价较急性期升高 4 倍或 4 倍以上可以确诊,或者利用空斑减少中和试验检测中和抗体。但血清学诊断需要注意与登革病毒、寨卡病毒和西尼罗病毒等其他黄病毒属成员做好鉴别诊断。肝脏穿刺病理学检查可见典型的小叶中间带坏死以及病毒抗原表达,但对于有致命性出血倾向者,则禁止肝穿刺活检。

【治疗】

目前尚无特效抗病毒治疗,有体内外实验研究显示丙肝特效药索非布韦对该病有一定的治疗效果。

加强护理、一般的支持与特殊的对症治疗至关重要。患者应卧床休息并吸氧,足够的营养供给以防止低血糖的发生,必要时经鼻胃管给以胃肠营养;抑制胃酸分泌、预防胃肠道出血;为预防消化道出血,所有住院患者均可使用质子泵抑制剂或 H2 受体阻滞剂。有出血者,可以静脉输注新鲜冰冻血浆或凝血因子;低血压、休克者予以补液扩容,必要时给予血管活性物质如多巴胺;纠正代谢性酸中毒,维持内环境稳定;肾衰竭者可以血液透析治疗,有继发细菌感染者可给予适当的抗生素治疗,心肌损害者可试用肾上腺皮质激素。

【预防与控制】

预防黄热病的关键是防蚊、灭蚊及推行疫苗接种。我国迄今尚未发现本地黄热病,主要是防止本病输入,尤其我国南方沿海的福建、广东、海南地区有埃及伊蚊存在,应警惕潜伏期黄热病患者或带病毒埃及伊蚊传入本病的可能。

（一）对前往疫区的人员开展免疫预防和旅游卫生知识宣教

黄热病可以进行疫苗预防,接种 17D 减毒活疫苗可以有效预防黄热病病毒感染;抗体于接种后 7～10d 出现,持续至少 10 年,可对所有前往黄热病疫区居住或旅行有真正暴露危险的 9 月龄及以上人群实行主动免疫。教育前往疫区的旅行者提高防范意识,采取驱蚊剂、长袖衣物等防蚊措施,防止在境外感染并输入黄热病;一旦出现可疑症状,应主动就诊并将旅行史告知医生。

（二）加强国境检疫,严防疾病输入

对来自流行地区的入境人员应加强卫生检疫,并按要求出示有效的预防接种证明书;口岸检疫部门一旦发现可疑病例,应留验观察并及时通报卫生部门做好疫情调查和处理;

对于来自疫区的车、船、飞机及进口货物应进行适当的杀虫。

(三)做好病例的报告和管理

各级医疗机构发现疑似黄热病病例后要及时报告,使卫生行政和疾控部门尽早掌握疫情并采取必要的防控措施;对疑似和确诊病例进行隔离治疗,避免接触患者的血液和体液;将患者置于蚊帐内以防蚊虫叮咬而传播黄热病病毒;疾控部门应及时对病例的感染来源展开流行病学调查,评估疫情扩散风险。

小　结

　　YFV 属黄病毒科、黄病毒属,是有包膜、单正链的 RNA 病毒,基因组有感染性。蚊子为媒介生物。主要在非洲和中南美洲流行。可引起流感样症状、出血、黄疸、肾衰竭等症状,致死率较高。只有一个血清型,病后免疫保护力持久。临床症状较典型,一般结合流行病学史、实验室证据进行诊断,目前尚无特效疗法,一般对患者进行加强护理、一般的支持与特殊的对症治疗。有 17D 减毒活疫苗可供使用,免疫后 10d产生保护力,一般可持续 10 年以上,前往疫区可提前免疫。

(叶　伟)

第五节　登革病毒

登革病毒(dengue virus,DENV)首次在 1942 年 9 月于日本长崎市分离并被命名为Mochizuki 株,为有包膜的单正链 RNA 病毒,分为四个血清型,其中 2 型传播最为广泛。DENV 主要经由埃及伊蚊(*Aedes aegypti*)及白纹伊蚊(*Aedes albopictus*)叮咬传播,流行区域为伊蚊活跃的热带及亚热带地区。DENV 感染人体可引起出血热性疾病,临床表现为高热、骨痛、皮疹、休克等,分为登革热(dengue fever,DF)、登革出血热(dengue hemorrhagic fever,DHF)及登革休克综合征(dengue shock syndrome,DSS)。目前,DENV 是全球蔓延最快和感染人数最多的虫媒病毒,由于全球变暖、人口流动等原因,其所致疾病的发病率在过去 50 年间暴增 30 多倍,威胁全球 100 多个国家和地区的 30 亿人口。自 1978 年以来,我国南方不断发生登革热的流行或暴发流行。DENV 感染已是世界上重要公共卫生问题之一。

【病原特征】

登革病毒是黄病毒科(*Flaviridae*)黄病毒属(*Flavivirus*)的成员,基因组为单正链 RNA,长约 11kb,基因组 5′端和 3′端为非编码区,中间为开放读码框(ORF),编码 3 种结构蛋白和至少 7 种非结构蛋白。结构蛋白包括衣壳蛋白(C 蛋白)、膜蛋白(M 蛋白)和包膜蛋白(E 蛋白)。C 蛋白为一种非糖基化蛋白,具有特异的抗原表位,但一般不诱导机体产生中和性抗体。M 蛋白由前膜蛋白经蛋白酶裂解而来,存在于成熟的病毒颗粒的包膜中,是一种非糖基化膜蛋白。E 蛋白是病毒的主要包膜糖蛋白,在病毒的致病和免疫过程中起十分重要的作用。E 蛋白能与易感细胞表面的特异性受体结合,并含有与融合相关的结构域,因此与病毒的吸附、穿入和细胞融合有关;E 蛋白含有型特异性、亚群特异性、群特异性、黄病毒亚组特异性、黄病毒组特异性等抗原表位,是登革病毒分型的依据;E 蛋白还具有中和抗原表位,能诱导机体产生中和抗体;E 蛋白具有血凝素活性,能凝集鹅或鸽红细胞;此外,E 蛋白可能还含有抗体依赖的感染增强作用(antibody - dependent enhancement,ADE)表位,与 ADE 作用有关。7 种非结构蛋白分别为括 NS1、NS2a、NS2b、NS3、NS4a、NS4b、NS5,存在于病毒感染的细胞中,它们的功能与其他黄病毒属病毒相似,与病毒的复制、蛋白加工及病毒颗粒的装配与释放有关。此外,NS1 蛋白还可分泌到细胞外或存在于感染细胞的胞膜上,具有很强的抗原性,可诱导机体产生特异性抗体,抗 NS1 抗体虽然对病毒没有中和作用,但可通过 ADCC 或补体激活等途径杀伤表达有 NS1 抗原的靶细胞,在抗病毒免疫过程中起一定作用。

乳鼠是对登革病毒最敏感的实验动物,可用脑内接种分离培养病毒。成年鼠对登革病毒不敏感,但 DENV-2 经鼠脑传代成为适应株后,可使三周龄小鼠发病。猩猩、猕猴和长臂猿等灵长类动物对登革病毒易感,并可诱导特异性免疫反应,可以作为疫苗研究的动物模型。多种哺乳类及昆虫来源的传代细胞对登革病毒敏感,其中白纹伊蚊 C6/36 细胞是最常用的细胞,病毒在细胞中增殖并引起明显的细胞病变。登革病毒也可在人单核细胞和人血管内皮细胞中增殖,但不引起明显的细胞病变。此外,白纹伊蚊、埃及伊蚊和巨蚊经胸腔接种登革病毒后,可产生高滴度的病毒。

【临床特征】

登革病毒通过蚊子叮咬进入皮肤后,先在树突状细胞初步增殖,随后移行到毛细血管内皮细胞和淋巴结单核细胞系统中继续增殖,最后经血流播散,引起疾病,潜伏期约 4～8d。临床上可表现为三种不同类型:登革热(DF)、登革出血热(DHF)与登革休克综合征

（DSS），前者属于自限性疾病，病情较轻，后两者属于严重的临床类型，病情较重。一般认为，DENV 二次感染易造成重症，与 ADE 作用有关，即初次感染后机体内存在的 IgG 抗体可与再次感染的 DENV 形成免疫复合物，通过单核细胞/巨噬细胞等表面的 Fc 受体结合增强了病毒对细胞的吸附与感染，免疫细胞过度活化释放炎性细胞因子以及被免疫复合物激活的补体系统都会导致毛细血管通透性增加，血浆渗透，出现出血、休克等严重症状。

1.登革热　起病急、畏寒发热，体温可迅速升高到 39℃～40℃，常在第 3～4d 时下降至正常或接近正常，1～2d 后再次升高，呈双峰热或不规则热型，少数患者疼痛剧烈，因此，登革热也被称为"断骨热"。发病初期有头痛、眼球后痛、肌肉痛及关节痛。颜面潮红、眼结膜充血及浅表淋巴结肿大。常有恶心、呕吐、腹痛、腹泻等。儿童往往病情较轻。皮疹于病后第 3～6d 出现，多数为红色斑丘疹或麻疹样皮疹，少数为猩红热样皮疹，压之褪色。典型病例病程为 7～10d，轻者仅发热 2～4d。

2.登革出血热　患者除具有上述登革热的临床症状外，发热早期在四肢、腋窝、面部和软腭等出现散在的小出血点，热退时可见融合性瘀点或瘀斑。少数患者可出现鼻衄、牙龈出血或轻度肠出血。束臂试验阳性。部分患者有肝脾肿大。病程为 5～7d。

3.登革休克综合征　严重登革出血热病例在发热 2～4h 后，病情突然恶化，出现体温骤降，皮肤发冷，口唇青紫，脉速，烦躁不安或昏迷，血压下降等休克症状。休克期持续约 12～24h，此时患者多有生命危险。

【流行史】

登革病毒的流行区域与媒介伊蚊的分布一致，流行于北纬 25° 至南纬 35° 之间的热带及亚热带地区，并有向温带地区扩散的趋势。1780 年美国费城首次报道了登革热的流行。1903—1904 年在马来西亚巴生港发生由埃及伊蚊传播的登革热疫情。1922 年美国南部暴发登革热疫情，100～200 万人发病。1923 年登革热在巴西流行，1925—1926 年澳大利亚北部发生登革热流行，56 万人患病。1928 年希腊发生登革热疫情，病例数超过 100 万。1942—1945 年太平洋群岛发生登革热流行，日军在第二次世界大战期间登革热患者达 200 万。第二次世界大战后，登革热主要在东南亚地区、西太平洋地区、美洲和非洲地区流行，疫情已波及超过 100 个国家。我国登革热首次流行在 1873 年，第二次世界大战期间我国的广州、厦门、杭州、上海、江西、湖北、台湾等南方地区出现流行。1944 年，登革热在上海至南通一带广泛流行后三十几年未见登革热疫情，直至 1978 年，登革热在广东省佛山市石湾镇突发流行；1979 年，在海南岛流行；自 20 世纪 90 年代起，广东、广西、福建、浙江、台湾、海南等地区登革热不断地流行或者暴发流行；2014 年，广东省暴发了近 20 年来最大的登革热疫情,发病人数超过4.5万例。

【流行病学特征】

(一)流行环节

1.传染源　人和灵长类动物是 DENV 的主要储存宿主。在热带和亚热带丛林地区,猴类和猩猩等灵长类动物对 DENV 易感,是丛林型登革热的主要传染源。动物感染后不出现明显的症状及体征,但有病毒血症,蚊子通过叮咬带毒动物而形成病毒在自然界的原始循环。

在城市和乡村地区,患者和隐性感染者是主要传染源,感染者在发病前24h 到发病后5d 内出现病毒血症,血液中含有大量的病毒,在此期间通过蚊虫叮咬而传播,形成人-蚊-人循环。

2.传播途径　主要通过蚊子叮咬传播病毒。白纹伊蚊和埃及伊蚊是登革病毒的主要传播媒介。埃及伊蚊和白纹伊蚊已通过人类活动传播至非洲、美洲、澳洲和欧洲等一些地区,其生存区域已从热带和亚热地区扩大至温带地区。在我国,埃及伊蚊主要分布在台湾地区、海南、广东省雷州半岛和云南省的边境等北纬22°以南区域。白纹伊蚊在我国分布十分广泛。

3.易感人群　人群普遍易感。

(二)流行特征

1.地区分布　登革病毒的流行区域与媒介伊蚊的分布一致,流行于北纬25°至南纬35°之间的热带及亚热带地区,并有向温带地区扩散的趋势。

2.时间分布　在热带地区,一年四季均可流行。在亚热带和温带地区则有明显的季节特征,流行季节与蚊子密度的高峰期一致,以夏、秋季为主。

3.人群分布　在地方性流行区,儿童发病率较高,绝大多数重症病例发生于儿童。

【诊断】

登革病毒的分离与培养是其诊断的金标准,但由于分离操作费时费力,并不常用。目前常用的方法是血清学诊断和核酸检测。

(一)病毒的分离培养

采集早期患者血清接种白纹伊蚊 C6/36 细胞或乳鼠脑内接种进行病毒的分离培养,亦可用白纹伊蚊或埃及伊蚊胸腔接种法分离培养病毒。

(二)血清学检查

应用抗体捕获 ELISA 法或免疫层析法检测登革热患者血清中特异性 IgM 抗体,是最常用的登革热早期快速诊断技术。用 ELISA 法或免疫层析法检测血清中特异性 IgG 抗体也广泛用于登革热的实验室诊断。特异性 IgG 抗体检测需取急性期和恢复期双份血清,恢复期血清 IgG 抗体水平比急性期呈 4 倍或 4 倍以上升高有诊断意义。此外,在登革病毒感染早期,NS1 抗原即大量表达在感染细胞表面并存在于感染者的血液中,因此用 ELISA 法检测患者血清中登革病毒 NS1 抗原亦可对登革热进行早期快速诊断。

(三)病毒核酸检测

RT – PCR 技术检测登革病毒核酸,可用于病毒的早期快速诊断及病毒分型。

【治疗】

急性期应卧床休息。高热时先用物理降温、慎用解热止痛药,因可诱发溶血;短期小剂量泼尼松(5mg,每日 3 次)可缓解高热等病毒血症症状。尽可能口服补液。严重出血时应用止血药,输入含丰富血小板的新鲜血浆。确诊为登革休克综合征时则要快速补液以扩张血容量,并加入血浆或羧甲淀粉,但不宜输入全血,以免加重血液浓缩。至今尚无特异有效的抗 DENV 药物。

【预防与控制】

防蚊、灭蚊是目前预防登革热的主要手段。疫苗接种是预防登革热最有效途径,近年来,登革疫苗的研究取得了重要进展,数种基因工程疫苗已进入临床试验,其中重组四价减毒活疫苗(CYD – TDV)获准在一些流行区使用,该疫苗含有登革病毒 4 种血清型的抗原成分,但其安全性、有效性和免疫持久性尚需进一步研究。

小 结

DENV 属黄病毒属,为单股正链 RNA 病毒。感染可引起登革热、登革出血热、登革休克综合征。埃及伊蚊和白纹伊蚊为主要传播媒介。DENV 主要流行于热带及亚热带地区,并有向温带地区扩散的趋势。目前,一种重组四价减毒活疫苗(CYD – TDV)获准在一些流行区使用,但是预防效果有限。防蚊、灭蚊是目前预防登革热的主要手段。新的抗 DENV 药物尚在研制之中。

(雷迎峰)

第六节　拉沙病毒

拉沙病毒(Lassa virus)是一种主要经啮齿类动物传播的沙粒病毒科(*Arenaviridae*)病毒,是急性病毒性出血热拉沙热(Lassa fever)的病原体该病病死率高。20世纪50年代首次被发现,但直到1969年才分离出病毒。临床表现主要为发热、寒战、咽炎、胸骨后疼痛和蛋白尿,可出现多系统病变,主要流行于尼日利亚、利比里亚、塞拉利昂和几内亚等西非国家。

【病原特征】

拉沙病毒于1969年从一名在尼日利亚拉沙镇教会医院工作的受感染的美国护士的血液中分离得到,该病毒为沙粒病毒科成员,具有沙粒病毒的共同特点。病毒颗粒呈多形性,含沙粒状颗粒,直径为70~150nm,有包膜,上有刺状突起。拉沙病毒可在Vero细胞中繁殖,也可以感染多种动物如小鼠、仓鼠、豚鼠、恒河猴等。

病毒基因组由两个节段的单股负链RNA,即大片段(L)和小片段(S)RNA组成,其中S片段长约3.4kb,编码糖蛋白前体蛋白(GP)和核蛋白(N);L片段长约7.2kb,编码病毒RNA聚合酶(RdRp)和锌结合蛋白(Z)。拉沙病毒可在绿猴肾原代及传代细胞Vero细胞中生长繁殖,并引起细胞病变及蚀斑,组织培养4~7d后可分离到病毒。应用单克隆抗体可将该病毒分为4个明显不同的地区型别,分别为尼日利亚型、塞拉利昂及利比里亚型、中非共和国型、津巴布韦及莫桑比克型。

拉沙病毒对理化因素的抵抗力较弱,对热、紫外线、脂溶剂、去污剂等敏感。不耐酸、不耐热。

【临床特征】

潜伏期6~21d,平均10d。拉沙热的发病是渐进性的,患者表现为发热、常达40℃左右,多呈稽留热,发热多为持续性或间歇性。伴有全身不适,头痛、咽喉痛、咳嗽、恶心、呕吐、腹泻、肌肉酸痛和胸痛、腹痛。

病期第3、4日时2/3的患者出现干咳,伴胸骨后和上腹部疼痛,可呈尖锐性或烧灼样疼痛,向前弯身可加重,约20%的患者出现间质性肺炎,胸腔可出现渗液,部分尚可闻及胸膜摩擦音。部分患者可有中、下腹部痉挛性疼痛,伴恶心、呕吐及腹泻。70%患者有渗出性咽峡炎,咽峡部、扁桃体弥漫性充血、水肿,偶有出血点,半数以上有分泌物,且有白色的斑点或黄色斑点,斑片粘连在扁桃体上,不易抹去,偶有溃疡形成。病情严重者于病期 6~10d 时由于咽部高度水肿而呼吸困难,可呈急性呼吸窘迫综合征(ARDS)表现,出现缺氧性发绀、血压下降、休克、四肢皮肤潮湿。少数患者(5%~20%)在病程3~6d上述表现加重。病程后期可出现脑膜脑炎,可表现为耳聋、耳鸣、震颤、肌阵挛性抽搐、癫痫样发作、定向力障碍、痴呆、嗜睡、昏迷等,致死性病例表现为多脏器功能障碍、衰竭。

轻型患者多于病期 10d 开始恢复,热退,头痛、咽痛、胸痛缓解。在康复的过程中可能会出现暂时性脱发、共济失调及听觉神经损伤等。妊娠女性 80% 以上的病例会导致胎儿死亡。此外,25% 的患者会出现神经性耳聋,其中只有一半的人经过 1~3 个月后能恢复部分听觉功能。

重症儿童病例可出现严重全身水肿、口唇起泡、腹胀和出血等,病死率高。

后遗症:主要为神经精神系统后遗症,如听觉异常、耳聋,前庭功能障碍,幻觉、痴呆、躁狂、抑郁等。

【流行史】

拉沙热是传染性很强的急性出血性疾病,该病于 20 世纪 50 年代首次发现,1969 年在尼日利亚拉沙镇,从一位病死的美国教会医院护士身上分离出病毒,故以此命名。流行地区主要为中非共和国、几内亚、利比里亚、塞拉利昂和尼日利亚等国家。每年约有 30 万~50 万人感染,死亡人数约为 1 万人/年。自 20 世纪 50 年代首次发现拉沙热病例以来,南美洲、北美洲、欧洲及日本均出现过拉沙热疫情,多为散发。据一项塞拉利昂东部开展的流行病学调查发现,1970—1972 年该地区采矿业人员拉沙热发病率达到了拉沙热发病史上最高水平。2012 年初,WHO 确认了尼日利亚出现的拉沙热暴发疫情。截至 2012 年 3 月 22 日,尼日利亚全国 36 个州中,已经有 19 个州出现了拉沙热疫情,共计发生 623 例病例,其中 70 例死亡。

【流行病学特征】

(一)流行环节

1. 传染源　拉沙病毒在自然界中的主要传染源和宿主为啮齿动物,以多乳鼠(*Mastomysnatalensis*)为主,其次还有黑家鼠(*Rattus rattus*)和小鼷鼠(*Mus minutoides*)。多乳鼠感染拉沙病毒并不发病,受染后可长期携带病毒,鼠粪、尿、唾液、鼻咽部分泌物污染食物、水源、用具、尘土和环境,成为人类感染本病的主要传染源。感染拉沙热的患者和隐性感染者亦为传染源,可导致医院内感染。

2. 传播途径 拉沙热为人兽共患疾病，人主要通过接触受染动物及其排泄物而感染。也可通过直接接触拉沙热患者的血液、尿、粪便或其他身体分泌物，以及通过污染的针头等感染。拉沙病毒可发生人际传播或医院内感染。尚无证据表明人与人之间可通过空气传播。

3. 易感人群 人对拉沙病毒普遍易感，隐性感染及轻症病例占多数。

(二) 流行特征

1. 地区分布 拉沙热主要分布于几内亚、利比里亚、塞拉利昂和尼日利亚等西非国家，在布基纳法索、中非共和国、冈比亚、加纳、科特迪瓦、马里、塞内加尔等国家也存在拉沙病毒感染的血清学证据。据估计，每年新发病例数达 100 000 人以上，其中约 1 000 ~ 3 000 人死亡 (病死率 1% ~ 3%)，住院患者的病死率为 15% ~ 25%。输入性拉沙热通过人员往来，特别是旅游向其他地区传播，自 1969 年以来，美国、英国、德国、荷兰、以色列、日本、加拿大等国家均有输入性病例的发生，引起世界卫生组织的高度重视。

2. 季节分布 无明显的季节性，全年均可流行。高发季节为干燥的 1 至 3 月、5 至 11 月，潮湿季节发病率最低。

3. 人群分布 任何年龄均可感染发病，无性别、职业和种族差异。多呈散发流行，暴发流行则主要发生在医院，可引起其他住院患者、医务人员以及密切接触者继发感染。

【诊断】

(一) 诊断依据

1. 流行病学资料 生活在拉沙热流行地区或 3 周内有疫区旅行史。

2. 临床特点 发热、咽炎、胸骨后疼痛和蛋白尿可作为早期诊断线索。

3. 实验室检查 ①血清中特异性病毒抗原阳性；②血清特异性 IgM 抗体阳性；③恢复期血清特异性 IgG 抗体效价比急性期有 4 倍或 4 倍以上增高；④从患者标本 (外周血) 中检出病毒 RNA；⑤从患者标本 (发病期血液、口咽含漱液、胸腔渗液、尿液等) 中分离到病毒。

(二) 诊断

1. 疑似病例 具有流行病学史和临床表现。

2. 确诊病例 疑似或临床诊断基础上具备诊断依据中实验室检查任一项者。

(三) 鉴别诊断

本病应与流感、疟疾、伤寒、黄热病，及其他病毒性出血热如埃博拉出血热等鉴别。

1. 病原学检查

(1)血清学检查 ELISA 法是血清学方法之中敏感性和特异性最高的检测方法,分别高达 88% 和 95%,而特异性 IgM、IgG 抗体分别在感染后第 2 周和第 3 周出现,对于判断拉沙热急性感染有诊断意义。

(2)RT – PCR 检测 检测患者外周血中的病毒 RNA,更敏感,特异性好,有早期诊断价值。

(3)病毒培养 病毒分离是传染病病原检测的可靠依据,自患者有发热症状到其发病 14d 以内的血液、口咽含漱液、胸腔渗液、尿液等均可作为病毒培养标本,血液培养分离阳性率最高,即便抗体出现以后仍可分离出病毒。常规使用 Vero E6 细胞或乳鼠脑内接种分离,一般需要 4 ~ 7d 方可检出病毒。

2. 其他检查

(1)血液常规 外周血白细胞正常或降低,分类正常;多有轻度贫血,血小板计数无明显减少。

(2)尿液检查 尿蛋白阳性,可有多少不等的红细胞,有时甚至可呈血尿。

(3)生化检查 肾功能异常,尿素氮(BUN)多呈中度增高。肝功能可明显异常,ALT、AST、ALP、γ – GT 均可增高,ALT 较 AST 增高更明显,提示除肝脏外还有心肌及全身肌肉受损。

【治疗】

本病无特效药物治疗,主要为对症处理。应采取严密隔离至少 3 ~ 4 周。拉沙热经治疗后大部分病例预后良好,少数可遗留听力丧失等后遗症,病死率不足 1%。重症病例病死率约为 15% ~ 25%,孕妇感染后病死率较高。

(一)对症支持治疗

卧床休息,水电解质平衡,补充血容量防止休克,密切观察心肺功能,监测血压、肾功能,继发细菌感染时使用抗生素。体温在 39℃ 以上时可用物理退热,亦可用药物适当降温。

(二)抗病毒治疗

利巴韦林(ribavirin)发热期均可使用,应尽早应用,病程 1 周内接受治疗可降低病死率。

(三)免疫血浆

1969 年就开始使用免疫血浆治疗,但免疫血浆的获得、检测、控制、储存等方面存在困难,且免疫血浆的疗效在动物实验中相对有限。

【预防与控制】

拉沙热的预防主要采取以下措施:

(一)控制传染源

主要为灭鼠和环境整治,降低鼠密度。

(二)切断传播途径

主要为防鼠,避免直接接触鼠类及其排泄物。

(三)保护易感人群

目前尚无可供使用的疫苗,主要采取个体防护措施,家庭成员和医务人员避免接触患者血液、体液和排泄物。

具体的预防控制包括:

(一)预防措施

1. 加强国境检疫,预防疫情输入。对来自西非流行地区的人员、动物与货物做好口岸检疫,严防疾病输入,尤其应加强对可疑病例与染疫动物的检疫,口岸检疫部门一旦发现病例,应及时通报卫生疾控部门作好疫情调查与处理。

2. 加强对出境人员防病知识的宣传。防止拉沙热流行的最有效的方法是切断人与鼠类之间的接触。前往流行地区的人员应避免与疑似病例及鼠类接触,采取有效措施防止鼠类进入家中,避免接触鼠类污染的食物与物品。注意做好食品卫生、食具消毒与食物保藏等工作。

(二)控制措施

1. 医学观察、留验与隔离　对疑似病例应就地进行医学观察,留验处理。对确诊病例必须在专业的传染病治疗机构进行严格的隔离治疗。由于可以发生院内感染,因此必须采取严格的隔离措施。消毒患者的体液、分泌物与排泄物,以及患者接触过的所有物品、血液检查用实验器械、可疑污染场所,可选择敏感消毒剂进行喷洒、喷雾或熏蒸消毒处理,常用消毒剂有0.5%次氯酸钠溶液或加去污剂的苯酚(石炭酸)溶液;其他可供选择的方法有高压消毒、焚化或煮沸,紫外线可作空气消毒。

2. 个人防护　凡接触、护理患者与染疫动物者,以及进行疫点处理的工作人员必须穿戴全套防护服与防病毒面罩进行操作。

3. 接触者管理　拉沙热的潜伏期可短至3d,因此有必要迅速和有效地开展接触者追踪。凡在拉沙热患者传染期内可能密切接触的所有人员,都应进行隔离视察,每日两次测量体温,直至最后一次接触 3 周后,一旦体温超过 38.3℃,则应立即进行隔离治疗。

小 结

　　拉沙病毒属于沙粒病毒科,有包膜、单负链 RNA 病毒,基因组有两个节段,且不具有感染性。主要经啮齿动物传播,但也可通过与患者密切接触传播。临床上可引起急性病毒性出血热——拉沙热,病死率高。临床表现主要为发热、寒战、咽炎、胸骨后疼痛和蛋白尿,可出现多系统病变。主要流行于尼日利亚、利比里亚、塞拉利昂和几内亚等西非国家。目前尚无特效药物治疗,主要为对症处理。

(张芳琳)

第七节 汉坦病毒

　　汉坦病毒(Hantavirus)最早是在 1978 年从韩国汉滩河流域黑线姬鼠的肺组织中分离得到。2016 年,国际病毒分类委员会将其归于布尼亚病毒目(*Bunyavirales*)、汉坦病毒科(*Hantaviridae*)、正汉坦病毒属(*Orthohantavirus*)。根据抗原性和基因结构的不同,目前汉坦病毒至少可分为 20 多个不同的型别。汉坦病毒的名称来自原型病毒汉滩病毒(Hantaan virus),为避免混淆,一般"汉坦病毒"是泛指汉坦病毒科、属,或该科、属的各型病毒;而"汉滩病毒"则是特指汉坦病毒科正汉坦病毒属中的汉滩型。

　　汉坦病毒主要通过啮齿类动物传播,感染人体可以引起两种急性传染病,一种是肾综合征出血热(hemorrhagic fever with renal syndrome,HFRS),临床表现为发热、出血、急性肾功能损害和免疫功能紊乱;另一种是汉坦病毒肺综合征(hantavirus pulmonary syndrome,HPS),主要表现为肺浸润、肺间质水肿,并可迅速发展为呼吸窘迫、呼吸衰竭。

　　HFRS 主要流行于亚欧大陆,以往曾被称为流行性出血热(epidemic hemorrhagic fever,EHF)、朝鲜出血热(Korean hemorrhagic fever,KHF)、远东出血热、出血性肾病肾炎(hemorrhagic nephroso‐nephritis)以及流行性肾病(nephropathia epidemica,NE)等,1982 年世界卫生组织将其统一命名为 HFRS。引起 HFRS 的汉坦病毒被称为旧大陆汉坦病毒,如汉滩病毒(Hantaan virus,HTNV)、汉城病毒(Seoul virus,SEOV)、多布拉伐‐贝尔格莱德病毒(Dobrava‐Belgrade virus,DOBV)、普马拉病毒(Puumala virus,PUUV)等型别,我国是世界上 HFRS 疫情最严重的国家,在我国流行的主要是 HTNV 和 SEOV。HPS 主要流行于美洲大陆,引起 HPS 的汉坦病毒被称为新大陆汉坦病毒,有辛诺柏病毒(Sin Nombre virus,SNV)、安第斯病毒(Andes virus,ANDV)等型别。我国迄今尚未有 HPS 的病例报道,故下述介绍以 HFRS 为主。

【病原特征】

汉坦病毒为有包膜病毒,病毒颗粒具有多形性,多呈圆形或卵圆形,其直径一般在 80nm～210nm 之间,平均约 120nm。汉坦病毒的包膜表面有由病毒编码的糖蛋白组成的突起,包膜内是病毒的核衣壳,由核衣壳蛋白、RNA 聚合酶和病毒核酸组成。汉坦病毒的基因组为分节段的单股负链 RNA,分为大(L,约 6.3 ～6.5kb)、中(M,约 3.6～3.7kb)、小(S,约 1.6～2.0kb)三个片段,分别编码病毒的 RNA 聚合酶、两种包膜糖蛋白(glycoprotein,GP)Gn 和 Gc,以及核衣壳蛋白(nucleocapsid protein,NP)。不同型别的汉坦病毒其 L、M、S 三个片段的末端 14 个核苷酸序列高度保守,使病毒基因组 RNA 形成环状或柄状结构,该结构有利于保持 RNA 的稳定,并可能与病毒的复制和装配有关。

汉坦病毒的抵抗力不强。对酸、脂溶剂(如乙醚、氯仿、丙酮、苯等)敏感;一般的消毒剂(如来苏儿、新洁尔灭)、56℃～60℃ 30 min、紫外照射等均能灭活病毒。

汉坦病毒可以在多种传代、原代及二倍体细胞中生长。实验室分离和培养该病毒常用非洲绿猴肾细胞(Vero‐E6)、人肺癌传代细胞系(A549)。病毒在培养的细胞内增殖较为缓慢,一般在接种病毒后的 7～14d 后病毒滴度达高峰。汉坦病毒致细胞病变作用较弱,对有些细胞甚至不会产生明显的病变效应,故常采用免疫学方法检测病毒的增殖。病毒可感染多种动物,如黑线姬鼠、长爪沙鼠、小白鼠、大白鼠等,但仅小白鼠乳鼠感染后可发病、致死,其余均呈自限性隐性感染,无明显症状。

【临床特征】

人对汉坦病毒普遍易感,多数呈隐性感染,仅少数发病,病后可获得稳定、持久的免疫,罕见二次发病。正常人群的隐性感染率从 1%～20% 不等,感染后是否发病与病毒的型别、机体免疫状况等有关,其中 SEOV 的隐性感染率高于 HTNV,但其显性感染的病情则轻于 HTNV。汉坦病毒感染可以引起 HFRS 和 HPS,临床上这两种疾病的表现差异大,发病机制也不尽相同。HFRS 多见于青壮年,男性多于女性,少见儿童发病,主要与接触病毒机会的多少有关。

1. HFRS　HFRS 临床表现主要为发热、出血和急性肾功能损害。发病初期表现为眼结膜、咽部、软腭等处充血,常见软腭、腋下、前胸等处有出血点,多呈现"三痛"(头、眼眶、腰部疼痛)和"三红"(颜面、颈、上胸部潮红);随后病情加重,可表现为多脏器出血、低血压及肾功能衰竭。HFRS 典型的临床经过可分为五期,即发热期、低血压(休克)期、少尿期、多尿期和恢复期,最凶险的是低血压(休克)期和少尿(急性肾功能衰竭)期。HFRS 的病死率根据型别不同差异较大,从 3% ~ 15% 不等。

2. HPS　HPS 临床主要表现为发热、进行性加重的咳嗽和急性呼吸衰竭,一般没有严重的出血症状,多表现为急骤发病,初期主要为非特异性症状,如畏寒、发热、肌肉疼痛、头痛等,约 2 ~ 3d 后迅速出现咳嗽、气促、呼吸窘迫,继而发生呼吸衰竭,病死率达 30% 以上。

【流行史】

汉坦病毒引起的 HFRS 在 20 世纪苏联远东地区军队曾发生过流行,日本关东军也有过相关病例报道,随后日本关东军 731 部队对 HFRS 的病原体进行了惨无人道的相关研究。之后,在朝鲜战争爆发时,交战双方均出现了相关病例,汉坦病毒才真正进入研究视野。最终韩国学者李镐汪 20 世纪 70 年代在韩国汉滩河附近的黑线姬鼠鼠肺样本中第一次分离到了病毒,证实了 HFRS 的病原体为汉滩病毒。我国是世界上 HFRS 报告病例数最多的国家。在 20 世纪 80 年代,随着我国粮食的供应日渐充裕,鼠患也愈演愈烈,全国范围内 HFRS 年报告病例数激增,多达几十万例。近年来,随着 HFRS 灭活疫苗的上市,我国 HFRS 的流行得到了有效的控制。目前,我国每年 HFRS 报告病例数在一万例左右。

在发现汉滩病毒之后,汉坦病毒的病原学研究又陆续发现了褐家鼠携带的汉城病毒、在东欧地区流行的多布拉伐-贝尔格莱德病毒,以及在欧洲地区流行的普马拉病毒。

1993 年春季,美国西南部四角地区第一次报道了 HPS 病例,分离到的病毒之后命名为辛诺柏病毒。随后又陆续在美洲其他地区发现了安第斯病毒等引起 HPS 的病毒。迄今,除美国外,加拿大、巴西、阿根廷、智利、玻利维亚等美洲国家均有 HPS 病例报道。此外,近年来德国、塞尔维亚、斯洛文尼亚、瑞典以及比利时等国家也有 HPS 的流行。

【流行病学特征】

(一)流行环节

1. 传染源　哺乳纲、鸟纲、爬行纲和两栖纲在内的近 200 种或亚种动物可以感染或携带汉坦病毒,但其主要的宿主动物和传染源均为啮齿动物,啮齿动物中主要是姬鼠属、家鼠属和仓鼠科中的林䶄鼠属、白足鼠属。不同型别的汉坦病毒其啮齿动物宿主不同,故其分布主要是由宿主动物的分布决定的。动物感染后一般表现为自限性隐性感染,无明显症状,带毒的动物可通过唾液、尿、粪便等排泄物排出病毒,造成传播。

2.传播途径　汉坦病毒的传播途径目前认为可能有三类五种,具体为动物源性传播(包括经呼吸道、消化道、伤口途径)、虫媒传播(螨媒)和垂直传播(胎盘)。其中最主要的传播途径是动物源性传播,即带毒的动物通过唾液、尿、粪便等排出病毒污染环境,人或动物通过呼吸道、消化道或直接接触被感染动物而受到感染。有研究通过动物实验证实革螨和恙螨可通过吸血、叮咬传播汉坦病毒,但该传播方式对人类感染的作用尚有待证实。带毒孕鼠可通过胎盘将病毒传播给胎鼠,这对汉坦病毒自然疫源地的形成和维持具有重要作用。感染病毒的孕妇也可以通过胎盘将病毒传播给胎儿,但由于汉坦病毒感染所致疾病病情凶险,多会造成死胎或胎儿流产,故该方式在传播疾病方面作用不大。目前尚未证实 HFRS 可以在人-人之间水平传播,但已证实 HPS 存在人-人之间的水平传播。

3.易感人群　人群普遍易感,但多呈隐性感染,仅少数发病。

(二)流行特征

1.地区分布　汉坦病毒的自然疫源地遍布世界五大洲近 80 个国家,其中 HFRS 主要分布于亚洲和欧洲大陆,其疫源地至少分布于 62 个国家,有 55 个国家有 HFRS 病例报告;HPS 的疫源地和疫区则主要分布于美洲大陆。我国是世界上 HFRS 疫情最严重的国家,除新疆以外,其余各省、区、直辖市均有病例报告,病例数占全世界总病例数的 80% 以上。迄今,我国尚无 HPS 病例报告,在动物体内亦未检出相关的汉坦病毒。

汉坦病毒所致疾病分布具有明显的地区性,这与宿主动物(主要是鼠类)的分布与活动密切相关。我国汉坦病毒的主要宿主动物是黑线姬鼠和褐家鼠,其 HFRS 流行主要存在姬鼠型疫区、家鼠型疫区和混合型疫区。

2.时间分布　同上原因,汉坦病毒所致疾病的流行也呈现明显的季节性。在我国,HFRS 在姬鼠型疫区的流行高峰主要在冬季,约 11 至 12 月间(6 至 7 月间尚有一小高峰),家鼠型疫区的流行高峰主要在春季,约 3 至 5 月间,混合型疫区则在冬、春季均可出现流行高峰。

【诊断】

HFRS 患者早期白细胞增高、血小板减少,出现异型淋巴细胞。患者尿蛋白阳性,并迅速加重。镜下可出现血尿、管型尿,重者可有肉眼血尿和尿中膜状物;尿沉渣中可发现巨大的融合细胞。

HFRS 患者在发病后 1~2d 即可检出病毒特异性 IgM 抗体,具有早期诊断价值。IgG 抗体出现也较早,且维持时间长,需检测双份血清(间隔至少一周),第二份血清抗体效价出现≥4 倍增高可确诊感染。检测单份血清 IgG 抗体通常用于 HFRS 的血清流行病学调查。检测 HFRS 患者双份血清中的特异性血凝抑制抗体,在辅助诊断和流行病学调查中也较常用,血清抗体滴度出现≥4 倍增高方可确诊。

【治疗】

对于 HFRS 的早期患者,一般均采用综合对症治疗措施,以卧床休息及"液体疗法"(输液调节水与电解质平衡)为主,利巴韦林治疗有一定疗效。

【预防与控制】

迄今已成功研制出 HFRS 灭活疫苗,该疫苗有两种,分别是乳鼠脑纯化来源的灭活疫苗和细胞培养来源的灭活疫苗。现国内上市的主要有沙鼠肾原代细胞疫苗、地鼠肾原代细胞疫苗,包括 HTNV 型(Ⅰ型)、SEOV 型(Ⅱ型)和双价疫苗;以及 Vero 细胞纯化疫苗(Ⅰ型)。这些灭活疫苗接种人体后均可刺激机体产生特异性抗体,对预防 HFRS 有较好效果;但尚存在抗体阳转率还未达到100%、中和抗体滴度不高、刺激机体细胞免疫应答能力较弱等不足。目前尚无美国 FDA 批准的 HPS 疫苗。由于 HPS 需要在生物安全四级实验室操作,制备灭活疫苗风险较大,故 HPS 疫苗研究的重点是基因工程疫苗。

一般预防主要采取灭鼠、防鼠、灭虫、消毒和个人防护措施。

小 结

汉坦病毒为有包膜的分节段单股负链 RNA 病毒,主要通过啮齿类动物传播,传播途径有多种。汉坦病毒感染人体可以引起 HFRS 和 HPS,疾病病情严重,病死率较高。汉坦病毒引起的疾病在世界范围分布广泛,其流行具有明显的地区性和季节性。HFRS 在我国危害严重,我国迄今还没有 HPS 的病例报道。目前已有预防 HFRS 的灭活疫苗,但尚未有预防 HPS 的疫苗。

(张芳琳)

第八节　马尔堡病毒与埃博拉病毒

马尔堡病毒(Marburg virus)是马尔堡出血热(Marburg hemorrhagic fever)的病原体,埃博拉病毒(Ebola virus,EBOV)是埃博拉出血热(Ebola hemorrhagic fever)的病原体,两种疾病都是以急性发热伴有严重出血为主要临床表现的病毒性出血热。目前主要流行于非洲,经密切接触传播,传染性强,病死率高。所有涉及两种活病毒的操作必须在生物安全四级实验室中进行。

【病原特征】

(一)马尔堡病毒

马尔堡病毒属于丝状病毒科(Filoviridae)丝状病毒属(Filovirus),为单股负链 RNA 病毒。在自然状态下呈多态性,可为长丝状、分枝状或盘绕状(盘绕成"U"形、"6"形或环形)。磷钨酸负染后电镜观察可见病毒颗粒直径为 80nm、长度约为 700～1400nm,外周有螺旋形包膜,表面有长约 10nm 的突起。包膜内有一个管状核心结构,被螺旋状核衣壳所围绕。马尔堡病毒包膜糖蛋白聚糖无唾液酸,这是它与埃博拉病毒的区别之一。马尔堡病毒基因组为单股负链 RNA,长约 19kb,编码 7 种病毒结构蛋白,包括核蛋白(NP)、病毒蛋白 35(VP35)、病毒蛋白 30(VP30)、病毒蛋白 21(VP24)、糖蛋白 4(gp4)、RNA 依赖的 RNA 聚合酶主要成分糖蛋白 7(gp7)和次要成分病毒蛋白 40(VP40)。马尔堡病毒目前只发现一种血清型。可在多种组织细胞中生长繁殖,包括 Vero 细胞、Vero E6 细胞及 Hela 细胞等。

马尔堡病毒对热有中度抵抗力,56℃ 30 min 不能完全灭活,但 60℃ 1h 可使其丧失感染性。在室温及 4℃存放 35d 其感染性基本不变,-70℃可以长期保存。一定剂量的紫外线、γ 射线、脂溶剂丙内酯、次氯酸和酚类等均可破坏病毒的感染性。

(二)埃博拉病毒(EBOV)

EBOV 的病原学特征与马尔堡病毒类似,螺旋衣壳,大多呈分支状。病毒基因组为单股负链 RNA,长约 12.7kb。根据病毒抗原不同,EBOV 主要分为 5 个亚型:扎伊尔型(Z)、苏丹型(S)、本迪布焦型(B)、塔伊森林型(T)及莱斯顿型(R)。不同亚型的 EBOV 毒力不同,其中扎伊尔型毒力最强,苏丹型次之,两者对人类和非人灵长类的致死率很高。新近命名的本迪布焦型对人也有较高的致死率。塔伊森林型和莱斯顿型对人的毒力较低,表现为亚临床感染,莱斯顿型仅在非人灵长类动物中引起发病和死亡,尚未见引起人类致病的报告。

EBOV 对热有中等抵抗力,60℃ 1h 才能使之完全灭活。在 -70℃ 下稳定,4℃ 下可存活数日,对紫外线和 γ 射线敏感,对多种化学试剂(乙醚、去氧胆酸钠丙内酯、过氧乙酸、次氯酸钠、甲醛等)敏感。灵长类动物对 EBOV 普遍易感。

【临床特征】

(一)马尔堡出血热

马尔堡出血热的潜伏期一般为 3 ~ 9d,也可超过 2 周。临床表现为多系统损害,以发热、出血症状为主。病情严重,病程一般 14 ~ 16d,病死者多于发病后第 6 ~ 9d 死亡。死亡原因主要为循环系统与肝肾衰竭以及出血性休克。马尔堡出血热病死率高达 20% ~ 90%,患者体内病毒载量高、肝肾等主要脏器功能损害严重者预后差。

1. 发热及中毒症状 急起发热,为稽留热或弛张热,多于发病几小时后体温迅速上升至 40℃ 以上,伴畏寒、多汗,持续 3 ~ 4d 后体温下降。但部分患者可于病后第 12 ~ 14d 体温再次上升,伴乏力、全身酸痛、剧烈头痛及表情淡漠等中毒症状。

2. 胃肠症状 持续 1 周左右,发病后第 2 ~ 3d 即可有恶心、呕吐、腹痛、腹泻等胃肠道症状,严重者可因连续性水样便引起脱水。

3. 出血 发病后第 4d 开始有出血倾向及程度不等的出血,表现为鼻、牙龈、结膜和注射部位等皮肤黏膜出血,以及呕血、咳血、便血、血尿、阴道出血,甚至多脏器出血。严重者可发生 DIC 及失血性休克,严重出血是马尔堡出血热最主要的死亡原因。

4. 皮疹 皮肤充血性皮疹是马尔堡出血热特异的临床表现,在发病后第 5 ~ 7d 开始出现红色丘疹,从面部和臀部扩散至四肢和躯干。1d 后由小丘疹逐渐融合成片为融合性斑丘疹,不伴瘙痒;3、4d 后,皮疹消退、脱屑。约半数患者有黏膜充血、腋窝淋巴结肿大、软腭出现暗红色黏膜疹。

5. 其他表现 可有浅表淋巴结肿大,咽痛、咳嗽、胸痛,少尿、无尿及肾衰竭,多数患者可有中枢神经系统症状,如谵妄、昏迷等,也可有心律失常、心衰,以及肝功能异常、胰腺炎等。后期因病毒持续在精液、泪液和肝脏中存在,可引起睾丸炎、睾丸萎缩等,并成为潜在的传染源。

(二)埃博拉出血热

埃博拉出血热病死率很高,是目前已知的毒性最强的病毒性疾病。EBOV 是一种罕见的致命病毒,可通过血液、体液迅速传播。本病是一种多器官损害的疾病,主要影响肝、脾和肾。潜伏期 3~18d,临床主要表现为突起发病,有发热、剧烈头痛、肌肉关节酸痛、咽喉疼痛,并时有腹痛,发病 2~3d 可出现恶心、呕吐、腹痛、腹泻黏液便或血便,腹泻可持续数日。病程第 4~5d 进入极期,发热持续,患者出现神志意识变化,如谵妄、嗜睡等;此期出血常见,可有呕血、黑便、注射部位出血、鼻出血、咯血等,孕妇出现流产和产后大出血。病程第 6~7d,可在躯干出现麻疹样斑丘疹并扩散至全身各部,数日后脱屑,以肩部、手心、脚掌多见。

重症患者常因出血、肝肾衰竭或严重的并发症死于病程第 8~9d。非重症患者发病后 2 周逐渐恢复。大多数患者出现非对称性关节痛,可呈游走性,以累及大关节为主;部分患者出现肌痛、乏力、化脓性腮腺炎、听力丧失或耳鸣、眼结膜炎、单眼失明、葡萄膜炎等迟发损害。此外,还可因病毒持续存在于精液中,引起睾丸炎、睾丸萎缩等。急性期并发症有心肌炎、肺炎等。患者可能在 24 h 内死亡,死亡率高达 50% 甚至 90%。

埃博拉出血热暴发流行中,有部分无症状感染者,血清中可检出 EBOV 特异性 IgG 抗体。无症状感染者在流行病学上的意义不大,其病毒血症水平低,感染后在短期内被机体有效的免疫应答清除,炎症反应可于 2~3d 内迅速消失,从而避免了发热和组织脏器的损伤。

【流行史】

(一)马尔堡出血热

1967 年在德国和前南斯拉夫的医学实验室的工作人员中同时暴发了一种表现为严重出血热的疫情,共导致 31 人发病和 7 人死亡。流行病学调查显示,大多数患者曾接触过一批从乌干达运来的非洲绿猴。科学家们将这种从患者血液和组织细胞中分离出的病毒命名为马尔堡病毒。此后,在南非、肯尼亚、津巴布韦和刚果民主共和国等地相继出现过马尔堡出血热病例。1975 年 2 月,非洲(南非)首次发生马尔堡出血热疫情,造成 3 人患病,其中 1 人死亡。1980 年以后,相继在肯尼亚(1980 年、1987 年)、刚果民主共和国(1998—2000 年)、安哥拉(2004—2005 年)和乌干达(2007 年、2012 年)或前往上述国家的人群中(2008 年荷兰、美国前往乌干达的人群)报告发生了马尔堡出血热疫情和散发病例。1998—2000 年在刚果民主共和国马尔堡出血热暴发,标志着该病在自然条件下首次暴发。发生在 1998 年末至 2000 年的暴发病例共计 154 例,其中有 128 例死亡,病死率为 83%。大多数病例发生在该国东北部。2005 年马尔堡出血热在安哥拉暴发 374 例,病死率达 88%。

(二)埃博拉出血热

流行始于 1976 年刚果民主共和国扎伊尔河附近。1976 年刚果民主共和国报告病例 318 例,死亡 280 例;苏丹报告病例 284 例,死亡 151 例。此后疫情时有发生,报告例数较多的是 1995 年刚果民主共和国报告 315 例,死亡 254 例;2000 年在乌干达报告 425 例,死亡 224 例;2007 年刚果民主共和国报告 264 例,死亡 187 例;2007 年乌干达报告 149 例,死亡 37 例。2014—2016 年在西非出现的疫情是 1976 年首次发现埃博拉病毒以来发生的规模最大且最复杂的埃博拉疫情,疫情首先在几内亚发生,随后通过陆路边界传到塞拉利昂和利比里亚,其中几内亚报告 3811 例,死亡 2543 例;利比里亚报告 10675 例,死亡 4809 例;塞拉利昂报告 14124 例,死亡 3956 例。2018—2019 年发生在刚果民主共和国东部的疫情复杂,累积报告 62 例,死亡 37 例。

【流行病学特征】

(一)马尔堡病毒

1.流行环节

(1)传染源与宿主动物 受马尔堡病毒感染的动物是重要的传染源,许多非人灵长类动物都可感染马尔堡病毒,在实验室中一些鼠类也可以被感染。

人类在偶然情况下被感染后也可以成为重要的传染源。通常先由被感染的非人灵长类动物(如非洲绿猴)将病毒传染给人,然后再由患者将病毒传染给其他健康人。人类不是马尔堡病毒自然循环中的一部分,只是偶尔被感染。马尔堡病毒的传染性极强,患者的**症状越重传染性越强**,高滴度的病毒血症可持续整个发热期;潜伏期患者的传染性则较弱。病毒可广泛分布于马尔堡出血热患者的各脏器组织、血液、尿液及一些分泌物中,并可因污染环境而引起传播。有研究表明,患者进入恢复期后第 80 日,仍可从其眼房水及**精液中分离出病毒**。

迄今,马尔堡病毒在自然界的储存宿主尚不明确,可能是非洲的野生灵长类动物。近年来发现,非洲的一些蝙蝠与马尔堡病毒密切相关。

(2)传播途径 ①接触传播:马尔堡出血热主要经密切接触传播,即通过接触病死动物和患者的尸体,以及带毒动物和患者的血液、分泌物、排泄物、呕吐物等,经破损的皮肤和黏膜传染,在非洲疫区,因葬礼时接触病死者尸体,也可引起马尔堡出血热的传播与流行。密切接触也可导致医院内感染与实验室感染的发生。②注射途径传播:通过使用被污染的注射器等可造成医源性传播。③气溶胶传播:已有报道可通过含病毒的气溶胶感染实验动物。④性传播:有研究表明,马尔堡出血热患者在临床康复 3 个月内仍可从精液中检出病毒。

(3)易感人群 人类对马尔堡病毒普遍易感。高危人群经常接触马尔堡病毒感染的动物和患者尸体,密切接触患者的亲属和医护人员亦为高危人群。曾在饲养非洲绿猴和黑猩猩的工作人员体内检出马尔堡病毒抗体,但并未发病,表明可能存在隐性感染者。

2.流行特征

(1)地区分布　马尔堡出血热的自然流行迄今只局限于一些非洲国家,如刚果、安哥拉、南非、肯尼亚、津巴布韦、苏丹和扎伊尔等国。

(2)季节分布　全年均可流行,无明显的季节性。

(二)埃博拉病毒

1.流行环节

(1)传染源与宿主动物　感染 EBOV 的患者,及猴子、黑猩猩等非人灵长类动物为主要的传染源。非洲果蝠可能是 EBOV 的自然宿主。

(2)传播途径　EBOV 的传播途径主要包括直接接触患者的体液、器官和排泄物,处理发病和死亡的动物如黑猩猩、猴子,医务人员经常接触患者或参加病死患者葬礼而感染。使用未经消毒的注射器也是一个重要的传播途径。此外,EBOV 也可通过气溶胶和性接触传播。

(3)易感人群　人群普遍易感。由于成年人与患者接触机会多,故多见成年人发病。

2.流行特征

(1)地区分布　埃博拉出血热在非洲主要流行于赤道5°线以内的国家。非洲以外地区有零散病例报道,均为输入性或实验室意外感染,未发现有埃博拉出血热的流行。

(2)季节分布　全年均可流行,无明显的季节性。

(3)人群分布　任何年龄均可感染发病,但多见于成年人。女性感染率略高于男性。

【诊断】

(一)马尔堡出血热

马尔堡出血热的诊断主要依据流行病学史、临床表现及实验室检查。

1.流行病学史　近期是否有马尔堡出血热疫区逗留史,是否有与马尔堡病毒感染者或感染动物的接触史。

2.临床表现　急性起病,发热、肌肉酸痛、头痛、咳嗽、胸痛、呕吐、腹痛、腹泻,皮下与结膜有出血点以及其他部位有出血表现,在躯干和肩部出现紫红色斑丘疹,少尿、无尿、谵妄、昏迷等。

3.实验室检查　早期采集患者血液和(或)皮肤组织活检标本,进行马尔堡病毒核蛋白抗原检测、RT – PCR 检测病毒 RNA、病毒分离培养等，并进行血清特异性 IgM、IgG 抗体检测。以下结果可以作为实验室确诊的依据：①马尔堡病毒抗原阳性；②血清特异性 IgM 抗体阳性；③恢复期血清特异性 IgG 抗体效价较急性期有 4 倍或 4 倍以上增高；④从患者标本中检出马尔堡病毒 RNA；⑤从患者标本中分离到马尔堡病毒。

(二)埃博拉出血热

埃博拉出血热诊断主要依据流行病学资料、临床表现和实验室检查。

实验室检查可见白细胞与血小板减少、凝血酶原时间延长和肝功能异常，血清淀粉酶常升高，可出现蛋白尿。部分病例曾证实存在 DIC。确诊主要依靠病毒分离和免疫学检查，发病第 1 周取患者血液标本接种于豚鼠或 Vero 细胞用于分离 EBOV。由于急性期患者血清中特异性抗体水平相当低，其诊断价值远不如抗原或核酸检测高。血清特异性 IgM、IgG 抗体最早可于病程 10d 左右出现，IgM 抗体可持续存在 3 个月，是近期感染的标志；IgG 抗体可持续存在很长时间，主要用于血清流行病学调查。

RT – PCR 技术检测 EBOV 核酸，具有较好的特异性和敏感性，可早期快速确诊。病毒载量与疾病的预后密切相关，死亡病例病毒 RNA 的复制水平明显高于存活病例。

【治疗】

(一)马尔堡出血热

目前尚无特效治疗药物，一般采用对症处理与支持治疗。现有抗病毒治疗药物的疗效有待进一步临床证实。

一般支持治疗。患者应卧床休息，就地隔离治疗。给予高热量、适量维生素的流质或半流质饮食，补充足够的液体和电解质，维持水、电解质平衡及内环境稳定。

对症治疗。有明显出血者应输注新鲜全血，以补充大量功能正常的血小板和凝血因子；外周血血小板明显减少、低于 $10 \times 10^9/L$ 者应输注血小板；合并 DIC 者，可用肝素等抗凝药物治疗；心功能不全者应用强心药物；肝功能受损者可予以保肝治疗；肾性少尿或无尿者，可按急性肾衰竭处理，即限制液体量，应用利尿剂，保持电解质和酸碱平衡，必要时血液透析治疗；重症患者可酌情应用抗生素预防感染。此外，给马尔堡出血热早期患者注射恢复期患者血清，可能有效。

(二)埃博拉出血热

针对 EBOV 感染的治疗主要依赖支持疗法。特异性的疗法目前有中和抗体，如 ZMAPP 是三株中和抗体的混合制剂，在部分 EBOV 感染者中进行过试验治疗，可能具有一定的效果,但是其疗法效果还需要进一步试验的证实。另外,有针对 EBOV RNA 聚合酶的几种小分子药物目前正在进行临床前和临床研究。如吉利德公司的 BCX4430/Galidesivir 和 GS-5734/Remdesivir,体外试验表明二者对 EBOV 复制具有明显的抑制效果,并且后者在一例复发性埃博拉脑炎中进行过试验,可能具有一定的疗效。

【预防与控制】

(一)马尔堡出血热

1. 预防　目前尚无有效的疫苗可以预防马尔堡出血热,控制传染源是预防和控制马尔堡出血热最重要的措施。因此,有必要加强国境卫生检疫与监测,严防马尔堡出血热传入我国。

卫生疾控与检疫部门应密切关注境外疫情变化,尤其是非洲国家的流行情况,及时掌握疫情动态信息,检验检疫机构对来自马尔堡出血热疫区人员应严格采取检疫措施,加强健康申报、体温监测、医学巡查等工作,对发现的可疑病例应当实施隔离等必要措施。有明确暴露史者,应实施 21d 的医学观察,留验处理,每日监测体温,并立即通知当地卫生疾控部门展开患者救治与疫情调查处理工作。加强入境动物的检疫,特别是对从疫区输入的非人灵长类动物更要严格检疫。前往马尔堡出血热流行疫区的旅行者应具备基本的防病知识,避免密切接触带毒非人灵长类动物和患者。到疫区卫生保健机构工作的医务人员,应全面了解马尔堡出血热流行情况和防病知识,避免接触非人灵长类动物,与可疑患者接触时应采取必要的个人防护措施。离开疫区者,在 21d 内一旦出现发热,应该立即就医,并务必告诉医生近期的疫区旅行史

2. 疫情控制　各级医疗机构一旦发现疑似马尔堡出血热病例,对疑似病例及其接触者应就地留验医学观察;确诊病例必须在传染病专科医院严格隔离治疗,隔离区内采取呼吸防护措施,男性患者必须禁止性生活至少 3 个月,直到精液检查无病毒为止。

防止医院内感染。凡是接触、护理染病动物和病例以及进行疫点处理的工作人员,必须穿戴安全防护服和防病毒面罩进行操作。对所有染病动物和患者的血液、排泄物、分泌物,患者接触过的所有物品,血液检查用器械以及尸体等,均应进行严格的终末消毒;对可疑污染场所包括可疑的人为污染场所,都要选择敏感消毒剂进行喷洒、喷雾或熏蒸消毒处理;患者死亡后,尸体应用密封防漏袋包裹,尽量减少尸体的转运,并及时高温焚烧;需做尸体解剖时,应严格实施消毒隔离措施。常见消毒剂有过氧乙酸、甲醛溶液、次氯酸钠或加去污剂的苯酚(石炭酸)等,紫外线照射可作空气消毒。生物安全与流行病学调查所有

涉及马尔堡病毒活病毒的操作必须在生物安全四级实验室中进行,实验室检验应在生物安全柜中进行。马尔堡出血热的潜伏期可短至 3d,因而必须迅速开展接触者追踪调查。凡在患者传染期内可能密切接触的所有人员都应隔离观察:每日两次监测体温,直至最后一次接触 3 周后,一旦体温高于 38.3℃,则应立即进行隔离治疗。所有与患者接触的动物都应进行登记、追踪、隔离、观察。

(二)埃博拉出血热

预防措施主要是隔离患者,对患者的分泌物、排泄物和使用过的物品要彻底消毒,医务人员需严格执行防护措施。凡疑似病例必须立即隔离,执行严格的隔离看护,疑似病例的观察时间,要求最后一次接触后 3 周(21d)。与患者有密切接触者(包括没有穿隔离衣与患者或者被患者污染的器械接触的医务工作者)要求被严格观察,每日观测两次体温,一旦体温超过 38.3℃应立即住院观察,严格隔离。偶尔的接触也应处于警惕中。一旦有发热应立刻报告。死于埃博拉出血热的患者应立即埋葬或火化,处理人员要求按照规定的标准防护。

若干种候选疫苗已经通过临床试验,在灵长类动物试验中具有一定的效果。目前 FDA 已批准一款基于重组 VSV 载体的 EBOV 疫苗,并在非洲进行大规模的临床试验,根据抗体应答水平来看具有较好的保护效果,该疫苗现已上市。我国军事医学科学院研发的基于腺病毒载体的 EBOV 疫苗正在进行临床试验。

小 结

马尔堡病毒和 EBOV 属于丝状病毒科丝状病毒属,是有包膜、单负链的 RNA 病毒,基因组没有感染性。对化学试剂抵抗力较弱。分别引起马尔堡出血热和埃博拉出血热,两种疾病都是以急性发热伴有严重出血为主要临床表现的病毒性出血热,临床表现以高热、出血、胃肠症状、皮疹多见。均同时存在接触传播和医源性传播。目前主要流行于非洲。尚无特异性疗法,已有疫苗上市。

(张芳琳)

第九节　西尼罗病毒

西尼罗病毒(West Nile virus,WNV)是在 1937 年 12 月从乌干达国西尼罗省的一名发热待查患者血液中首先被分离出来的,因此被命名为"西尼罗病毒"。它主要通过蚊虫的叮咬引起感染,并可发展成为西尼罗病毒性脑炎(West Nile virus encephalitis)、脑膜炎、脊髓炎、脑脊髓炎,具有很高的发病率。最初,人们认为它只是非洲的一种地方病,直到 1957 年以色列发生西尼罗病毒性脑炎流行后,才真正意识到这种病毒对人们的危害。随后 20 世纪 60 年代在法国,70 年代在南非等国也相继发生了上述 WNV 感染的流行;90 年代以后,此类感染暴发的国家和地区有明显增多,包括阿尔及利亚、罗马尼亚、捷克共和国、刚果和俄罗斯。1999 年 WNV 感染首次出现在美国,这是该病毒首次在西半球流行。此后,美国每年都有 WNV 感染的病例频繁发生。到目前为止,我国还没有发现由 WNV 引起的疾病,2011 年在新疆维吾尔自治区自然界采集的蚊虫标本中分离到 WNV。WNV 和乙型脑炎病毒是近亲,我国也具有有利于其传播的自然地理条件;此外随着我国与世界其他国家之间的贸易、旅游、人员往来日益频繁,WNV 通过各种途径传入我国的可能性将会逐渐增大,值得重视。

【病原特征】

WNV 属于黄病毒科(*Flaviridae*)黄热病毒属(*Flavivirus*),与乙型脑炎病毒、圣路易脑炎病毒、黄热病病毒、登革病毒等同属,有包膜,其病毒颗粒直径约 40~60 nm。病毒包膜对维持病毒体结构的稳定性和保护病毒基因组有重要作用。WNV 基因组为一条线形正单链 RNA,长度约 11kb。病毒基因组 RNA 在 5′端有一个 I 型帽状结构(m7 GpppAmp),3′端缺少聚腺苷酸序列,以 CU–OH 结尾。病毒基因组 RNA 可以直接作为 mRNA,从一个开放阅读框内翻译出一个前体蛋白,在宿主细胞蛋白酶和一种病毒基因编码的丝蛋白酶作用下,前体蛋白被切割成至少 10 种成熟的蛋白,其中包括 3 种结构蛋白(C、prM 和 E 蛋白)与 7 种非结构蛋白。这些蛋白在病毒基因组上的编码顺序为:C–prM–E–NS1–NS2A–NS2B–NS3–NS4A–NS4B–NS5。

E 蛋白在西尼罗病毒的生命周期中起着重要作用,如受体间相互作用、介导膜融合、病毒体组装等,并且是产生中和抗体的主要病毒蛋白。E 蛋白主要由 3 个不同且独立的桶状结构域(ED I、ED II、ED III)组成,它们通过柔性的桥状铰链连接,这些铰链在病毒生命周期中介导不可逆的构象变化,接着 3 个结构域通过螺旋锚连接到病毒膜上。EDI 是病毒 E 蛋白的结构中心域,可以稳定蛋白质的整体取向,其糖基化位点与病毒产生、对 pH 敏感性和神经侵入性有关。EDII 主要是参与病毒介导的膜融合,在其顶端有一个 S−S 桥稳定环,由 98 ~ 110 位氨基酸残基形成,因为其高度保守且具有疏水性,能够与细胞膜融合,故称为融合肽。EDIII 呈免疫球蛋白样折叠,能参与宿主细胞表面的受体识别,并且存在多个抗原表位,使得病毒 E 蛋白具有重要的免疫原性,对于西尼罗病毒的血清学和免疫学诊断具有重要意义。非结构蛋白主要参与病毒的复制过程。NS1 在病毒感染时高水平表达,并分泌到细胞外。NS2A 在病毒装配过程中起重要作用,NS2B 和 NS3 共同合成病毒丝氨酸蛋白酶。NS5 是依赖 RNA 的 RNA 聚合酶和甲基转移酶。NS4A 和 NS4B 在病毒复制中起着重要作用,且 NS4B 可以抑制 IFN 的表达。目前 WNV 可分为 2 个基因型,基因 2 型仅在亚撒哈拉非洲和马达加斯加引起轻微疾病,1937 年乌干达分离毒株即为此型。基因 1 型流行广泛,分为 3 支,即欧洲、非洲和美国病毒(1a 亚型)、Kunjin 病毒(1b 亚型)和印度 WNV(1c 亚型)。

WNV 可以在多种体外培养体系中生长,包括鸡、鸭胚,各种人、猴、猪、啮齿类动物和昆虫来源的细胞系并导致细胞病变效应。小鼠与豚鼠动物模型对病毒脑内注射感染高度敏感。病毒 RNA 本身具感染活性。

【临床特征】

人感染 WNV 后,大多数为隐性感染,仅有 20% 的人出现临床症状,以免疫功能尚未发育完善和易被蚊虫叮咬且又缺乏自我保护能力的儿童、以及免疫功能低下的老年人、慢性衰竭患者和长期服用免疫抑制剂的患者最为严重。典型病例的潜伏期为 2 ~ 14d。临床上主要有发热及相关的神经系统疾病。最近研究从 25 份尿液样本中检测出 5 份 WNV,追踪调查发现,他们距首次 WNV 感染 1.6 ~ 6.7 年,提示在感染后几年,仍存在肾部感染的慢性症状。临床上主要分为西尼罗热和西尼罗脑炎两种。

1. 西尼罗热 属自限性发热疾病,临床表现主要为发热、头痛、背痛、肌肉痛和食欲不振等症状,可持续 3 ~ 6d。部分可查及淋巴结肿胀和胸、背、上肢斑丘疹。

2. 西尼罗脑炎 临床 <1% WNV 感染发展为急性神经系统疾病,包括脑膜炎、脑炎和弛缓性瘫痪,而在近期暴发流行的病例中主要表现为脑炎或脑膜脑炎。老年人、酗酒和糖尿病患者高发西尼罗脑炎。症状主要有发热、肌无力、恶心呕吐、局部麻痹、抽搐、僵硬、震颤等帕金森体征。弛缓性瘫痪的发生主要由脊髓前角细胞的病变导致脊髓灰质炎,严重

的肌无力是常见症状。

【流行史】

WNV遍及非洲、中东、欧洲大陆、印度、印度尼西亚和澳大利亚。1957年以色列发生了西尼罗病毒感染暴发流行,首次注意到此病毒感染与中枢神经系统疾病有关,被认为是引起老年人严重脑膜炎的原因。1960年埃及和法国首先注意到该病毒可导致马发病。1950年以来,该病毒一直在非洲、中东和地中海沿岸国家流行。1996年在罗马尼亚首都布加勒斯特WNV流行造成约400人发生脑炎,近40人死亡。以色列、法国、南非、阿尔及利亚、罗马尼亚、捷克、刚果、俄罗斯都有过WNV感染的暴发。在美洲,它于1999年在纽约被发现,2006年蔓延至阿根廷。2012年8月23日,美国疾病预防控制中心称大规模的WNV在美国诸多地方暴发流行,全美有38个州报告了人类感染病例,美国疾病防控中心共接到了1118例病例报告,其中41例死亡报告。希腊疾病防控中心发布的最新统计数据显示,2019年8月2日至8日,希腊又有两名WNV感染者不治而亡。2019年希腊共发现35名WNV感染者。

【流行病学特征】

(一)流行环节

1. **传染源** WNV靠鸟类和库蚊之间的地方性动物(鸟类、马、猪、鸡等)传播循环来维持。野生鸟类发展为持续高水平的病毒血症,而且可作为扩增宿主。患者、隐性感染者和带毒动物为主要传染源,其中鸟类是最重要的传染源。

2. **传播途径** 人类感染WNV主要是通过蚊子叮咬获得。伊蚊和库蚊是主要的传播媒介。在非洲和中东,主要是单纹库蚊,某些地区重要的是库蚊、伊蚊。在欧洲,主要是尖音库蚊、凶小库蚊和环跗轲蚊等。在亚洲,三带喙库蚊、杂鳞库蚊和致倦库蚊占优势。

目前已证实WNV也可通过输血、器官移植、胎盘传播、由皮肤接触和实验室吸入导致的职业性传播、结膜接触等方式感染。

3. **易感人群** 人群普遍易感,其中老年人感染者易于发展为重症。

(二)流行特征

1. **地区分布** 1999年以前,WNV感染只出现在东半球,主要分布在非洲、中东、东南亚、欧洲及澳大利亚,主要表现为西尼罗热。1999年夏天,本病传至西半球,美国纽约首先出现病例,随后在北美洲迅速传播。我国目前尚未发现WNV感染的病例,但我国具备WNV传播的气候条件和传播媒介。

2. 时间分布　在热带地区,一年四季均可流行。在亚热带和温带地区则有明显的季节特征,流行季节与蚊子密度的高峰期一致,以夏、秋季为主。

【诊断】

患者的外周血总白细胞计数大多正常或升高。涉及中枢神经系统的病例,脑脊液通常显示细胞增多,主要为淋巴细胞增多伴有蛋白浓度升高。少数脑膜炎或脑炎患者脑脊液细胞计数(分别为 3% 和 5%)正常(<5/mm³)。90% 以上患者 CSF、蛋白水平升高。

血液中早期可出现 NS1 蛋白。血清和脑脊液检查中 IgM 抗体大幅增高提示 WNV 感染;急性期(0 ~ 8d)和恢复期(急性期后的 14 ~ 21d)血清或脑脊液中 WNV 特异中和抗体效价出现≥4 倍增高可确诊感染。

【治疗】

目前对西尼罗病毒感染导致的脑膜脑炎还没有有效的治疗方法。据国外少数病例报道,干扰素(IFN – α2b)和利巴韦林具有一定的疗效。

【预防与控制】

目前尚无批准的人类疫苗。美国 2003 年曾使用一种福尔马林灭活的病毒感染的全细胞溶解物的马疫苗,结果马神经侵染性疾病从 2002 年的 14 539 例下降到 2003 年的 5135 例并且有继续下降的趋势,表明此疫苗有一定保护效应。随后两种马的 WNV 疫苗也已批准并上市:一种是表达 WNV 的 prM 和 E 基因的重组金丝雀痘病毒,一种是嵌合病毒疫苗,17D 黄热病毒疫苗株的 prM 和 E 基因片段被 WNV 的相应基因片段取代。2006 年美国农业部批准了一种马的 WNV DNA 疫苗,这是世界上第一个被批准的 DNA 疫苗,后因不明原因被终止。

自 1999 年 WNV 在纽约暴发后,美国和加拿大先后建立了全国监测系统,该系统监测人、鸟和马及其他动物的 WNV 疾病,并监测蚊子和鸡的感染。由于鸟类的死亡率可作为该病毒侵入一个地区的非常敏感的衡量尺度,此系统可有效地监测病毒在北美的快速传播。

目前预防 WNV 的方法主要还是防蚊和灭蚊。为了防止病毒侵入我国,当前最主要的措施还是防止"进口蚊子",如对来自疫区的入境航班、车船和货物,尤其是集装箱、行李舱和客舱,必须认真做好灭蚊工作,严禁从疫区带进鸟类及其他动物,对发热等疑似患者应按规定进行严格的隔离检疫。

小 结

WNV属黄病毒属,为单股正链RNA病毒。它感染人类导致发展为西尼罗热和脑炎。主要宿主动物为鸟类,蚊虫为传播媒介。WNV一度曾主要在欧洲及中亚地区散发,小规模流行,于1999年在美国暴发流行及随后在北美的流行引起极大关注。我国目前还没有发现WNV感染患者。除蚊虫叮咬以外的传播途径,如输血、器官移植、母婴传播等日益受到人们的重视,且目前还没有预防该病的疫苗。WNV引起的疾病具有传染性强,重症病例多和病死率高的特点,对人类健康和生命安全造成较大威胁。

(雷迎峰)

第十节 裂谷热病毒

裂谷热病毒(rift valley fever virus,RVFV)属于布尼亚病毒目(*Bunyavirales*)白细病毒科(*Phenuiviridae*)白蛉病毒属(*Phlebovirus*),可引起裂谷热(RVF),主要流行于非洲。该病是一种急性发热性自然疫源性疾病,也是人畜共患病,主要影响动物,在家畜(绵羊、牛和山羊)中引起严重疾病,也能传染人,导致中度及重度疾病。人感染后的临床特点主要为发热(常为双相热)、头痛、肌肉关节疼痛等,重症病例可表现为多脏器受累。蚊子是裂谷热病毒主要的储存宿主和传播媒介,反刍动物是主要的扩增宿主。通过直接或间接接触受感染动物的组织或血液和蚊虫叮咬,可发生对人类的感染。

【病原特征】

RVFV形态呈球形,直径90～110nm,基因组为单股负链RNA病毒,由大(L)、中(M)和小(S)3个片段组成,每个片段的3′和5′端带有互补的核苷酸序列,从而形成环状RNA。L片段编码病毒RNA聚合酶。M片段编码包膜糖蛋白(Gn和Gc),以及一种称为NSm的非结构蛋白。S片段编码核衣壳蛋白(NP)和另一个非结构蛋白(NSs)。其中糖蛋白Gn和Gc均能刺激机体产生抗体,且后者能刺激机体产生中和抗体,NP能刺激机体产生补体结合抗体。病毒通过受体介导的内吞作用进入细胞,然后通过pH介导的病毒－内体膜融合将核衣壳释放到细胞质中,转录、翻译和基因组复制发生在细胞质中。RVFV与其他布尼亚病毒相比,其生命周期的一个独特之处是,在某些细胞类型中,成熟的病毒颗粒从高尔基体聚集并出芽。血清中的病毒在室温下可存活90d,4℃下可存活更久,含病毒的气溶胶在23℃、50%~85%的相对湿度下很稳定,对去污剂和酸性环境较为敏感,可被乙醚等脂溶剂、低浓度的福尔马林和酸性溶液灭活。

【临床特征】

(一)人类

大多数感染者的临床特征表现为非特异性流感样症状,如发热、头痛、肌肉痛、背痛等,部分患者出现双相发热(发热2~3d,缓解1~2d,随后再次发热2~3d),这些症状虽然不致命,但却会使人虚弱,康复可能需要几周时间。然而,在一些感染RVFV的人群中,还可导致更严重的临床后果。患者可能出现视力下降(双侧或单侧)、失明或黑斑、畏光、以及眼眶后疼痛,检查显示视网膜和眼部血管发炎,包括视网膜出血,视力缺陷为非永久性的,往往需要数周到数月的时间恢复。此外,患者还可能出现肝损伤和出血症状(尿/粪中有血、吐血、紫皮疹、牙龈出血等),导致肝坏死与凝血时间延长,类似于在发病绵羊和其他家畜中看到的严重的肝脏疾病,在人群中发生的概率估计在1%~2%左右。裂谷热患者还可能出现神经系统并发症,但通常发病较晚,延迟的时间可从最初的发热后5~30d不等。临床症状包括严重头痛、颈强直、幻觉、定向障碍、眩晕、流涎、抽搐或局部麻痹,50%以上的中枢神经系统并发症患者会出现死亡,在幸存者中,症状可能是长期的,甚至是永久性的(如偏瘫)。尽管有报道显示有单独的垂直传播病例的记录,但对孕妇不会造成明显的流产症状,且尚无人传人的记录。目前对病毒造成人类不同疾病结果的致病机制尚未完全了解。

(二)牲畜

在妊娠的各个阶段,如果家养动物感染RVFV,会导致胎畜的死亡率接近100%。成年牲畜也可发展为急性疾病,其特征是虚弱、厌食、腹泻、流鼻血和黄疸,死亡率取决于动物的物种和年龄,一般来说绵羊和山羊通常比牛更容易死亡,年长的动物抵抗力较强,幼龄动物更易死亡。牲畜的肝脏是病毒感染的主要靶器官,肝脏易出现广泛的坏死、出血,造成严重肝损害,并与更严重的疾病相关,胃和小肠的出血会导致带血的腹泻。

【流行史】

1930年科学家Daubney等在肯尼亚裂谷的一次绵羊疾病暴发调查中首次分离到RVFV。1950—1951年,肯尼亚动物间裂谷热暴发流行,估计死亡约1万只羊。1977—1978年,在埃及尼罗河三角洲和山谷中首次出现大批人群和家畜(牛、羊、骆驼、山羊等)感染 RVFV,造成约 600 人死亡。1987 年裂谷热首次在西非流行。1997—1998 年肯尼亚和索马里发生裂谷热暴发流行。2000 年 9 月裂谷热疫情首次出现在非洲以外地区,沙特阿拉伯和也门报告有确诊病例,据 WHO 公布的数据显示,截至 2000 年 10 月 9 日,也门卫生部报告发病 321 例,死亡 32 例,病死率为 10%;沙特阿拉伯卫生部报告 291 例中,死亡 64 例。2000 年至 2018 年 6 月,全球向 WHO 通报裂谷热重症感染病例 4830 例,其中 967 例死亡病例,病死率近 20%。裂谷热流行地区目前主要集中在非洲,但已呈现出扩散趋势。2016 年我国报道了 1 例输入裂谷热病例。

【流行病学特征】

(一)流行环节

1. 传染源　RVFV 能够感染许多动物,导致包括牛、羊、骆驼在内的许多家畜染病,与牛或骆驼相比,羊更易患病。伊蚊是最主要的储存宿主和传播媒介,下来是库蚊、按蚊和曼蚊,蚊子可通过叮咬受感染动物而染上病毒,扩大家畜间的流行,这种方式被认为是动物和人类之间水平传播的原因。母蚊子能通过卵将病毒直接传播给后代,这也是裂谷热疫源地持续存在的原因。蚊子的卵在干旱条件下可存活数年,在两次流行期间,干燥的洪泛区内,休眠的干燥蚊子卵内的病毒仍然具有传染性,在大雨过后幼虫栖息地通常会被水淹没,从而有利于卵孵化,导致蚊子迅速繁殖,将病毒传播给被其叮咬过的动物,因此该病的暴发常与异常的强降雨有关。像大多数虫媒病毒一样,RVFV 在蚊子和脊椎动物宿主之间交替。非洲许多野生哺乳动物,包括骆驼、蝙蝠、狮子和大象,都能感染 RVFV,但该病毒在这些物种中常引起轻微或不明显的疾病。与上述野生动物不同,RVFV 在家养反刍动物中则具有高致病性,而反刍动物是扩增宿主,这意味着它们会产生足够的病毒血症来感染正在喂养的蚊子,并可能进一步传播。重症一般发生在非常年幼的动物身上,年长的动物抵抗力较强。当家畜普遍患病和死亡时,人类就会感染裂谷热。人可被蚊子叮咬而感染,但病毒传染给人的主要途径是在接触或处理受感染的动物和尸体时通过黏膜暴露或吸入病毒颗粒而受到感染。此外,生活在动物制品附近和食用动物制品也是增加感染可能性的因素。不过该病毒尚未显示有直接人传人的证据,只有少数记录在案的垂直传播病例。

2. 传播途径

(1)直接接触　直接接触具有传染性动物的组织或血液而被感染是最主要的传播途径。在宰杀、接生、处理畜体或胚胎的过程中,病毒可通过皮肤伤口或黏膜进入人体发生感染。

（2）吸入含病毒的气溶胶。

（3）蚊虫叮咬感染。

（4）经口感染 病畜的乳汁和体液（如唾液和鼻液）中含少量病毒,摄入含病毒的动物乳、乳制品、肉或肉制品也会感染发病。

3. 易感人群 人对 RVFV 普遍易感,男性发病率高于女性,流行地区的牧民、居宰工人、兽医及其他与被感染动物或组织接触者是高危人群。值得注意的是,在进行诊断性检测或在实验室中使用该病毒的人群易发生 RVFV 意外感染,这些感染的发生有许多可追溯到气溶胶（吸入）暴露。

（二）流行特征

1. 地区分布 裂谷热最初出现于东非畜牧区,目前已经波及整个非洲大陆以及马达加斯加和沙特阿拉伯半岛,而且随着其传播媒介在欧洲和美洲的出现,感染范围逐年扩大。

2. 时间分布 裂谷热一年四季均可流行,季节分布主要与媒介动物的活动有关。

【诊断】

裂谷热早期临床表现呈现非特异性,故诊断应结合流行病学史、实验室检测结果综合判断,需要与流感、登革热、流行性乙型脑炎、基孔肯雅热、病毒性肝炎、布鲁菌病、Q 热等进行鉴别。在流行地区,若动物发病,人类疾病很快就会随之而来,因此监测畜群是至关重要的,可以通过 RT – PCR 法检测核酸、ELISA 法检测抗原、抗体或病毒分离等方法来证实病毒的存在。急性感染者的血液样本有以下结果均可确诊:①病毒抗原阳性;②检出病毒 RNA;③血清中 IgM 抗体阳性;④恢复期血清中 IgG 抗体效价比急性期增高 4 倍或 4 倍以上;⑤分离到病毒。一般情况下,患者发病 5d 后出现 IgM 抗体,可持续 2 个月。康复患者感染后会有持续数年的 IgG 抗体,因此可用于确定血清阳性率和回顾历史感染率。一些快速诊断试剂正在开发中,但还没有商业化。目前,只有通过国际参考实验室,如美国亚特兰大的疾病预防控制中心、肯尼亚医学研究所等才能进行临床试验,在发病早期阶段或在尸体解剖组织中,均可检出此种病毒。

【治疗】

裂谷热目前还没有国际公认的治疗方法。大多数裂谷热患者症状相对较轻且持续期短,因此不需要任何特定的治疗,对发热和身体疼痛等症状的治疗可以使用标准的非处方药物。对于较为严重的病症,主要的治疗方法是进行补液等支持疗法,对住院患者应避免使用影响肝、肾或凝血的药物。利巴韦林(病毒唑)在动物试验和细胞培养中被发现有抑制 RVFV 增殖的作用,曾被认为是一种潜在治疗药物。然而,在发现利巴韦林有增加神经系统疾病的可能性后,利巴韦林静脉注射已被停止。新型广谱抗病毒药物(如 Favipiravir 等)尚在研究试验中。

【预防与控制】

(一)预防

人类与动物及时接种疫苗可有效预防裂谷热,牲畜接种疫苗不仅有助于控制家畜流行病,还能防止传染给人类的连锁反应。自 20 世纪 60 年代以来,福尔马林灭活疫苗一直被用于保护实验室工作人员和高危人员免受意外感染。但该疫苗的一个显著缺点是机体获得足够的免疫反应需要 3 次接种,这使得其在牲畜中难以推广使用。为了克服这一问题,在 20 世纪 80 年代和 90 年代生产并试验了几种减毒活疫苗,只需要接种 1 针,即可对实验动物产生保护力。但减毒裂谷热疫苗用于怀孕动物可能有流产及致畸风险,并且发现在家畜流行期间使用该减毒活疫苗有毒力回复且在动物间传播的潜力。近年来反向遗传学使生产设计更为合理的减毒活疫苗成为可能,已有研究显示删除 NSs 和 NSm 蛋白的重组病毒,在绵羊及大鼠模型和动物试验接种中均未发现对胎儿有明显不利影响。此外,许多新一代可用于牲畜和人类的候选疫苗(如亚单位疫苗)等尚在研发试验中。

(二)控制

严格监测及早发现动物病例,一旦发现受感染的动物和/或畜群,应从控制传染源、切断传播途径及加强个人防护等方面采取措施。

1. 防蚊灭蚊,迅速杀灭疫区的蚊子,清除蚊子孳生地,降低蚊幼虫指数,是控制与预防本病的重要措施。

2. 限制动物(家畜、野生动物和宠物)和人在感染区的流动,封锁疫区,患者应严格隔离治疗。

3. 焚烧或深埋病畜及其内脏,病畜的分泌物和排泄物应作消毒处理,并彻底消毒被病畜污染的场所。

4. 加强对来自疫区的人员及交通工具的检疫,防止病毒通过患者和媒介蚊虫传入,对进口的家畜或其相应制品等应严格检疫,防止本病传入。

5. 加强个人防护,保护易感人群。流行期间禁止屠宰牲畜或至少在处理尸体或流产胎畜时使用预防措施(手套、口罩和长袍)来防止进一步传播。接触病畜和患者以及从事

RVFV 实验室工作的人员,要采取严格保护措施,处理病毒样本时必须在生物安全三级(BSL-3)实验室内进行。

(三)对潜在风险的预警

进口牲畜有传播 RVFV 的风险,此外来自非洲或中东的受感染蚊子或牲畜可能通过自然(迁徙)或机械(航空旅行、货运)机制将病毒传播到新的地区。已经证实许多未出现RVFV 的地区的蚊子是有能力感染并可能传播裂谷热病毒的,而且许多野生动物都易受感染,因此可以推测新波及地区的蚊子与野生动物也能作为媒介与宿主存在。裂谷热出现在新地点的风险很大,这将影响人类健康和畜牧业。要考虑气候、兽医卫生和人类行为,以预防未来暴发。已有报道可通过卫星、地理信息系统来监测可能导致蚊子数量增加的气候条件变化,并进行预测,从而有利于采取措施避免即将发生的暴发疫情。

小　结

　　裂谷热病毒(RVFV)属于白蛉病毒属,可引起裂谷热(RVF)。该病是一种急性发热性自然疫源性疾病,也是人畜共患病,在家畜中高度致命,也能传染人。其发生与传播涉及蚊子、牲畜、人和环境。蚊子是 RVFV 的储存宿主和传播媒介,反刍动物是主要的扩增宿主。通过直接或间接接触受感染动物的组织或血液和蚊虫叮咬,可发生对人类的感染,但一般不发生人与人之间的传播。人在感染后可能会发展成不同的疾病:发热性疾病、眼部疾病、肝损伤和出血以及神经系统并发症等。RVFV 由于易于吸入感染而被认为是一个潜在的生物恐怖威胁。一旦发现疫情,应从控制传染源、切断传播途径及加强个人防护等方面采取措施来防止进一步传播。可对动物与高危人群进行疫苗接种进行预防,更有效的疫苗与治疗药物尚在研发中。

（吕　欣）

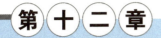

立克次体类生物战剂

第一节　概　述

　　立克次体(rickettsia)是一类以节肢动物为传播媒介、严格细胞内寄生的原核细胞型微生物。立克次体是美国病理学和微生物学家 Howard Taylor Ricketts 于 1909 年首先发现的,期间不幸因感染斑疹伤寒而为科学献身,因此以他的名字命名这一类微生物。1934 年,我国微生物学家谢少文首先应用鸡胚成功地培养出立克次体,为人类认识立克次体做出了重要贡献。1945 年,魏曦应邀调查在滇缅边境盟军部队中发生的一种流行"不明热",成功分离出恙虫病东方体(属立克次体)病原并制定了相应的防控措施,获美国卫生部授予的"战时功绩荣誉勋章"。20 世纪 50 年代,范明远驯化成功兔化人虱,为立克次体后续研究奠定了良好基础。

　　根据16S rRNA 和23S rRNA 进化树同源性分析,将立克次体目(*Rickettsiales*)分为立克次体科(*Rickettsiaceae*)、无形体科(*Anaplasmataceae*)和全孢菌科(*Holosporaceae*)。对人类致病的立克次体主要包括:立克次体属的斑疹伤寒群(typhus group)立克次体及斑点热群(spotted fever group)立克次体,东方体属的恙虫病东方体(*O. tsutsugamushi*)等。过去曾归类于立克次体目的柯克斯体属现归于军团菌目柯克斯体科,按惯例仍在本章阐述。

【生物学特性】

　　1.形态染色　大小约(0.2~0.6)μm ×(0.8~2.0)μm,比一般细菌小,光学显微镜下可见。形态多样,以球杆状或杆状为主;有细胞壁,革兰染色阴性,但不易着色。常用 Giemsa、Gimenez 或 Macchiavello 法染色。

　　2.抗原结构　立克次体的外表结构由多糖黏液与微荚膜组成,其内为细胞壁和细胞膜,细胞壁含肽聚糖和脂多糖,此结构与革兰阴性菌相似。斑疹伤寒立克次体和恙虫病东方体与普通变形杆菌 X_{19}、X_2、X_K 菌株的菌体有共同抗原,故可用这些菌株的 O 抗原 (OX_{19}、OX_2、OX_K)代替立克次体抗原检测患者血清中相应抗体,此交叉凝集试验称外斐反应(Weil – Felix reaction),可辅助诊断立克次体病。

3. 培养特性　专性细胞内寄生,以二分裂方式繁殖,生长速度缓慢,9～12h 分裂一代,最适生长温度为 32～35℃。可用细胞培养和鸡胚卵黄囊接种,也可接种动物。常用动物有豚鼠、大鼠、小鼠和家兔。

4. 抵抗力　大多数立克次体抵抗力较弱,56℃ 30min 即被灭活,用 5g/L 石炭酸和 75%乙醇处理数分钟即可失活。置 –20℃ 或冷冻干燥可保存约半年,在节肢动物粪便中可存活一年以上。对氯霉素和四环素类抗生素敏感,但磺胺类药物却可刺激其生长繁殖。

【致病性及免疫性】

1. 所致疾病及流行环节　多数引起人畜共患疾病,在人类引起疾病主要症状为发热、出疹,以节肢动物蜱、螨、虱、蚤作为传播媒介或储存宿主。立克次体易引起实验室感染,故在进行立克次体研究或临床标本检测时应注意生物安全。

2. 致病机制　立克次体主要致病物质是脂多糖和磷脂酶 A,前者可引起血管内皮细胞病变,后者可破坏红细胞膜引起溶血。当细胞裂解,大量的立克次体进入血液形成立克次体血症,使机体主要脏器内皮细胞受到感染。立克次体对于血管内皮细胞的直接损伤作用及其释放的内毒素引起的病理生理损伤包括:广泛的血管炎症、通透性增加、水肿、低血容量、促凝血和纤维蛋白溶解系统的激活,病程后期出现的超敏反应加重病变。

3. 免疫性　立克次体为细胞内感染,细胞免疫较体液免疫更为重要。病后可获得持久的免疫力。

【所致疾病】

表 12 – 1　常见立克次体的分类、所致疾病及流行环节

目科	属	群	种	所致疾病	传播媒介	储存宿主
立克次体目 立克次体科	立克次体属	斑疹伤寒群	普氏立克次体 (*R. prowazekii*)	流行性斑疹伤寒	人虱	人
			斑疹伤寒立克次体 (*R. typhi*)	地方性斑疹伤寒	鼠蚤、鼠虱	啮齿类
		斑点热群	立氏立克次体 (*R. rickettsii*)	落基山斑点热	蜱	啮齿类、犬
	东方体属		恙虫病东方体 (*O. tsutsugamushi*)	恙虫病	恙螨	啮齿类
军团菌目 柯克斯体科	柯克斯体属		贝氏柯克斯体 (*C. burnetii*)	Q 热	可经蜱传播	家畜、啮齿类

小　结

立克次体是一类以节肢动物为传播媒介、严格细胞内寄生的原核细胞型微生物。多数引起人畜共患疾病,在人类引起疾病主要症状为发热、出疹,以节肢动物蜱、螨、虱、蚤作为传播媒介或储存宿主。斑疹伤寒立克次体和恙虫病东方体与普通变形杆菌 X_{19}、X_2、X_K 菌株的菌体有共同抗原,故可用这些菌株的 O 抗原(OX_{19},OX_2,OX_K)代替立克次体抗原检测患者血清中相应抗体,此交叉凝集试验称外斐反应(Weil – Felix reaction),可辅助诊断立克次体病。

第二节　贝氏柯克斯体

贝氏柯克斯体(*Coxiella burnetii*,俗称 Q 热立克次体)是 Q 热的病原体。Q 热(又称疑问热)为人畜共患病。急性 Q 热主要表现为发热、头痛、肌肉酸痛,常伴有肺炎、肝炎等。慢性 Q 热表现为长期持续或反复发热,常伴有心内膜炎、慢性肝炎、骨髓炎等。贝氏柯克斯体主要通过呼吸道途径使人感染,为重要的经典生物战剂。绵羊、山羊和牛为常见动物宿主,该病原体对外界抵抗力很强,易于保存和运输,可以气溶胶施放或随尘土扩散引起大规模的人畜感染。1935 年在澳大利亚的布里斯班首次发现本病,在 1960 年代被美国作为潜在生物武器研制。

【病原特征】

(一)生物学特征

贝氏柯克斯体的个体较小,为 $(0.2 \sim 0.4)\,\mu m \times (0.4 \sim 1.0)\,\mu m$,呈短杆状或球杆状,可通过细菌滤器。其基因组为 1.9×10^6 bp,约为大肠杆菌基因组的 1/3。Gimenez 法染色在绿色背景上贝氏柯克斯体呈紫红色。贝氏柯克斯体对理化因素的抵抗力比大多数非芽孢菌强,在脱脂牛奶中能够存活数月。对干燥的抵抗力很强,在羊毛中可存活 7~10 个月。而在感染动物和蜱的排泄物和分泌物中,可以存活数年。30W 紫外线灯 75cm 处可存活 1h,0.4% 甲醛(1% 福尔马林液)48h 方可灭活。

(二)致病性及免疫性

贝氏柯克斯体可感染许多种动物,包括哺乳动物、鸟、节肢动物等。感染家畜可出现体重下降、产奶量减少,怀孕和分娩期母畜感染可发生流产和死胎。贝氏柯克斯体经呼吸道感染人,人的半数感染量(ID_{50})为100个柯克斯体。在城市和一些非流行区,由于大部分人对贝氏克斯体缺乏免疫力,故受到该病原体攻击时,可引发Q热大流行。人类病后有巩固而持久的免疫力,再次发病者极少见。贝氏柯克斯体引起生物恐怖的主要方式是施放含该病原体的气溶胶。

【临床特征】

Q热是一种自限性、发热性疾病,病程2d至2周,潜伏期10~20d,以发热、头痛为主要症状。患者发病突然,有发热、寒战、全身无力、肌肉疼痛,以及剧烈的持续性头痛等症状,常合并肺部感染和肝功能损伤。

(一)发热

发热是Q热患者开始发病的主要指征,多在发病2~4d达到高峰,体温可达39℃~40℃,为弛张热,每天体温波动较大。多数患者5~14d体温恢复正常,但有些患者可维持发热1~2个月。此期胸片检查正常,血清学检查阳转。

(二)头痛

疼痛部位主要位于前额及眼眶周围,严重时扩展至整个头部,且贯穿全病程。

(三)肺炎

半数以上患者在发病后4~5d出现干咳、胸痛、少量黏痰等临床表现。X线检查显示为间质性肺炎或多发结节性模糊阴影,以左下肺多见。

(四)肝炎

Q热性肝炎常与Q热性肺炎共存,肝脏损伤主要表现为肝功能异常。患者的碱性磷酸酶、谷草转氨酶和谷丙转氨酶为正常人2~3倍。患者可有季肋部痛、厌食、恶心、呕吐和腹泻等,少数患者有进行性黄疸。肝组织的广泛损伤可导致患者肝昏迷和死亡。

【流行史】

Q热立克次体的发现源于1935年,澳大利亚Derrick博士报道布里斯班市肉类加工厂工人中发现一种原因不明的发热(不明热);其后他在昆士兰地区人群中陆续发现多起临床表现与该肉类加工厂工人相似的不明热病例,他将其称为Q热(Qurey fever/Q fever)。1937年澳大利亚病原学家Burnet和Freeman在研究Derrick送检的不明热患者血样本中,发现患者血样本能够使豚鼠、小鼠或猴发病;随后他们将感染小鼠的脾脏切片染色,发现脾细胞的空泡内充满类似立克次体的小杆菌,认为Q热的病原体为一种立克次体。1946

年在美国得克萨斯州和芝加哥屠宰场工人中相继证明 Q 热暴发流行,其后美国多个州证明有 Q 热的存在。近十年来,德国、法国、意大利、西班牙、瑞士、希腊、荷兰等欧洲国家不断有 Q 热暴发的报道。特别是 2009 年的荷兰"羊流感"暴发流行,这次"羊流感"暴发流行确诊的 Q 热患者超过 2200 人,死亡 6 人。为防止 Q 热疫情蔓延,55 个乡村宰杀 50000 多头山羊。

我国首例 Q 热病例于 1950 在北京协和医院确诊,其后于 1951 年在同仁医院再次确诊一例。两名 Q 热患者均为先前临床诊断患有"非典型肺炎",后经血清学试验证明其患有 Q 热,但没有分离出病原体。直至 1962 年,由四川的一例慢性 Q 热患者体内分离出贝氏柯克斯体后,才最后从病原学上证实我国 Q 热的存在。据不完全统计,我国目前有 20 多个省、市、自治区已证实有 Q 热,而且有的地区感染率较高。1963—1965 年,分别在四川和云南发现数起因密切接触感染家畜或畜产品而引起的 Q 热;在内蒙古布鲁菌病流行区还发现 Q 热与布鲁菌病混合感染病例,曾在同一患者体内分离出贝氏柯克斯体及羊型布鲁菌。目前已经证明,国内感染 Q 热的家畜有黄牛、水牛、牦牛、绵羊、山羊、马、骡、驴、骆驼、狗、猪和兔,达乌利亚黄鼠、黄胸鼠,禽类中的鸡、雀均可感染 Q 热。在新疆的亚洲璃眼蜱、内蒙古的亚东璃眼蜱、福建的毒刺历螨中也分离出了贝氏柯克斯体。

【流行病学特征】

(一)流行环节

1. 传染源　人类 Q 热感染源主要来自家畜,野生动物及蜱对人的发病意义不大。牛、羊、马、驴等家畜是主要传染源,其他动物(如骡、骆驼、犬、猪、啮齿类)和禽类(如鸽、燕)等均可自然感染。

2. 传播途径　Q 热病原体可通过呼吸道、消化道和接触等多种途径使人感染,其中呼吸道感染是引起 Q 热暴发、流行的主要传播途径,在人际间传播少见。

(1)呼吸道传播　贝氏柯克斯体可随动物排泄物、羊水及胎盘等排出体外,并能在外界环境中存活较长时间,形成传染性气溶胶,当人吸入这种气溶胶则可感染发病,从病畜厩舍的空气、土壤中可分离到贝氏柯克斯体,产羔季节多见。被污染的羊毛、兽皮、棉花、稻草、麦秸、衣物可因搬动、运输、使用等原因引发气溶胶而传播 Q 热。实验室感染亦有文献报道。

(2)消化道传播　经被病原体污染的饮食或未经消毒的奶类和奶制品传播,此途径感染性较低。

（3）接触传播　屠宰病畜及畜产品加工过程中,病原体可经破损的皮肤、黏膜引起感染。故屠宰场、肉类加工厂、牛奶厂、制革厂及畜牧业工作人员易感染发病。

3. 易感人群　人对贝氏柯克斯体普遍高度易感。

（二）流行特征

1. 地区分布　Q热呈全球性分布,为典型的人畜共患疾病。Q热在我国的分布也十分广泛,已在20多个省(市)、自治区报告过Q热的存在,并在四川、重庆、云南、内蒙、新疆及西藏等地发现过Q热的暴发流行。

2. 时间分布　一年四季均可发病,没有时间分布特征。

3. 人群分布　人群普遍易感,具有职业暴露人群发病率高,如屠宰场、肉类加工厂、牛奶厂、制革厂及畜牧业工作人员。

【诊断】

根据实验室检查结果,结合临床症状及流行病学调查得出结论。

（一）血清学检查

常用酶联免疫吸附试验(ELISA)、间接免疫荧光试验(IFA),特异性强、敏感度高。

（二）分子生物学

检测常用PCR检测标本中贝氏柯克斯体特异性DNA,特异性强、灵敏度高。

（三）病原体分离

取患者发热期血2～3ml接种豚鼠腹腔,动物发热后处死,取其脾脏压印涂片检查。也可用鸡胚卵黄囊分离培养病原体。

【治疗】

Q热可用多西环素、四环素治疗,氯霉素、红霉素、环丙沙星等亦有效。

一般患者经治疗2～3d体温下降,抗菌药物疗程一般为6d。尚未见有对四环素和氯霉素耐药的报告,复发罕见。喹诺酮类抗菌药物也有效。

【预防与控制】

（一）一般预防

防毒面罩可阻止贝氏柯克斯体气溶胶对人体的感染。牛奶、羊奶经煮沸或巴氏消毒可灭活贝氏柯克斯体。

（二）暴露前预防

Q热疫苗的接种可有效预防贝氏柯克斯体感染。甲醛灭活的全细胞疫苗已在一些国家作为研究性药物使用,应用在可能发生 Q 热职业暴露的人群。一剂疫苗可以在 3 周内产生对气溶胶感染的免疫力,保护作用可至少持续五年,但疫苗接种前需进行皮试。减毒活疫苗曾在一些国家使用。Q 热对实验室工作人员威胁较大,需注意实验室生物安全。

(三)暴露后预防

暴露贝氏柯克斯体后可服用四环素或多西环素预防。

(四)现场处置

1.控制传染源　封锁污染区,加强对患者及病畜的管理。

2.伤病员救治　给 Q 热患者口服四环素或多西环素可以明显缩短发热周期。在体温降至正常后仍需继续用药数日,以彻底清除体内贝氏柯克斯体。

3.污染消除　使用肥皂和水冲洗,或用 0.5% 氯溶液消除个人污染。贝氏柯克斯体对常用消毒剂有较强的抵抗力,对脂溶性消毒剂敏感。0.1%次氯酸盐可灭活贝氏柯克斯体,0.5% ~1%来苏液作用 3h 可使贝氏柯克斯体完全灭活。

(五)可能的威胁

导致 Q 热的贝氏柯克斯体在全世界范围内分布,易于获得、存活力强、抗干燥。因此,可能被恐怖分子故意雾化释放,以气溶胶形式传播。但 Q 热病死率低、易于治疗,作为恐怖袭击武器造成的影响小,因此被用作失能性生物战剂。

小　结

貝氏柯克斯体是 Q 热的病原体。Q 热为人畜共患病,主要通过呼吸道途径使人感染,绵羊、山羊和牛为常见动物宿主。Q 热以发热、头痛为主要症状。多西环素、四环素等抗生素常用于 Q 热的治疗。

第三节 | 立氏立克次体

立氏立克次体(*Rickettsia rickettsii*)属立克次体属(*Rickettsia*)斑点热群(spotted fever group),是落基山斑点热的病原体。落基山斑点热是一种以发热、剧烈头痛、肌痛及皮疹为主要临床表现,以蜱为传播媒介的急性传染病。该病为美国常见立克次体病。立氏立克次体在所有致病性立克次体中致病性最强,也是公认的致死性生物战剂。

【病原体特征】

(一)生物学特征

为革兰阴性小球杆菌,大小为$(0.3 \sim 0.6) \mu m \times (1.2 \sim 2.0) \mu m$。用 Giemsa 染色为紫色,Gimenez 或 Macchiavello 染色为红色。严格细胞内寄生,可用鸡胚培养。基因组全长为 $1.25 \times 10^6 bp$。对外界不良环境的抵抗力较低,热和化学制剂能很快使之灭活。0.1% 甲醛、5% 酚作用 24h 内失去感染性,50℃或常用消毒剂的作用下很快失活,但室温干燥条件下可存活数小时。

(二)致病性及免疫性

在非落基山斑点热流行地区,人对立氏立克次体普遍易感。立氏立克次体进入体内后,主要侵入血管内皮细胞,引起血管损伤和相关的脏器损伤,可导致呼吸系统、中枢神经系统、胃肠道系统及肾功能损伤。未经治疗的落基山斑点热死亡率可达 50%,病后免疫力持久。

【临床特征】

潜伏期 $2 \sim 14d$,平均 7d,潜伏期越短病情越重。临床过程变化大是本病的一个重要特点,故易误诊。判断依据主要有三个:发热、皮疹、蜱接触史。发病急骤,持续高热,可达 39℃ ~ 40℃。发热严重患者有剧烈头痛、神志不清、昏迷及颈项强直等症状。伴有寒战、全身不适、肌肉关节酸痛等。在发热几天后即出现皮疹,起初为红色皮疹,随后发展为丘疹或瘀斑,面积由小至大。全身血管通透性增高导致水肿、血容量下降和人血白蛋白降低,严重的肺部累及可导致间质性肺炎和呼吸窘迫综合征。中枢神经系统累及包括立克次体本身导致的脑炎和血管损伤导致的脑膜脑炎,中枢神经系统并发症常见。肾脏并发症包括病原体的直接破坏和肾内血管炎引起的间接损伤,急性肾功能不全显著增加患者死亡率。胃肠道表现包括:腹痛、恶心、呕吐、腹泻,便中有时混有血液,患者可死于胃肠道大出血。抗生素的使用可显著降低病死率。

【流行史】

立氏立克次体的首次发现在 1919 年。1986 年美国学者 Maxey 首先在美国落基山脉爱达荷州 Snake 峡谷发现并报道了落基山斑点热。之后,1906—1910 年期间,美国传染病医生和病原学家立克次(Howard T Ricketts)系统研究了落基山斑点热,首次证明了落基山斑点热是由病原体感染所引起。1919 年,美国病原学家 S Burt Wolbach 首次证明了落基山斑点热的病原体是一种能感染人血管内皮细胞的立克次体。为了纪念因研究立克次体而献身的立克次医生,他将落基山斑点热病原体命名为立氏立克次体。现在落基山斑点热在美国的很多地区都有流行,尤其是在美国东南部、西部及靠近太平洋地区。除此之外,阿根廷、巴西、哥伦比亚、哥斯达黎加、墨西哥和巴拿马等国家也有落基山斑点热流行的报道。

目前我国尚未发现落基山斑点热的疾病报道及其病原体立氏立克次体的发现,但同属于斑点热群立克次体(spotted fever group rickettsiae,SFGR)的其他病原体已有发现并且进行了相应的研究。1958年,我国学者范明远等在内蒙古阿巴嘎旗首次发现了斑点热群立克次体感染的血清学线索。目前,在我国已发现有10余种SFGR存在,包括西伯利亚立克次体(*R. sibirica*)、康氏立克次体印度亚种(*R. conorii subsp. indica*)等。据不完全统计,我国目前至少有17个省、市、自治区已证实有斑点热群立克次体的存在。

【流行病学特征】

(一)流行环节

1. 传染源 本病为自然疫源性疾病,自然宿主主要为野生动物,如田鼠、松鼠、花栗鼠、鼬鼠、野兔和鸟类等,家兔和犬也可成为传染源。

2. 传播途径 传播媒介为硬蜱。在自然情况下,人的感染途径是:立氏立克次体在蜱中经发育期后具有感染性,这时人被蜱叮咬可感染。皮肤破损处接触含立克次体的蜱血或蜱粪亦可感染,经眼结膜也是感染途径。该病的流行季节为蜱活动活跃的春夏季。可能的人为传播主要是通过喷洒含立克次体的气溶胶,经呼吸道引起人的感染。

3. 易感人群 人对立氏立克次体普遍易感。

(二)流性特征

1. 地区分布 落基山斑点热主要流行于巴西、加拿大、哥伦比亚、墨西哥、巴拿马和美国。

2. 时间分布 一年四季均可发病,发病高峰季节为夏季。

3. 人群分布 人群普遍易感,儿童和青年常见。

【诊断】

根据实验室检查结果,结合临床症状及流行病学调查得出结论。2周内到过蜱媒存在的小城镇或农村,与携带硬蜱的动物有接触史,或有被硬蜱叮咬史均是流行病学有用的参考资料。

(一)早期快速诊断

用PCR进行分子生物学方法诊断,特异性强,灵敏度高,操作简便,一般2~3h内可判定结果。

(二)血清学检查

常用的有外斐试验、免疫荧光染色法等。

(三)病原学检查

1. 豚鼠接种　取可疑患者血经腹腔或睾丸接种雄性豚鼠,此方法为常用方法。

2. 鸡胚接种　接种鸡胚卵黄囊。感染阈值远高于其他立克次体,且易污染,不常使用。

3. 细胞培养　鸡胚单层细胞接种立氏立克次体后 5d 即可出现空斑。操作复杂且易污染,不常使用。

一般的检测可以在Ⅱ级生物安全柜内进行。如疑有气溶胶产生时需在Ⅲ级生物安全柜(或实验室)进行实验操作,并做好相应级别的个人生物安全防护。

【治疗】

以氯霉素、四环素喹诺酮类为首选药物。多西环素及土霉素亦有满意的临床效果。

一般患者经治疗 2～3d 体温下降,抗菌药物疗程一般为 6d。

【预防及控制】

1. 控制传染源　灭鼠和灭蜱,及时治疗患者。

2. 切断传播途径　在牧场、灌木、草地和住宅有蜱隐蔽的地方可使用 5% 西维因,3% 倍硫磷,2% 马拉硫磷、皮蝇磷等溶液喷洒灭蜱。

3. 保护易感人群　个人预防措施主要是避免蜱的叮咬,在野外工作应穿防护服,也可在外露的部位使用乙酰苯胺丁酯等驱避剂;防毒面罩可以阻止含立克次体的气溶胶的感染。立氏立克次体是立克次体中致病力最强的,容易获得纯培养,人群对其普遍易感。目前无理想疫苗可预防强毒株的攻击。临时需要进入疫区,可口服多西环素预防。

小　结

　　立氏立克次体是落基山斑点热的病原体。落基山斑点热是一种以发热、剧烈头痛、肌痛及皮疹为主要临床表现,以蜱为传播媒介的急性传染病。立氏立克次体在所有致病性立克次体中致病性最强,改死性生物战剂之一。

第四节　普氏立克次体

普氏立克次体(*Rickettsia prowazekii*)是流行性斑疹伤寒(epidemic typhus)的病原体,为纪念首先发现该病原体的捷克科学家 Von prowazek 而命名。流行性斑疹伤寒是一种急性传染病,与伤寒及副伤寒是不同的疾病。其主要临床特征为:起病急、持续高热和瘀点样皮疹,常伴有剧烈头痛、背痛,严重患者多有中枢神经系统损伤。与其他立克次体病不同,流行性伤寒的主要储存宿主是人,传播媒介为体虱,故该病又称虱传斑疹伤寒(louse-borne typhus)。在战争、灾荒或其他卫生情况差的情况下,虱极易繁衍并在人群中传播,特别容易引起流行性斑疹伤寒的暴发,故该病在战争时发生称为战争热(war fever),在灾荒时发生称为灾荒热(disaster fever),在监狱发生称为囚徒热(jail fever)等。流行性斑疹伤寒研究具有重要军事医学意义,历史上曾发生过多次与战争有关的斑疹伤寒流行。如1489 年西班牙军队进攻格林那达岛时,士兵死于斑疹伤寒者万余人。1505—1530 年法军围攻那不勒斯时,军队中出现斑疹伤寒流行,死亡数万人。

【病原特征】

(一)生物学特征

呈多形性,以短杆状为主,其长 $0.6 \sim 2.0\mu m$,宽 $0.3 \sim 0.8\mu m$,在细胞质内呈单个或短链状排列。革兰染色阴性,着色较淡。Giemsa 染色呈紫色或蓝色,Gimenez 染色呈鲜红色,Macchiavello 染色呈红色。人虱对普氏立克次体高度易感,普氏立克次体进入虱的胃肠后,在肠细胞内大量繁殖。在虱肠细胞内繁殖出的立克次体具有毒力强和抗原性完整等特点。采用鸡胚成纤维细胞、L929 细胞和 Vero 细胞进行分离和培养,繁殖一代需 $6 \sim 10h$,最适温度为 37℃。动物接种常采用雄性豚鼠和小鼠,鸡胚卵黄囊接种常用于立克次体的传代培养。基因组 1.11×10^6 bp,为环状 DNA。对热敏感,易为甲醛、酚、硫柳汞等消毒剂所杀灭,56℃ 30min 可被灭活,紫外线照射数分钟死亡。但耐低温和干燥,在干虱粪中能保持活性两个月左右。

(二)致病性与免疫性

普氏立克次体的储存宿主是患者,传播媒介是人虱,患者是唯一的传染源。感染方式是人虱叮咬患者并吸血,血中立克次体进入人虱体内,在肠管上皮细胞内生长繁殖,破坏肠管上皮细胞,并可随粪便排出体外。当感染的人虱叮咬健康人时传入人体。普氏立克次体侵入皮肤后,与局部淋巴组织或小血管内皮细胞表面特异性受体结合,少而被吞入胞内大量繁殖,导致细胞中毒破裂,释放出立克次体,引起第一次立克次体血症。立克次体经血流扩散至全身组织器官的小血管内皮细胞,在其中大量增殖并释放入血,导致第二次立克次体血症。从而引起血管内皮细胞增生、血管壁坏死、血栓形成,造成皮肤、心、肺和脑等血管周围组织的广泛性病变。普氏立克次体也有可能通过呼吸道或结膜感染人体。严格细胞内寄生,抗感染免疫以细胞免疫为主、体液免疫为辅。病后患者可获得牢固的免疫力。

【临床特征】

（一）发热

体温在发病后 3～5d 内达到高峰,多为 39℃～40℃,热型多为稽留型,也有弛张型或不规则型。患者的颜面发红、眼结膜充血。

（二）皮疹

发病后 4～6d 开始在腋下和两肋出现皮疹,以后皮疹延及胸、背部及四肢,以背部最为明显。

（三）神经系统症状

发病早期有剧烈头痛。随着病情的加重,患者的神经系统症状也加剧,出现烦躁不安、谵妄、嗜睡,偶有昏迷、大小便失禁。少数患者出现四肢僵硬、颈项强直及脑膜刺激症状等。

（四）心血管系统症状

少数患者有中毒性心肌炎,严重的心肌损伤和微循环障碍可引起患者休克和死亡。

（五）呼吸系统症状

咳嗽、胸痛,少数患者出现呼吸困难。X 线透视可见肺部斑点状浸润阴影或片状炎性浸润阴影。

（六）坏疽

由于立克次体感染血管内皮细胞,可引起血管炎导致组织坏疽,主要出现在手指和脚趾。

【流行史】

普氏立克次体所致的流行性斑疹伤寒是人类最古老的瘟疫之一,关于其最早的起源尚不清楚。1546 年,佛罗伦萨医生伏拉卡斯托罗在其关于传染病的论文《传染性疾病》中对斑疹伤寒的描述被认为是最初的记载。16 世纪,斑疹伤寒在意大利经常暴发流行,通过对 1505 年和 1528 年暴发的流行性斑疹伤寒观察,伏拉卡斯托罗医生区分了斑疹伤寒与其他瘟疫。1739 年,哈克斯姆(Huxham)区分了斑疹伤寒和伤寒。1911 年,研究者从豚鼠中分离出了菌株,并在 1916 年将其命名为普氏立克次体。流行性斑疹伤寒曾流行于日本、东南亚、西太平洋和印度洋各岛屿、前苏联东南部等地。

根据《宋史·五行志》记载,在绍兴二年(1132 年)春,四川曾暴发过一次重大疾病:"疫死数千人",另外《四川通志·杂类·祥异》载:"绍兴三年(1133 年),资、荣二州大疫。

七月七月，四川霖雨至于明年正月，四年四川地震。……六年（1136 年），四川疫。夔潼成都郡县皆旱。夏，蜀大饥，米斗二千，利路倍之，道殣枕藉。"由此可以看出，绍兴三年和六年的"大疫"也均发生在春季。有研究者推测该疾病很可能是流行性斑疹伤寒。自1949 年，我国发生过 3 次较大规模的流行性斑疹伤寒流行。第一次发生在 20 世纪 50 年代，疫情主要分布在贵州、四川和云南等省份。第二次流行发生在 60 年代，疫区主要分布在黑龙江、吉林和辽宁等东北三省。最后一次发生在 80 年代，流行区域主要是河南、新疆、辽宁、山东、贵州以及北京市。自 80 年代后，流行性斑疹伤寒发病率开始下降，1996 年降至最低点（0.25/10 万）。此后，年发病率有所回升，至 2000 年再次下降。目前流行性斑疹伤寒在我国分布较广，几乎全国所有省区市仍有病例报告。

【流行病学特征】

（一）流行环节

1. 传染源　患者或隐性感染者，发病后第 1 周的传染性最强。

2. 传播方式　流行性斑疹伤寒的传播方式是"人-虱-人"，人虱为传播媒介。人虱主要是体虱，也称衣虱（pediculus humanus corpois）。头虱（pediculus humanus capitis）和阴虱（phthirus pubis）也能传播本病。体虱终生寄生于人体，其最适宜活动温度为 30℃ ~ 32℃，相对湿度是 70% ~ 80%，内衣是体虱生存的最佳环境。

3. 易感人群　人群对普氏立克次体普遍易感。

（二）流性特征

1. 地区分布　流行性斑疹伤寒呈世界性分布。在我国，第二次世界大战期间，北京、上海等大城市，以及重庆、成都、昆明、贵阳、兰州等人口聚集的大后方发生过流行。20 世纪 50 ~ 60 年代，在我国云、贵、川三省交界的山区，以及东北三省和内蒙古等地发生过流行。随着我国社会的稳定、经济的发展和卫生条件的改善，流行性斑疹伤寒已经得到有效控制。

4. 时间分布　一年四季均可发病，没有时间分布特征。

5. 人群分布　人群普遍易感，发病集中于居住于山区、卫生条件差的人群。

【诊断】

根据实验室检查结果，结合临床症状及流行病学调查得出结论。

（一）分离培养

将标本接种在雄性豚鼠的腹腔内，接种后若体温 >40℃ 或阴囊有红肿，表示已发生感染;若体温>40℃而阴囊无红肿,则取动物脑组织继续传代,立克次体增殖至一定数量后方可用鸡胚卵黄囊或细胞传代,采用免疫荧光等试验进行鉴定。

(二)血清学检测

外斐反应的滴度≥1:160或恢复期抗体效价比早期增高≥4倍者可诊断为流行性斑疹伤寒。但要结合临床症状,以排除外斐反应假阳性。

(三)分子生物学检测

可用PCR或核酸探针检测。

【治疗】

治疗与Q热治疗相似,氯霉素、四环素、多西环素等对本病均具特效。多西环素治疗效果好、副作用小。伴发细菌感染应根据药敏结果选用有效抗生素。

【预防及控制】

对患者应及时隔离治疗。对密切接触者、家属及集体宿舍、营房应检疫。普遍灭虱是疫区处理的关键,可用1%马拉硫磷实施。虽然公开资料没有关于普氏立克次体用于生物战剂或恐怖袭击的记载,但普氏立克次体具有对人感染力强、易于大量培养、对干燥和寒冷的环境抵抗力强等特点,可能被作为生物战剂以气溶胶方式施放。特别是本病常伴随战争、饥饿、灾荒和社会动乱流行,给军队及居民造成威胁,所以应注意防范。

小 结

　　普氏立克次体是流行性斑疹伤寒的病原体。流行性斑疹伤寒是一种急性传染病,其主要临床特征为:起病急、持续高热和瘀点样皮疹,常伴有剧烈头痛、背痛,严重患者多有中枢神经系统损伤。普氏立克次体的储存宿主是人,传播媒介为体虱。在战争、灾荒或其他卫生情况差的情况下,流行性斑疹伤寒容易暴发。

(黎志东)

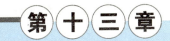

毒素类生物战剂

第一节　肉毒毒素

肉毒毒素（botulinum toxin，BoNT）最早是由 Van Ermengen 在 1897 年调查比利时 Ellezelles 暴发的一次食源性中毒事件时发现的。肉毒毒素是肉毒梭菌产生的外毒素，是目前已知毒性最强的蛋白质，分为 7 种血清型（A～G），其中自然存在的 A、B、E 和 F 型毒素能够造成人类中毒（A 型毒性最强。），C、D 型则常引起动物、禽类中毒，G 型引起人类中毒的报道较少。肉毒毒素曾被多个国家制成生物战剂。美国 CDC 等机构将肉毒毒素列为最主要的六大生物战剂之一，属于危害性最高的 A 类生物战剂。此外，该毒素被一些国际恐怖和极端组织利用来制造恐慌。自"9·11 恐怖袭击事件"后，美英等西方国家把肉毒毒素列为最有可能被使用的生物恐怖剂之一。

【病原特征】

肉毒梭菌是革兰阳性粗短杆菌，有鞭毛、无荚膜，严格厌氧，其在厌氧环境下产生的肉毒毒素是目前已知最剧烈的毒物。毒性比氰化钾强 1 万倍，纯结晶的肉毒毒素 1mg 能杀死 2 亿只小鼠，对人的致死量约为 0.1μg。肉毒毒素不耐热，煮沸 1min 即可被破坏。肉毒毒素对消化酶、酸和低温比较稳定，但易受碱和热破坏而失去毒性。A 型毒素经 60℃ 2 min 加热，差不多能被完全破坏，而 B、E 二型毒素要经 70℃ 2min 才能被破坏，C、D 二型毒素对热的抵抗更大些，C 型毒素要经过 90℃ 2min 加热才能完全破坏，一般情况下，85℃ 热处理 15min 便可使毒素完全失活。肉毒毒素污染食物和水源后，一般其毒性可保持数天乃至一周。同时，不易被胃肠液所破坏，在适宜条件下，毒性能被胰酶激活和加强，引起消化道中毒症状。

肉毒毒素进入小肠后跨过黏膜层被吸收进入血液循环，毒素作用于外周胆碱能神经，重链羧基端结合神经元细胞膜表面的受体（唾液酸和糖蛋白），内化进入细胞质内形成含毒素的突触小泡,肉毒毒素保留在神经肌肉接头处,含毒素的突触小泡与内体融合、酸化,导致重链氨基端与轻链解离并释放轻链入细胞质中,轻链具有锌内肽酶活性,可灭活神经元突触小泡内参与乙酰胆碱释放的膜蛋白,抑制神经肌肉接头处神经递质乙酰胆碱的释放,导致弛缓性瘫痪。

【临床特征】

食源性肉毒中毒的临床表现与其他食物中毒不同,胃肠道症状很少见,以弛缓性瘫痪为主。潜伏期可短至数小时,一般先有乏力、头痛等不典型症状,接着出现复视、斜视、眼睑下垂等眼肌麻痹症状;再是吞咽、咀嚼困难、口干、口齿不清等咽部肌肉麻痹症状;进而膈肌麻痹、呼吸困难,直至呼吸停止导致死亡,很少见肢体麻痹,不发热,神志清楚。完全康复需要几个月到几年,直到受累的神经末梢再生。肉毒毒素可被浓缩成气溶胶形式作为生物战剂,经呼吸道导致吸入性肉毒中毒,病情进展快速、死亡率高。

【流行史】

世界各大洲均有肉毒毒素中毒事件发生,尤其是欧洲和美洲发病较多。通常是由 A 型、B 型和 E 型毒素引起,美国以 A 型为主,欧洲以 E 型为主。我国则以 B 型为主,A、E 型次之。常见的肉毒毒素中毒事件主要有食源性肉毒中毒、伤口肉毒中毒和婴儿肉毒中毒、我国肉毒中毒主要发生在新疆,其次是青藏高原、黄土高原和华北平原等地区,主要发生在新疆、河北、山东、内蒙古、辽宁、甘肃等地,中毒类型主要为食源性肉毒中毒。此类发病往往和饮食习惯密切相关,如欧洲多由火腿、腊肠和畜禽肉等引起中毒,美国多以果蔬罐头,日本等沿海国家主要是由于进食水产品引起;而我国主要是由自制豆制品(臭豆腐、豆豉)和面制品(发酵馒头、面酱等)等发酵食品引起中毒。

1. 食源性肉毒中毒　我国 1958—1989 年间有记录的肉毒中毒为 746 起,共计 2866 例,全国平均死亡率为 14.8%。据不完全统计,1999—2007 年我国 B 型肉毒中毒 9 起,都是食源性肉毒中毒,食品主要为家庭自制发酵食物,包括豆制品和面食等,此外,香肠、腌肉也是常见的引发肉毒中毒的食物。如黄土高原地区 66.7% 由自制臭豆腐引起,华北平原 54.1% 由自制豆酱、面酱引起。青藏高原等牧区主要由于食用被肉毒梭菌污染的肉制品而中毒。有报道显示,美国 1990—2000 年期间,每年食源性肉毒中毒病例的中位数为 23(17~43)例,大多数病例是散发性的;暴发通常规模很小,仅涉及 2 或 3 人,有的疫情是由于商品化的即食肉制品或者餐馆准备的食品引起的。家庭罐头食品早已成为美国肉毒毒素中毒的主要来源,比如阿拉斯加的一些传统的本地菜,由于发酵后不经烹调就食用,感染风险较大。1985—2005 年期间,加拿大共发生 91 起经实验室证实的食源性肉毒中毒疫情,这些疫情涉及 205 例病例和 11 例死亡。其中 75 例(86.2%)由 E 型引起,其次为 A

型 7 例(8.1%)和 B 型(5.7%)。大约 85% 的疫情发生在阿拉斯加土著社区。这些人群主要通过食用传统制备的海洋哺乳动物和鱼类产品而暴露于 E 型肉毒毒素。有两起肉毒中毒疫情是由商品化的即食肉制品引起的,3 起是由餐馆提供的食品引起的。2002 年 2 月下旬在南非也出现过由于番茄酱罐头而导致的 A 型肉毒毒素中毒事件。

2. 伤口肉毒中毒　这种情况在 20 世纪 90 年代初以前极为罕见,但之后,美国西部的发病率急剧持续上升,几乎全部是注射吸毒者。几乎所有的与注射毒品相关的病例都是所谓的"黑焦油海洛因"使用者,以及参与"皮肤爆裂"的人(即将黑焦油海洛因注射到组织中,而不是静脉中)。除了没有胃肠道症状外,临床症状与食源性肉毒中毒没有区别。

3. 婴儿肉毒中毒　婴儿肉毒中毒是指 1 岁以下婴儿的肠内肉毒梭菌定植引起的毒素吸收。这是最常见的肉毒中毒形式,美国每年报告 80～100 例。有研究表明,食用蜂蜜可能是危险因素之一。

【流行病学特征】

肉毒中毒一年四季均可发生,发病急、病程快、病死率高。引起人群中毒的主要有 A、B、E 三型,A、B 型的分布最广,各大洲的许多国家均有报道,C、D 型主要存在于动物的尸体或腐尸附近的土壤中,引起畜禽中毒。E 型能适应深水低温,在海洋地区的分布广泛,如海洋沉积物、海水生物的肠道,F、G 型肉毒梭菌极少分离,还未曾有 G 型菌引起人群中毒的报道。

【诊断】

肉毒毒素中毒的临床诊断主要依据临床体征和主述分析。对临床上最常见类型如食源性肉毒中毒、婴儿肉毒中毒,可取患者的粪便、剩余食物分离病菌,同时检测粪便、患者血清或胃液中的毒素活性。粪便、食物等标本中的细菌检测,可先 80℃ 加热 10 min,杀死标本中所有的细菌繁殖体,再加热标本进行厌氧培养分离本菌。可将培养物滤液或食物悬液上清液分成两份进行毒素检测,其中一份与抗毒素混合,然后分别注射小鼠腹腔,如果抗毒素处理小鼠得到保护,表明有毒素存在。到目前为止该方法是最敏感、最可信的肉毒毒素检测方法,该方法经过不断完善,甚至可以对很微量的毒素做到定量检测。但该方法比较烦琐和耗时,不易推广,因此人们不断探索一些更简便、快捷、灵敏的新方法。

免疫血清学方法可以直接从患者的食物、粪便、呕吐物及血清等临床样品中检测出肉毒毒素,主要有放射免疫技术(RIA)、反向间接血凝法(RPHA)、反向乳胶凝集试验(RP-LA)、酶联免疫吸附试验(ELISA)及其扩展的酶联凝集试验(ELCA)等。聚合酶链反应(PCR)技术是近年来发展的一类快速诊断及确定肉毒毒素型别的实验方法。其步骤主要是将检样(粪便、胃肠内容物、食物等)的研碎物或离心沉渣接种于厌氧庖肉培养基进行增菌及产毒培养。然后将菌体裂解,提取 DNA 模板以作 PCR 试验,通过电泳图谱判断是否存在肉毒毒素及其型别。

【治疗】

对患者应根据症状尽早作出诊断。迅速注射 A、B、E 三型多价抗毒素中和血清中游离毒素;对症治疗,特别是维持呼吸功能,可以显著降低死亡率;根据病原体的分离情况,选用甲硝唑或青霉素治疗。

【预防与控制】

预防肉毒中毒最有效的措施是加强食品卫生管理和监督,改进食品的加工、调制及贮藏方法,改善饮食习惯。如食品应低温保存,防止芽孢成繁殖体;食用前80℃加热食品20 min 破坏毒素等。

小 结

肉毒毒素是肉毒梭菌产生的一种神经毒素。肉毒毒素是已知最剧烈的毒物。肉毒毒素不耐热,对消化酶、酸和低温比较稳定,但易受碱和热破坏而失去毒性。肉毒中毒的胃肠道症状很少见,以弛缓性瘫痪为主,通过抑制神经肌肉接头处乙酰胆碱的释放,导致弛缓性瘫痪。肉毒中毒一年四季均可发生,发病急、病程快、病死率高。可用抗毒素中和血清中游离毒素进行紧急治疗。

第二节 | 葡萄球菌肠毒素

葡萄球菌(*Staphylococcus*)是革兰阳性球菌的一种,广泛分布于自然界,如土壤、空气、水,动物的鼻腔、咽喉、皮肤、肠道的带菌率很高,绝大多数对人不致病,少数属于人畜共患病原菌,可引起动物和人类化脓性感染。其中以金黄色葡萄球菌(*Staphylococcus aureus*)的致病能力最强,是国内外医院获得性感染最常见的细菌之一。金黄色葡萄球菌无芽孢、无鞭毛,大多数无荚膜,是人类化脓性感染中最常见的病原菌,可以产生溶血素、杀白细胞素、肠毒素、凝固酶等致病性毒素和酶,它们均可增强该菌的毒力和侵袭力。研究发现,30% ~50% 的金黄色葡萄球菌菌株可以产生肠毒素,是引起食物中毒的主要原因。金黄色葡萄球菌引起的毒素型食物中毒是一个世界性公共卫生问题。

【病原特征】

金黄色葡萄球菌肠毒素(Staphylococcal enterotoxins,SEs)是由金黄色葡萄球菌分泌的一组低分子量、具有超抗原活性的可溶性蛋白(易溶于水和盐溶液),耐热性强,而且不易受胃肠液中蛋白酶的影响。据报道,其肠毒素在131℃下加热30 min以上才能被破坏,因此,大部分食物的蒸煮温度和时间均不能对其造成破坏。根据其肠毒素抗原性的不同,目前已发现A、B、C1、C2、C3、D、E和F等八种肠毒素,其中A、D型引起的食物中毒最多,B、C次之,其中以A型毒性最强,每千克体重1 μg便能引起中毒。

【临床特征】

葡萄球菌肠毒素中毒的典型症状表现为以呕吐为主要症状的急性胃肠炎。摄入产生肠毒素的金黄色葡萄球菌污染的食物后,经2~5 h的潜伏期,可出现恶心、呕吐、腹泻等急性胃肠炎症状,即食物中毒。不伴有发热,一般1~2d内迅速恢复,少数严重者可发生虚脱或休克。肠毒素的作用机制可能是毒素与肠道神经细胞受体作用,刺激呕吐中枢导致呕吐。葡萄球菌肠毒素可用于生物战剂,其气雾剂吸入后造成多器官损伤,严重者可导致休克或死亡。

【流行史】

由金黄色葡萄球菌引起的食物中毒发生频率极高,在美国由此菌引起的食物中毒高居第二位,占整个细菌性食物中毒的33%,加拿大则更多占45%,我国每年发生的此类中毒事件也非常多见。

【流行病学特征】

金黄色葡萄球菌在水分、蛋白质和淀粉含量较高的食品中极易生长、繁殖,并产生大量毒素。据报道,受到该菌污染的食品25℃~30℃下放置5~10 h,就能产生足以引起中毒的肠毒素,但食品的颜色、风味和气味不一定会产生能觉察到的变化。一旦误食便会引起恶心、呕吐、腹部痉挛、水性或血性腹泻等胃肠道症状,严重者可以引起局部化脓感染,如肺炎、盆腔炎、心包炎,甚至败血症、脓毒症等全身性感染。虽然这类食物中毒很少致死,但是患者的中枢神经系统往往会受到影响。金黄色葡萄球菌引起的食物中毒有很强的季节性,多见于夏秋季。

【诊断】

根据进食可疑食物,同食者有无发病史,结合潜伏期短,胃肠道症状持续时间短暂,无发热、恢复快等特征可作出初步诊断。食品中金黄色葡萄球菌及其肠毒素的检测可参照国家标准 GB/T4789.10 - 2003 进行。主要检验项目是细菌计数、血浆凝固酶试验、肠毒素检查、动物试验和血清学试验。经典的方法是采用幼猫腹腔注射(肉汤培养物或呕吐物)，4h 内发生呕吐、腹泻和体温升高或死亡等现象者，提示葡萄球菌肠毒素存在。近年来发展的免疫酶技术、免疫荧光试验等检测方法比较快速、方便。利用 PCR 技术扩增葡萄球菌肠毒素基因可用于食品的快速检测。

【治疗】

1. 一般治疗　轻型患者不需特殊治疗，能自愈。重者可用 1:5000 高锰酸钾溶液洗胃，然后用蓖麻油 20ml 导泻以便除去未吸收的肠毒素及致病菌。

2. 对症及支持疗法　严重呕吐、腹泻者可用氧氯普胺肌内注射；亦可用氯丙嗪或阿托品肌内注射；同时补充水、电解质，保持水、电解质及酸、碱平衡。

3. 抗菌药物治疗　由于本病主要由肠毒素所引起，一般不需要应用抗菌药物。

【预防与控制】

1. 避免食物染菌　加大食品卫生监督力度、强化监测检验以发现传染源，严格禁止患乳腺炎的牛乳或受畜禽局部化脓而污染的其他肉类混入食品加工原料中，加工用具使用前后要进行彻底清洗消毒，加强对食品从业人员的卫生知识培训和健康体检，拒绝患有化脓性炎症和上呼吸道感染的工作人员进行食品加工操作。

2. 防止肠毒素形成　在低温、通风良好条件下贮藏食物可以有效防止该菌的生长及其毒素的形成。因此，要尽量减少加热后半成品的保存时间，必要时进行冷藏或置于阴凉通风的地方，食用前还应彻底加热。

小　结

葡萄球菌肠毒素分子量低、耐热性强，且不易受胃肠液中蛋白酶的影响，是引起食物中毒的主要原因。葡萄球菌肠毒素中毒的典型症状表现为以呕吐为主要症状的急性胃肠炎。根据发病史和症状作出初步诊断，患者呕吐物、粪便或食物中分离出产肠毒素的葡萄球菌即可确诊。轻型患者不需特殊治疗，能自愈；症状严重者需进行对症及支持治疗。加强饮食卫生管理。

（王　芳）

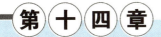

第十四章

其他类型生物战剂

第一节 鸟疫衣原体

鸟疫衣原体又称鹦鹉热衣原体(*chlamydia psittaci*),常常引起鹦鹉热(psittacosis),又称鸟热(ornithosis),是一种自然疫源性疾病,为鸟类和家禽的常见疾病。该衣原体常寄生于鹦鹉或其他禽类如鸡、鸭、火鸡、鸽或孔雀等禽类的血、粪便或组织中,可传播给人。

【病原特征】

鸟疫衣原体首先从鹦鹉体内分离出,原体圆形,直径为 $0.2\mu m \sim 0.5\mu m$。网状体直径为 $0.6\mu m \sim 1.5\mu m$,呈球形或不规则形态。原体在细胞空泡中增殖,形成结构疏松、不含抗原、碘染色呈阴性的包涵体。采用血清学分类法,鸟疫衣原体至少可以分为 9 个血清型,分别为 A、B、C、D、E、F、E/B、WC 和 M56 型,其中 A ~ F 和 E/B 血清型的自然宿主为鸟类,A 型和 D 型毒力较强,能引起鸟类的急性感染。A 型也是感染人类的常见血清型。鸟疫衣原体在 6 ~8 日龄鸡胚卵黄囊中生长良好。在 HeLa 细胞、猴肾细胞及 HL 细胞中均可生长。易感动物较多,常用小白鼠接种。

【临床特征】

潜伏期 1~2 周,症状轻重不等,轻症无明显症状或呈轻微流感样表现,严重病例可致死亡。多数表现为非典型肺炎,缺少特异性临床表现。按照临床表现不同,分为以下各型:

(一)肺炎型

1.发热及流感样症状 起病急,体温于 1~2d 内可上升至 40℃,伴发冷寒战、乏力、头痛及全身关节肌肉头痛,可有结膜炎、皮疹或鼻出血。高热持续 1~2 周后逐渐下降,热程 3~4 周,少数可达数月。

2. 肺炎表现 发热同时或数日后出现咳嗽,多为干咳,可有少量黏液痰或血痰,胸闷、胸痛,严重者有呼吸困难,可有结膜炎、皮疹或鼻出血。高热持续 1~2 周后逐渐下降,热程 3~4 周,少数可达数月。

3. 其他 可有食欲减退、恶心呕吐、腹痛腹泻等消化道症状;可有肝、脾肿大甚至出现黄疸;可有心肌炎、心内膜炎及心包炎,严重者可有循环衰竭及肺水肿;亦可有头痛、失眠、反应迟钝或者激动,重者有嗜睡、定向力障碍及昏迷,此种情况提示病情严重预后不良。

上述症状中缺乏特异性表现,肺炎及脾肿大对诊断本病最重要。

(二)伤寒样或中毒败血症型

高热、头痛、全身痛相对缓慢,易发生心肌炎、心内膜炎及脑膜炎等并发症,严重者有昏迷及急性肾功能衰竭,可迅速死亡。

本病病程长,如不治疗热程可持续 3~4 周,甚至长达数月。肺部阴影消失慢,如治疗不彻底,可反复发作或转慢性,复发率为 20%。

【流行史】

由鸟疫衣原体感染引起的鸟疫是一种全球性疫病,亦曾发生暴发流行,但近年来患者不多,如美国加利福尼亚州每年有 20 多例。我国某养鸭场亦曾有本病发生及流行,认为是养禽类的一种职业病。在抗生素问世之前,本病暴发流行病死率达 20%,目前已降至 1% 以下,且多数为老年人和幼儿。

【流行病学特征】

(一)流行环节

1. 传染源 病鸟和病原携带鸟为其传染源。目前已发现 140 多种鸟类可发生感染并可携带病原体,如鹦鹉、鸡、鸭、火鸡、鸽、雀等及野禽类如鸥、白鹭及海燕等,主要传染源是观赏的鹦鹉,尤其是南美、澳大利亚、远东及美国。多在其排泄物、分泌物及羽毛上携带病原体,鸟类感染后多无症状或轻症,但可排出病原体长达数月,少数重症亦可死亡。患者可从痰中排出病原体而成为传染源,危重患者可排出大量病原体。

2. 传播途径 主要是呼吸道传播,可通过飞沫直接传播,亦可通过排泄物污染尘埃而间接传播。禽类间可经消化道传播,饲料严重污染可引起暴发流行;螨等吸血昆虫也可传染;被鸟类咬伤而受感染者极少见,人间传播极罕见。

3. 易感性及免疫性 人群普遍易感,感染机会与禽类接触机会多少有关,饲养鸡、鸭、鸽者及禽类标本制作者易感染本病。隐性感染、亚临床型感染及轻症患者相当多见,养鸭场工作人员血清可检出高效价抗体,但感染后免疫力不持久,易复发及再感染。

(二)流行特征

1.地区分布 鸟疫热衣原体对各种鸟类均有致病性,呈全球性分布。

2.时间分布 一年四季均可发生,无明显季节性。在禽类中春末夏初是本病的多发季节。

3.人群分布 人群普遍易感,那些因为工作的关系或嗜好而与鸟接触的人是高发人群。例如:鸟的主人、宠物店的雇员、兽医,或家禽的加工工人。

【诊断】

(一)诊断

流行病学调查包括当地是否有本病发生流行,以及是否有观赏鸟类嗜好或鸟类接触史,但据统计约20%患者无此历史。上述临床表现,其中肺炎表现伴脾肿大为重要表现。肺部X线检查有肺炎表现。确诊本病则有赖于血清学检出本病特异性抗体和(或)特异性包涵体。亦可对患者接触过的可疑鸟类进行病原学检测有助于患者的诊断。

(二)鉴别诊断

由于本病缺乏特异性临床表现,故应与其他病原引起的肺炎鉴别,包括军团病、支原体肺炎、肺炎衣原体肺炎、病毒性肺炎、传染性非典型肺炎及肺结核等。全身症状严重者还须与伤寒、败血症及肺结核鉴别。

【治疗】

(一)病原治疗

可首选四环素或红霉素,用药24~48h后,发热及症状均缓解,继续用药7~14d,儿童则用红霉素治疗。亦可用利福平、磺胺、螺旋霉素或氯霉素等,而磺胺耐药。

(二)对症治疗

针对高热及咳嗽等症状,予以解热镇痛及止咳药,全身症状严重者可予以肾上腺皮质激素治疗。

【预防与控制】

(一)针对传染源的预防与控制

应采用综合预防措施。严格执行养禽场、鸟类贸易市场及运输过程的检疫制度,进口的鸟类尤其对南美、澳大利亚、远东及美国的鹦鹉,应严格检查及加强海关检疫。

(二)针对传播途径的预防与控制

对发生感染的场所进行严格消毒、检疫和监督。家禽饲料中定期加入四环素,可有效预防本病的发生及流行。

(三)针对易感人群的预防与控制

目前尚无针对鸟疫衣原体感染特异有效的疫苗可供人类接种,对从事禽类加工和运输的易感人员应注意个人防护。

小　结

鸟疫衣原体是一种自然疫源性疾病,在临床易导致肺炎型和伤寒样或中毒败血症型两种。传染源是病鸟和病原携带鸟,主要经呼吸道传播,可通过飞沫直接传播,亦可通过排泄物污染尘埃而间接传播。诊断有赖于血清学检出本病特异性抗体和(或)特异性包涵体,治疗主要针对高热及咳嗽等症状,予以解热镇痛及止咳药,预防往往采用综合预防措施。

第二节 | 厌酷球孢子菌

厌酷球孢子菌(*Coccidioides immites*),亦称为粗球孢子菌。可致全身性深部真菌病球孢子菌病(cocidioidomcosis),主要累及肺部,亦可播散到全身各脏器及组织。本病主要分布于美洲,我国亦有病例报道。

【病原特征】

厌酷球孢子菌是一种土壤双向真菌,与皮炎芽生菌及荚膜组织胞浆菌相似。在培养基及自然界为腐生相,形成菌丝体(mycelia),产生链状关节孢子(anthrospore),关节孢子为 $2 \sim 5 \mu m$ 大小,表面的疏水层有利于其长期在体外存活,且常飘浮于空中,易被吸入致病。该菌在组织中为寄生相,形成小球体,又称孢子囊(spherules),直径 $20 \sim 100 \mu m$,在孢子囊内可产生大量的内生孢子,孢子囊破裂,内生孢子释出,在感染部位增殖为更多的孢子囊,在非感染部位则恢复为菌丝体。

【临床特征】

感染后潜伏期为 $7 \sim 28d$,平均 $10 \sim 15d$,约 $2/3 \sim 1/2$ 感染者无自觉症状。一般儿童患病症状较轻,成人感染后大多数无自觉症状。仅少数可播散全身病情较重。本病可累及肺、皮肤、皮下淋巴组织、骨、关节、内脏及脑等。

(一)原发性皮肤球孢子菌病

本病较少见,可发生在身体暴露部位,多因外伤后接触病原菌而感染。局部皮肤出现皮疹及结节,表面糜烂沿淋巴管形成散在结节,常见邻近的淋巴结肿大。该菌可播散全身,侵犯内脏器官。

(二)早期的肺球孢子菌病

肺球孢子菌病多因吸入病菌所致。60%的患者无明显症状,仅球孢子菌皮试呈阳性。首发症状常于暴露后1~3周出现,包括咳嗽胸痛、呼吸急促、荨麻疹及猩红热样皮疹,多发生在腹股沟部,亦可见于掌部。少数患者可在胫前区发生结节样红斑,在上肢伸侧、手掌前胸及颈部出现多形性红斑。极少数可伴发胸膜炎等。免疫功能低下的患者常出现休克性肺炎,病死率高。

(三)肺部结节或空洞

约4%的肺球孢子菌病患者可出现肺部结节或空洞。结节直径可达5cm,一般无症状,但难与肿瘤结节区分。典型病变是在肺的中部及下部出现孤立、界限清楚的薄壁结核球样结节,可单发或多发,数月后可消散或发展为囊肿样空洞,极少数显示纵隔及肺门淋巴结肿大。肺部空洞见于肺部病变早中期,空洞壁薄,可出现咳嗽、胸痛及咯血,亦可无症状,2年内空洞会自闭或扩大穿入胸腔。

(四)慢性纤维空洞型肺炎

本型与肺部空洞型不同,既有肺部空洞,还有肺部炎性浸润,多见于肺纤维化患者,常有多个肺叶受累,出现盗汗、消瘦及肺部症状。外周血嗜酸粒细胞持续增高者预后不良。

(五)播散性球孢子菌病

约0.5%球孢子菌感染者发生该型,诱发因素包括HIV感染末期,抗实质器官移植排斥反应,大量应用肾上腺皮质激素,妊娠末期及霍奇金淋巴瘤。主要通过淋巴及血行播散全身,多见于原发感染早期,偶见于早期肺部病变已消散之后。临床表现为持续发热、乏力、畏食消瘦、咳嗽及咳脓性痰。支气管纵隔淋巴结肿大,骨及邻近软组织可有肉芽肿形成,常见皮肤浸润及溃烂。当脑及脑膜被侵犯,可出现颅底受累的慢性脑膜炎及脑水肿症状,个别可出现脑积水,局限性脑脓肿,患者常于数周内死亡。

【流行史】

本病流行于美国西南部、墨西哥北部、巴拿马、委内瑞拉和阿根廷等国。欧、亚、非洲也有少数报告。本病于北美洲西部沙漠地带及墨西哥北部地区流行,经由中美洲传入南美洲的玻利维亚和阿根廷等地区,在欧洲的英国、意大利、匈牙利等国曾有个案报道。我国 1958 年在天津发现 1 例系美国归国华侨。在流行区的自然界土壤中可分离出厌酷球孢子菌。大多数病例是由呼吸道吸入含有本菌的灰尘而感染,或因外伤后接触本菌感染而发病。实验室工作人员亦有因吸入而感染的报道。动物如牛、驴、马、羊和狗皆可感染。

【流行病学特征】

(一)流行环节

1.传染源 传染源主要是来源于疫区土壤中的厌酷球孢子菌产生的孢子,未见明显的动物传染源。

2.传播途径 农民及经常接触土壤的人吸入关节孢子后易患本病,动物如鼠类、牛、犬及羊等家畜均可感染。尚未见动物传播到人,及人与人之间传播的报道。

3.易感性及免疫性 人群普遍易感。

(二)流行特征

1.地区分布 该病一般在干燥高热及多风地域流行,地理分布以温热带多见,气候环境因素及宿主因素与发病都有关系。本病是美国西南部的地方性流行病,包括加利福尼亚中部山谷、亚利桑那州、新墨西哥地区、得克萨斯帕索西部,并向墨西哥北部地区延伸,在中美洲和阿根廷部分地区有流行。本病在中国散在发病,但多见于东北及长江以南沿海地区。

2.时间分布 一年四季均有发病。

3.人群分布 可发生于任何年龄组,从婴幼儿到老人,多见于中年人,男性多于女性,青壮年和室外工作者居多数。职业特点以农民或在阴暗潮湿环境中工作及园林工作者为多。免疫力下降或受抑制者较容易感染。

【诊断】

(一)直接镜检

取患者痰或其他相关标本,用银染色、苏木素 – 伊红染色及荧光增白剂卡尔科弗卢尔荧光染色,直接镜检有助于快速早期诊断。革兰染色无法显示该类真菌。

(二)真菌培养

该菌在常规真菌或细菌培养基中孵育 5 ~ 7d 可生长形成白色真菌。此时进行检查操作具有传染的危险,应在生物安全柜中进行操作,进行抗原检测或 DNA 探针杂交鉴定。

(三)血清学试验

1. 试管沉淀抗体(TP)试验　检测沉淀素(IgM),可用于早期诊断。

2. 乳胶凝集试验　阳性可持续数周,重症患者持续时间更长,再感染时亦可阳性,有一定的假阳性。

3. 补体结合试验　抗体出现较晚,可持续至痊愈后数月至数年。抗体亦可用琼脂扩散法测定,其效价与病变的范围及程度呈正比。胸腔积液、脑脊液可检出此抗体,但效价低于血清。厌酷球孢子菌、荚膜组织胞浆菌及皮炎芽生菌三者之间的皮肤试验和血清学试验均有交叉反应,但异种抗原反应较低。

4. 皮肤试验　用孢子菌素(菌丝抗原)或小球素(新型抗原)做皮试,阳性者提示曾有或现有球孢子菌感染。应注意严重的播散型或球孢子菌肿瘤患者可呈阴性反应,阴性反应不能排除本病的可能。反复皮试仍无反应,提示预后不良。

5. 诊断　居住于流行区或到过流行区的患者,或免疫功能低下患者出现上述临床表现,一般抗菌治疗无效时应注意考虑本病,结合实验室检查,可做出诊断。本病应与其他真菌或细菌所致的各种肺炎、肿瘤、肺脓肿及肺结核等鉴别。脑膜炎患者须与结核性、病毒性及其他真菌性脑膜炎鉴别。

【治疗】

抗真菌治疗可选择两性霉素 B、氟康唑或伊曲康唑。当患者病情呈进行性进展,并因此而入院及妊娠期感染时推荐应用两性霉素 B,脑膜炎患者首选氟康唑。对于孤立的肺部肉芽肿结节或慢性肺部空洞,药物治疗无效,宜手术切除。骨、关节及软组织病损一般可予以切除。脑积水患者应行脑室腹腔转流。对于免疫功能低下糖尿病患者及复发性肺空洞患者,可试用免疫增强剂(如转移因子、干扰素等)以增强细胞免疫功能。

1. 内服药

(1)碘化物　5% ~10% 碘化钾 3g/d,可渐增加到 6 ~8g/d,损害消失可继服 2 ~4 周,一般疗程 2 ~3 个月。碘化钾饱和液 10 滴/次,3 次/d,可渐增加到 40 滴,3 次/d,一般 1 周见效,1 ~2 个月可治愈。口服碘化钾有消化不良或恶心、呕吐、胃纳不佳等胃肠道反应时,可用碘化钠 1g/d 静脉推注。如患者有肺结核,碘化钾不宜应用。

(2)灰黄霉素　效果较差,一般不用。对碘过敏者可考虑,0.8g/d,持续 1 ~3 个月。

(3)氟胞嘧啶　按 100 ~200mg/kg 体重,直至痊愈。

(4)伊曲康唑　①淋巴管型:100 ~200mg/d,持续 3 ~6 个月;②固定型:50 ~100mg/d,

持续 3~6 个月。

（5）特比萘芬　2 次/d，每次 0.25g，一般服 1~2 个月。

（6）氟康唑　200~400mg/d。

（7）两性霉素 B　对皮肤淋巴管型及播散型孢子丝菌病可以应用。首次剂量 3~5mg，成人可加到 30~35mg，持续 1~2 个月。

2. 外用药

2% 碘化钾或 0.2% 碘溶液可外用；2% 球红霉素二甲亚砜透剂，2 次/d；两性霉素 B 250~500mg，二甲亚砜 30ml，甘油 20ml，水 50ml，配制成透剂外用；温热疗法 45℃ 电热器局部加温，3 次/d，每次 60min，对孤立损害有效。

【预防与控制】

1. 针对传染源的预防与控制　目前仍没有任何可以预防厌酷球孢子菌感染的方法，尽量减少前往疫区。

2. 针对传播途径的预防与控制　对于在疫区工作的人员，应该加强对于呼吸道传播的个人防护，如佩戴口罩等措施，避免吸入含有厌酷球孢子菌孢子的霉草灰尘。

3. 针对易感人群的预防与控制　目前尚无针对厌酷球孢子菌感染特异有效的疫苗可供人类接种，对前往疫区旅游以及在疫区从事野外环境工作的易感人群加强防护知识的宣传，提高个人防护意识。

小　结

厌酷球孢子菌是一种土壤双相真菌，临床可致原发性皮肤球孢子菌病等疾病。该病一般在干燥高热及多风地域易流行。可利用直接镜检、真菌培养、血清学试验和皮肤试验等手段进行诊断。治疗主要选用两性霉素 B 等药物，目前仍没有任何可以预防球孢子菌病的特异方法。

第三节　荚膜组织胞浆菌

荚膜组织胞浆菌（*Histoplasma capsulatum*）主要引起组织胞浆菌病（histoplasmosis），是传染性较强的病原体。此菌主要由呼吸道传染，可造成急慢性肺部伤害，严重者侵犯单核吞噬细胞系统,乃至全身各器官,导致全身播散性的感染。本病症状类似结核病或黑热病,未经治疗者病情将迁延不愈,预后不良。

【病原特征】

该菌属于真菌界,半知菌纲,从梗胞科,属于双相型真菌。在自然界中或25℃~30℃培养时呈真菌型(菌丝相),小孢子真菌约为2~6μm球型小分子孢子,大孢子真菌为8~14μm的球型大分生孢子,在哺乳动物宿主内转变成酵母型(组织相),前者为2~4μm的小卵圆形酵母,后者为7~15μm的大卵圆形酵母,在组织中常见于巨噬细胞内,亦可见于单核细胞、中性粒细胞内或细胞外。该菌于沙氏葡萄糖琼脂培养基室温培养,在1~4周内生长,菌落呈白色棉花样或黑色绒毛样状,菌落下方可呈褐色。镜下可见成团透明、分隔、小菌丝、小孢子及较大的诊断意义的结节性大孢子(直径10~20μm)。该菌在35℃~37℃培养时,不产生菌丝或孢子,仅产生酵母型。

【临床特征】

(一)急性隐性肺部感染

本型在流行区约占感染者的50%。患者无任何症状和体征,仅组织胞浆菌素皮试或补体结合试验阳性。

(二)急性肺部感染

急性肺部感染由呼吸道吸入所致。普通急性肺部组织胞浆菌病大部分发生在儿童第一次接触该病原菌时,且具有自限性。急性自限性肺组织胞浆菌病在将近5%的患者中伴随风湿病和皮肤表现。最常见的皮肤表现是结节性红斑和多形性红斑,这与机体对组织胞浆菌的超敏反应有关。关节痛和肌痛在急性感染中很常见,关节痛通常经过几周后消失,且对非类固醇类的抗炎药物有反应。具有肺门淋巴结病、关节痛和结节性红斑的患者有可能被误诊为肉样瘤病。

(三)慢性肺部感染

此型约占组织胞浆菌病的5%,多为男性慢性阻塞性肺疾病患者,病理损害常见为间质性肺炎或迁延性空洞,临床表现为咳嗽、气短、胸痛、出汗发热,酷似肺结核,但病理损害较肺结核轻。80%肺炎型患者在2~3月自愈,但部分患者可并发支气管炎及支气管扩张,后期由于纤维组织瘢痕收缩,可形成蜂窝样囊性阴影,肺功能常有不同程度的下降,严重者死于肺功能不全。空洞型病程短,发展快,患者常咳脓性痰、咯血,一般状况较差,X线胸片为厚壁空洞,易误诊为肺结核,可导致肺实质的破坏和纤维化,最终发生呼吸功能不全。

（四）局限性的皮肤黏膜感染

此型临床上较少见。黏膜病变表现为局部红肿斑块及溃疡等。常见于口腔咽喉部、舌唇及外耳道等处。发病前有皮肤外伤史,皮肤病变表现为丘疹、结节脓疱及溃疡。呈疣状增生,常伴有附近淋巴结肿大。该病也常引起眼部损伤,表现为视力下降并伴有假性组织胞浆菌病综合征,表现为脉络膜穿孔形成斑点状新生血管膜玻璃体或前房内非炎症病变。其发病机制可能与机体对病原菌抗原的局部过敏反应有关。

（五）播散性的组织胞浆菌病

此型以全身不适、体重减轻、发热头痛、皮肤损害、口腔溃疡及肝脾大等为主要临床表现。主要见于婴幼儿、老年人及免疫功能低下的患者,尤其以器官移植及 HIV 感染的患者多见,故该病已成为 AIDS 患者常见的继发感染。病变可累及全身各器官包括肾上腺、心瓣膜、神经系统骨骼、前列腺、睾丸、卵巢及子宫等。多数患者从胃肠道开始,逐渐波及全身。后期患者可因慢性纵隔纤维化,引起上腔静脉综合征,少数患者可以引起脑膜炎,脑肉芽肿、眼脉络膜炎及色素层炎,体重减轻、淋巴结肿大等。

【流行史】

荚膜组织胞浆菌病是由荚膜组织胞浆菌荚膜变种所引起的广布于全世界多见于中非各国,我国近年也有报道。1952 年 Dubois 在南非发现一种荚膜组织胞浆菌的稳定变种,荚膜组织胞浆菌腊肠变种是 1985 年 Week 等首先提出的命名,荚膜组织胞浆菌荚膜变种在流行地区土壤及空气中都可分离出,动物如马、狗、猫和鼠等皆可感染。我国自 1995 年广州报道第 1 例以来陆续有报道。湖北省曾有 12 例被误诊为"黑热病"的报道。

【流行病学特征】

（一）流行环节

1. **传染源** 本病较少见,可发生在身体暴露部位,多因外伤后接触病原菌而受染。局部皮肤出现皮疹及结节,表面糜烂沿淋巴管形成散在结节,常见邻近的淋巴结肿大。该菌可播散全身,侵犯内脏器官。

3. **传播途径** 主要为空气传播。菌丝体产生的小孢子,可随气流进入人体肺组织,亦可经皮肤、胃肠黏膜受染。但未见人传人报道。

4. **易感性及免疫性** 人群普遍易感。

（二）流行特征

1. **地区分布** 本病遍及全球,主要流行于热带、亚热带和温带地区,在美洲和亚洲、非洲的一些地方呈地方性流行。北美为重流行区,主要见于美国东部地区及密西西比河谷盆地。这种流行分布的具体原因目前尚未清楚,但是一般认为与适宜的气候、湿度及土壤特性有关。

2.时间分布　不同地区发病时间有差异,主要发生于平均气温在22℃~29℃、相对湿度为67%~87%的季节。

3.人群分布　以免疫缺陷者、婴幼儿及老年患者多见,男性多于女性。此外,本菌的菌丝体对实验室工作人员也具有一定危险性,故本菌菌丝体制片应由有经验者在生物安全柜中进行。

【诊断】

(一)临床诊断

随着HIV及免疫缺陷疾病的增多,器官移植术的广泛开展及人口的老龄化,荚膜组织胞浆菌感染已引起临床广泛重视。凡有细胞免疫缺陷患者,具有明确的接触史,细胞组织胞浆菌抗原阳性、CD4$^+$T细胞 <150×10^6/L,应视为高危人群。一旦出现类结核样或黑热病样表现,应高度怀疑本病并进一步仔细检查。

(二)鉴别诊断

急性肺组织胞浆菌病应与细菌性肺炎、肺结核及其他肺部真菌病等鉴别。在地方性流行区,对一切有发热伴急性呼吸道感染症状者,都应考虑本病的可能,尤其是近期内有密切接触鸟类史者。重症患者有肝脾大、淋巴结肿大、贫血及白细胞减少,应与霍奇金病、白血病等区别。怀疑为肺结核而缺乏肺结核的明确证据者,应考虑本病的可能性。

【治疗】

急性肺部组织胞浆菌病一般无需治疗,而慢性肺部感染或播散性组织胞浆菌病应予化疗,并做到早期、足量及足疗程的治疗。已经证明对组织胞浆菌病有效并可作为治疗该病的首选药物包括两性霉素B及其脂质体复合体及伊曲康唑。两性霉素B被用于有严重肺组织胞浆菌病或播散性组织胞浆菌病患者的治疗。两性霉素B作为单独用药是有效的,并可能在预先排除使用伊曲康唑或其他口服唑类药物的情况下作为首选治疗药物。通常在治疗初始阶段使用两性霉素B,直到患者产生良好的应答后可以口服抗真菌药完成疗程。之后,用伊曲康唑作为后续的维持用药。伊曲康唑可作为轻度及中度组织胞浆菌病患者的首选口服用药。

【预防与控制】

1. 针对传染源的预防与控制　目前仍没有可以预防荚膜组织胞浆菌感染的方法,应尽量减少前往疫区。

2. 针对传播途径的预防与控制　应减少在可能含菌环境中的暴露,必要时戴口罩,有助于避免吸入分生孢子。

3. 针对易感人群的预防与控制　该菌的疫苗尚在研制中,已有学者从荚膜组织胞浆菌的细胞壁和内膜上找到了抗原表位,通过动物试验发现其抗体有一定的保护作用。免疫抑制的患者可在特定情况下采用伊曲康唑(每日 200mg)进行预防治疗。

小　结

荚膜组织胞浆菌属于双相型真菌,在临床上可导致急性隐性肺部感染、急性肺部感染、慢性肺部感染、局限性的皮肤黏膜感染、播散性的组织胞浆菌病。该菌可播散全身,侵犯内脏器官。治疗一般使用两性霉素 B 及其脂质复合体及伊曲康唑。该菌的疫苗尚在研制中。

(程林峰)

参考文献

[1]曹广文,张宏伟.生物武器医学防护.上海:第二军医大学出版社,2013

[2]熊鸿燕.生物武器损伤防护学.北京:军事医学科学出版社,2009

[3]王俊虹,胡役兰,刘淑红.浅谈生物战的威胁与医学防生学教育.西北医学教育,2007,(2):227-230

[4]韩军,许林军.国外生物战剂监测装备发展状况研究.海军医学杂志,2013,34(4):285-289

[5]王淑兰,王玉民,刘逵,等.重要生物危害疾病预防与控制.北京:军事医学科学出版社,2005

[6]李劲松.核、化、生武器损伤防治学.北京:人民军医出版社,2007

[7]刘洋,王木根,谢珊珊,金晓敏,等.空气中微生物气溶胶采样技术研究进展.职业与健康,2017,33(05):713-716

[8]陈体功.外军核化生武器及防化装备.北京:国防大学出版社,2001

[9]马静,李劲松,等.外军生物武器医学防护装备现状与发展.医疗卫生装备,2003,24(2):28-31

[10]李鑫,吴慧云,黄志松,等.生物战剂检测技术及其研究进展.军事医学,2014,38(04):312-316

[11]程天民.军事预防医学.北京:人民军医出版社,2006

[12]宁竹之.卫生防疫专业技术人员教材.北京:解放军出版社,1998

[13]马静,史荟兴,田青,等.生物恐怖袭击事件特点及其医学应对处置能力建设.解放军预防医学杂志,2008,26(5):313-316

[14]刘军,费春楠,纪学悦,等.托幼机构环境物体表面常用消毒剂筛选及消毒效果.中国学校卫生,2019,40(9):1428-1430

[15]曾婷,庞水子,曹先伟,等.汽化过氧化氢对医院病房消毒效果的观察.现代预防医学,2019,46(17):3237-3240

[16]樊莉,许丽红,赵慧华.次氯酸消毒剂应用于全自动软式内镜清洗消毒机的消毒效果.中国感染控制杂志,2019,18(10):973-976

[17]杨琳,牛毅,梁坤,等.环乌鲁木齐带鼠疫疫源地动物间流行特征分析.现代预防医学,2019,46(14):2547-2551

[18]钱万红,王忠灿,吴光华.消毒杀虫灭鼠技术.北京:人民卫生出版社,2008

[19]黄长形.新发与再发自然疫源性疾病.北京:人民卫生出版社,2016

[20]李梦东,王宇明.实用传染病学.3版.北京:人民卫生出版社,2004

[21]白旭华,吕昌龙.布鲁菌致病特点和疫苗的研究新进展.微生物学杂志,2013,33(3):81-85

[22]张芷君,唐时幸.识别、隔离和报告系统在埃博拉病毒病及马尔堡病毒病防控中的应用.临床急

诊杂志,2019,20(5):418-422

[23] 刘丽, 汪巨峰, 李波. 鼠疫疫苗的研究现状和进展. 中国药学杂志,2013, 48(12):945-949

[24] 李劲松. 病原微生物实验室相关感染的原因及预防措施. 中国预防医学杂志,2003,4(3):232-234

[25] 李铭新. 病原微生物实验室相关感染的原因及对策. 口岸卫生控制,2013,18(2):44-45

[26] 魏强. 动物实验中的生物安全问题. 中国比较医学杂志, 2015, 000(006):75-78

[27] 魏秋华. 生物安全实验室消毒与灭菌. 中国消毒学杂志, 2015, 032(001):55-58

[28] 魏炳泉, 薄金锋, 张永江. 微生物气溶胶与实验室感染. 畜牧兽医科技信息, 2006, 000(005):28-30

[29] 孔军伶, 邵长玲. 病原微生物实验室的消毒与灭菌. 医学信息, 2016, 029(036):284-285

[30] 于凤芝, 关文怡, 乔立东, 等, 艾君涛. 实验室消毒方法与效果评价. 当代畜牧, 2017(2):61-64

[31] 颜翠平, 王成端, 张明星. 实验室废水处理研究进展. 实验技术与管理, 2006, 023(007):116-118

[32] Hugh-Jones M. The ecology of bacillus anthracis. Mol Aspects Med, 2009, 30(6): 356-367

[33] Tikhomirov E, Dennis DT, Gage KL, et al. Plague manual: epidemiology, distribution, surveillance and control. Pub. No. WHO/CDC/CSR/EDC/99.2, WHO Geneva, 1999, Chapter 1, 11-44

[34] Zhu FC, Hou LH, Li JX, et al. Safety and immunogenicity of a novel recombinant adenovirus type-5 vector-based? Ebola? vaccine in healthy adults in China: preliminary report of a randomised, double-blind, placebo-controlled, phase 1 trial. Lancet, 2015, 385(9984): 2272-2279

[35] Zhu FC, Wurie AH, Hou LH, et al. Safety and immunogenicity of a recombinant adenovirus type-5 vector-based Ebola vaccine in healthy adults in Sierra Leone: a single-centre, randomised, double-blind, placebo-controlled, phase 2 trial. Lancet, 2017, 389(10069): 621-628

[36] Li JX, Hou LH, Meng FY, et al. Immunity duration of a recombinant adenovirus type-5 vector-based? Ebola? vaccine and a homologous prime-boost immunisation in healthy adults in China: final report of a randomised, double-blind, placebo-controlled, phase 1 trial. Lancet Glob Health, 2017, 5(3):e324-e334

[37] WHO. Dengue: guidelines for diagnosis, treatment, prevention and control. New edition, 2009: 1-160

[38] Centres for Disease Control and Prevention. http://www.cdc.gov/vhf/ebola/clinicians/evaluating-patients/case-definition.html

[39] 李凡,徐志凯. 医学微生物学. 第9版. 北京:人民卫生出版社,2018

[40] 张迈仓,杨大峥. 国家法定传染病防治纲要. 天津:天津科技翻译出版有限公司,2012

[41] Charles Stewart 主编,张永生主译. 大规模杀伤性武器与恐怖袭击应对手册. 西安,第四军医大学出版社,2016

[42] 朱展鹰, 蔡松武, 李东悦. 鼠疫的流行概况与预防控制. 中华卫生杀虫药械, 2007,13(4):

288 – 290

[43]郭牧. 近二十年鼠疫流行状况及发展趋势. 医学动物防制, 2008,24(2):122 – 124

[44]赵秋芳, 尹家祥. 我国鼠疫流行形势分析及其防治策略探讨. 中国热带医学, 2016, 16(7): 733 – 735

[45]吴诗品. 霍乱:不该被遗忘的老瘟疫. 新发传染病电子杂志, 2018, 3(4):198 – 201

[46]魏承毓. 新中国霍乱防控实践的半世纪回顾(1961 – 2011). 预防医学情报杂志, 2012,28(7): 497 – 504

[47]吴建峰, 张家祝, 严国祥, 张明江, 陆永昌. 全球炭疽流行概况. 中国国境卫生检疫杂志, 2001, 24(6):339 – 341

[48]李伟. 从俄罗斯炭疽疫情谈我国炭疽防控措施. 疾病监测, 2017,32(3):179 – 183

[49]李群, 黄幼生. 类鼻疽病研究现状. 中国热带医学, 2006,6(11):2052 – 2054

[50]魏嘉良, 孟庆峰, 钱爱东. 土拉菌病国内外流行情况与诊断的研究进展. 中国农学通报,2012, 28(29):29 – 33

[51]陈礼朋, 张淼, 李新生, 卢俊刚. 我国人畜间布鲁氏菌病流行状况. 中国动物检疫,2018, 35 (10):1 – 5

[52]鲁洋, 刘拓, 朱秋鸿. 2006 至 2016 年我国报告布鲁氏菌病的分析. 中华劳动卫生职业病杂志, 2019, 37(7):494 – 499

[53]崔亮亮, 周连, 申涛, 等. 军团病暴发疫情的感染概况. 环境卫生学杂志. 2013,3(1):72 – 76

[54]朱安今. 嗜肺军团菌病. 中国病案,2004, 5(2):44 – 45

[55]李翠云, 唐振柱. 军团菌的研究近况. 中国热带医学, 2004, 4(5):888 – 889

[56]Demeure C, Dussurget O, Fiol GM, et al. Yersinia pestis and plague: an updated view on evolution, virulence determinants, immune subversion, vaccination and diagnostics. Microbes Infect. 2019; 21 (5 – 6): 202 – 212

[57]Cui Yujun, Song Yajun. Genome and Evolution of Yersinia pestis. Adv Exp Med Biol,2016, 918: 171 – 192

[58]Clemens JD, Nair GB, Ahmed T, et al. Cholera. Lancet,2017, 390(10101): 1539 – 1549

[59]Conner JG, Teschler JK, Jones CJ, et al. Staying Alive: Vibrio cholerae's Cycle of Environmental Survival, Transmission, and Dissemination. Microbiol Spectr,2016, 4(2):10

[60]Weil AA, Ryan ET. Cholera: recent updates. Curr Opin Infect Dis,2018, 31(5):455 – 461

[61]Carlson CJ, Kracalik IT, Ross N, et al. The global distribution of Bacillus anthracis and associated anthrax risk to humans, livestock and wildlife. Nat Microbiol,2019, 4(8): 1337 – 1343

[62]Zasada AA. Injectional anthrax in human: A new face of the old disease. Adv Clin Exp Med,2018, 27

(4):553-558

[63]Pilo P, Frey J. Pathogenicity, population genetics and dissemination of Bacillus anthracis. Infect Genet Evol,2018, 64:115-125

[64]Hirschmann, JV, From Squirrels to Biological Weapons:The Early History of Tularemia. Am J Med Sci, 2018, 356(4):319-328

[65]Thomas, LD, W Schaffner, Tularemia pneumonia. Infect Dis Clin North Am, 2010,24(1):43-55

[66]Sjostedt A, Tularemia:history, epidemiology, pathogen physiology, and clinical manifestations. Ann N Y Acad Sci, 2007,1105:1-29

[67]Duangurai:, T, N Indrawattana and P. Pumirat, Burkholderiapseudomallei Adaptation for Survival in Stressful Conditions. Biomed Res Int, 2018;2018:3039106

[68]Williamson, C., et al., Developing Inclusivity and Exclusivity Panels for Testing Diagnostic and Detection Tools Targeting Burkholderiapseudomallei, the Causative Agent of Melioidosis. J AOAC Int, 2018.101(6):1920-1926

[69]Morici L, Torres AG and Titball RW. Novel multi-component vaccine approaches for Burkholderiapseudomallei. Clin Exp Immunol, 2019,196(2):178-188

[71]Lalsiamthara, J. and J. H. Lee, Development and trial of vaccines against Brucella. J Vet Sci, 2017,18 (S1):281

[72]Herwaldt LA, Marra AR. Legionella:a reemerging pathogen. CurrOpin Infect Dis, 2018, (31): 325-333

[73]Kim EJ, Lee CH, Nair GB, et al. DW. Whole-genome sequence comparisons reveal the evolution of Vibrio cholerae O1. Trends Microbiol,2015, 23(8):479-489

[74]王宇明,李梦东.实用传染病学.第4版.北京:人民卫生出版社,2017

[75]Charles Stewart 主编,张永生主译.大规模杀伤性武器与恐怖袭击应对手册.西安:第四军医大学出版社,2016

[76]杨瑞馥.防生物危害医学.北京:军事医学科学出版社,2008

[77]杜新安,曹务春.生物恐怖的应对与处置.北京:人民军医出版社.2005

[78]拉沙热诊断和治疗方案.中华人民共和国国家卫生和计划生育委员会,卫办应急发[2008]140 号

[79]Pittman PR, Hahn M, Lee H et al. Phase 3 Efficacy Trial of Modified Vaccinia Ankara as a Vaccine against Smallpox. NEngl J Med,2019,381(20):1897-1908

[80]Thèves C, Biagini P, CrubézyE. The rediscovery of smallpox. Clin Microbiol Infect,2014,20(3): 210-218

[81]Grosenbach DW, Hruby DE. Preliminary Screening and In Vitro Confirmation of OrthopoxvirusAntivi-

rals. Methods Mol Biol,2019,2023:143 – 155

[82]Jagadeesh Bayry. Emerging and Re – emerging Infectious Diseases of Livestock. Springer International Publishing,2017

[83]Zlobin V, Pogodina V V, Kahl O, et al. A brief history of the discovery of tick – borne encephalitis virus in the late 1930s (based on reminiscences of members of the expeditions, their colleagues, and relatives). Ticks and Tick – borne Diseases,2017, 8(6): 813 – 820

[84]Velay A, Paz M, Cesbron M, et al. Tick – borne encephalitis virus: molecular determinants of neuropathogenesis of an emerging pathogen. Critical Reviews in Microbiology,2019, 45(4): 472 – 493

[85]Xing Y, Schmitt H, Arguedas A G, et al. Tick – borne encephalitis in China: A review of epidemiology and vaccines. Vaccine,2017, 35(9): 1227 – 1237

[86]Sharma Anuj, Knollmann – Ritschel Barbara, Current Understanding of the Molecular Basis of Venezuelan Equine Encephalitis Virus Pathogenesis and Vaccine Development. Viruses,2019,11(2): 164

[87]Zilinskas, RA. A brief history of biological weapons programmes and the use of animal pathogens as biological warfare agents. Revue Scientifique et Technique de lOIE, 2017,36(2): 415 – 422

[88]Douam F, PlossA. Yellow Fever Virus: Knowledge Gaps Impeding the Fight Against an Old Foe. Trends Microbiol,2018,26(11):913 – 928

[89]Hobson – Peters J, Harrison JJ, Watterson D, et al. A recombinant platform for flavivirus vaccines and diagnostics using chimeras of a new insect – specific virus. SciTransl Med, 2019, 11 (522): pii: eaax7888

[90]Wilder – Smith A, Hombach J, CraviotoA. Misguided approach to dengue vaccine risk. Science,2019, 366(6469):1082 – 1083

[91]Raabe V, Koehler J. Laboratory Diagnosis of Lassa Fever. J Clin Microbiol,2017,55(6):1629 – 1637

[92]Asogun DA, Günther S, Akpede GO et al. Lassa Fever: Epidemiology, Clinical Features, Diagnosis, Management and Prevention. Infect Dis Clin North Am. 2019, 33(4):933 – 951

[93]Houlihan C, Behrens R. Lassafever. BMJ,2017, 358:j2986

[94]Brocato RL, Hooper JW. Progress on the Prevention and Treatment of Hantavirus Disease. Viruses, 2019, 11(7):610

[95]Jonsson C B, Figueiredo L T, Vapalahti O. A global perspective on hantavirus ecology, epidemiology, and disease. Clin Microbiol Rev, 2010, 23(2): 412 – 441

[96]Iannetta M, Di Caro A, Nicastri E et al. Viral Hemorrhagic Fevers Other than Ebola and Lassa. Infect Dis Clin North Am,2019,33(4):977 – 1002

[97]Baseler L, Chertow DS, Johnson KM et al. The Pathogenesis of Ebola Virus Disease. Annu Rev Pathol,

2017, 12：387 – 418

[98] Reynolds P, Marzi A. Ebola and Marburg virus vaccines. Virus Genes,2017,53(4)：501 – 515

[99] Mantlo E, Paessler S, Huang C. Differential Immune Responses to Hemorrhagic Fever – Causing Arenaviruses. Vaccines (Basel),2019, 7(4). pii：E138

[100] Iannetta M, Di Caro A, Nicastri E, et al. Viral Hemorrhagic Fevers Other than Ebola and Lassa. Infect Dis Clin North Am,2019,33(4)：977 – 1002

[101] Hartman A. Rift Valley Fever. Clin Lab Med,2017, 37(2)：285 – 301

[102] DunguB,Lubisi BA, Ikegami T. RiftValleyfevervaccines：currentandfutureneeds. CurrOpinVirol,2018, 29：8 – 15

[103] Fenner F, Henderson DA, Arita I, et al. The history of smallpox and its spread around the world, Chapter 5. In：Frank F, ed. Smallpox and its eradication. Geneva：World Health Organization, 1988, 209 – 244

[104] WHO Ebola Response Team, Ebola virus disease in West Africa — the first 9 months of the epidemic and forward projections. N Engl J Med,2014, 371：1481 – 1495

[105] European Centre for Disease Prevention and Control(ECDC)(2018). Weekly updates – 2018：West Nile fever transmission season. https ://www. ecdc. europa. eu/en/west – nile – fever/ surveillance – and – disease – data/disea se – data – ecdc

[106] World Health Organization. Outbreaks of Rift Valley fever in Kenya, Somalia and United Republic of Tanzania, December 2006 – April 2007. Wkly Epidemiol Rec,2007,82：169 – 178

[107] Archer BN, Weyer J, Paweska J, et al. Outbreak of Rift Valley fever affecting veterinarians and farmers in South Africa, 2008. S Afr Med J,2011,101：263 – 6

[108] World Health Organization. https：//www. who. int/csr/don/18 – june – 2018 – rift – valley – fever – kenya/ en/

[109] Monath TP. Yellow fever：an update. Lancet Infect Dis, 2001, 1：11 – 20

[110] Barrett ADT. Yellow fever in Angola and beyond—the problem of vaccine supply and demand. N Engl J Med, 2016, 375：301 – 03

[111] Ferro C, Boshell J, Moncayo AC, et al. Natural enzootic vectors of Venezuelan equine encephalitis virus, Magdalena Valley, Colombia. Emerg Infect Dis,200,9：49 – 54

[112] Chandran P, ThavodyJ, Lilabi M, et al. An outbreak of Kyasanur Forest Disease in Kerala：a clinico epidemiological study. Indian JForCommunMed,2016,3：272 – 275

[113] WHO. Global strategy for dengue prevention and control, 2012 – 2012. Geneva：World Health Organization, 2012

[114]Luo L, Jiang LY, XiaoXC, et al. The dengue preface to endemic in mainland China: the historical lar-gest outbreak by Aedes albopictus in Guangzhou, 2014. Infectious Diseases of Poverty, 2017, 6:148

[115]World Health Organization. Marburg haemorrhagic fever, Angola – update. Wkly Epidemiol Rec, 2005, 80:298

[116]CDC, Outbreak of Ebola hemorrhagic fever Uganda, August 2000 January 2001. MMWR Morb Mortal Wkly Rep, 2001, 50:73 – 77

[117]Khan AS, Tshioko FK, Heymann DL, et al. The reemergence of Ebola hemorrhagic fever, Democratic Republic of the Congo, 1995. Commission de Luttecontre les Epidémies à Kikwit. J Infect Dis, 1999, 179(suppl 1):S76 – 86

[118]WHO Ebola Response Team, Ebola virus disease in West Africa — the first 9 months of the epidemic and forward projections. N Engl J Med, 2014, 371: 1481 – 1495

[119] European Centre for Disease Prevention and Control. (ECDC). (2018). Weekly updates – 2018: West Nile fever transmission season. https://www. ecdc. europa. eu/en/west – nile – fever/ surveil-lance – and – disease – data/disea se – data – ecdc

[120]World Health Organization. Outbreaks of Rift Valley fever in Kenya, Somalia and United Republic of Tanzania, December 2006 – April 2007. Wkly Epidemiol Rec, 2007, 82:169 – 178

[121]温博海. Q 热. // 热带医学. 贺联印,许炽熛. 北京:人民卫生出版社,2004. 355 – 359

[122]冯晓妍,吴敏,罗敏. 我国 Q 热流行病学研究进展. 医学动物防制,2010, 3(11): 03 – 011

[123]Angelakis E, Raoult D. Q fever. Vet Microbiol, 2010, 140:297 – 309

[124]罗建忠,徐文英. 新疆肉毒中毒流行状况及预防对策. 现代预防医学,2002, 29(1): 97 – 98

[125]左庭婷,端青. 我国及部分国家 B 型肉毒毒素的中毒情况. 生物技术通讯,2010, 21(1):103 – 106, 144

[126]Arnon SS, Schechter R, Inglesby TV, et al. Botulinum toxin as a biological weapon. JAMA, 2001, 285(8): 1059 – 1070

[127]Smith TJ, Roxas – Duncan VI, Smith LA. Botulinum neurotoxins as biothreat agents. J Bioterr Biodef, 2012, S7: 003

[128]Janik E, Ceremuga M, Saluk – Bijak J, et al. Biological Toxins as the Potential Tools for Bioterror-ism. Int J Mol Sci, 2019, 20(5): 1181

[129]Pita R, Romero A. Toxins as Weapons: A Historical Review. Forensic Sci Rev, 2014, 26(2): 85 – 96

[130]Berger T, Eisenkraft A, Bar – Haim E, et al. Toxins as biological weapons for terror – characteristics, challenges and medical countermeasures: a mini – review. Disaster Mil Med, 2016, 2:7

[131]Pinchuk IV, Beswick EJ, Reyes VE. Staphylococcal enterotoxins. Toxins (Basel), 2010, 2(8):

2177 - 2197

[132] Ler SG, Lee FK, Gopalakrishnakone P. Trends in detection of warfare agents. Detection methods for ricin, staphylococcal enterotoxin B and T - 2 toxin. J Chromatogr A,2006, 1133(1 - 2): 1 - 12

[133] Clarke SC. Bacteria as potential tools in bioterrorism, with an emphasis on bacterial toxins. Br J Biomed Sci,2005, 62(1): 40 - 46

[134] Jeremy Sobel. Botulism. Clinical Infectious Diseases,2005, 41(8): 1167 - 1173

[135] Leclair D1, Fung J, Isaac - Renton JL, et al. Foodborne botulism in Canada. 1985 - 2005. Emerg Infect Dis,2013, 19(6): 961 - 968

[136] Frean J1, Arntzen L, van den Heever J, et al. Fatal type A botulism in South Africa. 2002. Trans R Soc Trop Med Hyg,2004, 98(5): 290 - 295

[138] Sara A. B, Romy E. R, Marloes H. Chlamydia psittaci and C. avium in feral pigeon (Columba livia domestica) droppings in two cities in the Netherlands. Veterinary Quarterly,2018, 38(1): 1 - 9

[139] Zuo ZH, Zhang TY, Guo YX, et al. Serosurvey of Avian metapneumovirus,Orithobacterium rhinotracheale,and Chlamydia psittaci and Their Potential Association with Avian Airsacculitis. Biomedical & Environmental Sciences,2018, 31(5): 403 - 406

[140] Shan SL Jun C, Qiang Z, et al. Development of a novelpmpD - N ELISA for Chlamydia psittaci infection. Biomedical & Environmental Sciences,2017,29(5): 315 - 322

[141] Scott AW. Coccidioides immitis septic knee arthritis. Bmj Case Rep,2018, 2018: bcr - 2017 -222585

[142] Bowers JR, Parise KL, Kelley EJ, et al. Direct detection of Coccidioides from Arizona soils using CocciENV, a highly sensitive and specific real - time PCR assay. Medical Mycology,2018, 57(2): 1 - 13

[143] Suganya V, Lorraine W, Sharon O, et al. Myeloid Differentiation Factor 88 and Interleukin - 1R1 Signaling Contribute to Resistance to Coccidioides immitis. Infection & Immunity,2018, 86(6): IAI. 00028 - 18

[144] Jamie M, Maria GP, Inessa G, et al. Histoplasma Capsulatum: Mechanisms for Pathogenesis. Current Topics in Microbiology & Immunology,2018, 81(4): 422

[145] Stephanie CR, Chad AR. Flying under the radar: Histoplasma capsulatum avoidance of innate immune recognition. Seminars in Cell & Developmental Biolo,2018, 57(2): 89

[146] Morgan CS, John WB. Epidemiology of Histoplasmosis. Current Fungal Infection Reports, 201, 12 (3): 1 - 8